六层楼先生

著

怀孕
呵护指南

陪你安然度过
怀孕这段旅程

浙江科学技术出版社·杭州

图书在版编目（CIP）数据

怀孕呵护指南 / 六层楼先生著. — 杭州：浙江科学技术
出版社，2021.7（2025.3重印）

ISBN 978-7-5341-9580-8

Ⅰ.①怀…　Ⅱ.①六…　Ⅲ.①孕妇–妇幼保健–指南
②产妇–妇幼保健–指南　Ⅳ.①R715.3-62

中国版本图书馆CIP数据核字（2021）第076369号

书　　名　**怀孕呵护指南**
著　　者　六层楼先生

出版发行　**浙江科学技术出版社**
　　　　　地址：杭州市拱墅区环城北路177号　邮政编码：310006
　　　　　办公室电话：0571-85176593
　　　　　销售部电话：0571-85062597
　　　　　E-mail：zkpress@zkpress.com
排　　版　杭州兴邦电子印务有限公司
印　　刷　浙江海虹彩色印务有限公司

开　　本　850 mm×1168 mm　1/32　印　张　17
字　　数　350千字
版　　次　2021年7月第1版　　印　次　2025年3月第7次印刷
书　　号　ISBN 978-7-5341-9580-8 定　价　98.00元

责任编辑　王巧玲　陈淑阳　刘雪　　责任校对　张　宁
责任美编　金　晖　　　　　　　　　责任印务　田　文
彩色插画　HelloLynn　　　　　　　内文插画　黄露婷

如发现印、装问题，请与承印厂联系。电话：0571-85095376

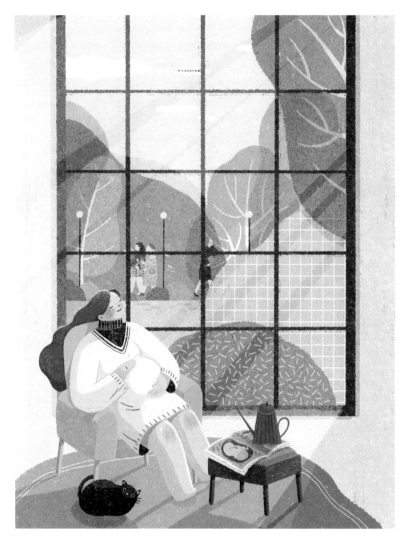

从此有了一个甜蜜的负担。既是软肋，也是铠甲。

——小棉杨，宝宝4岁

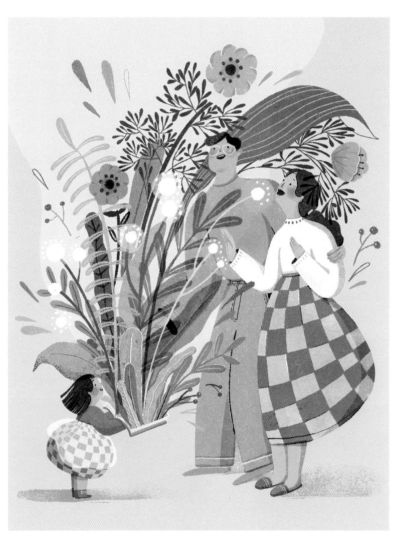

　　生育意味着打破旧的自己，重建新的自己，丢了一些东西，获得了一些东西。

——请给我画一只绵羊××××，宝宝6岁

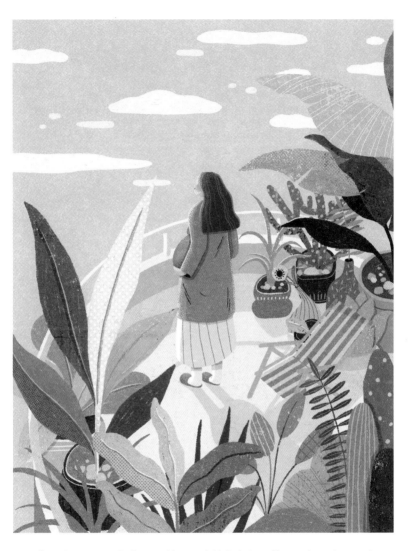

有了孩子后，一切都不一样了，我的心变得柔软了，但是也更强大了。

——小鹿，宝宝6岁

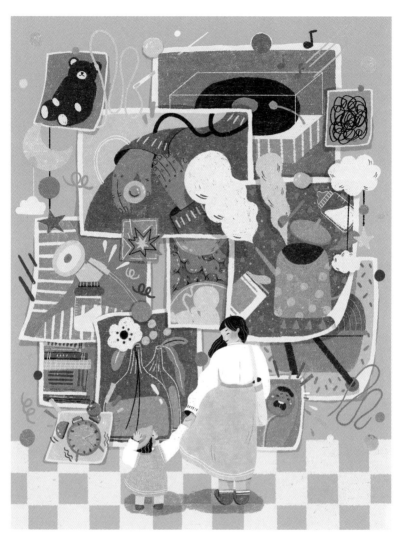

　　没有人能成为完美的妈妈，也没有哪个孩子是完美的宝贝。平常心，和孩子共同成长。

——wm，宝宝 9 岁

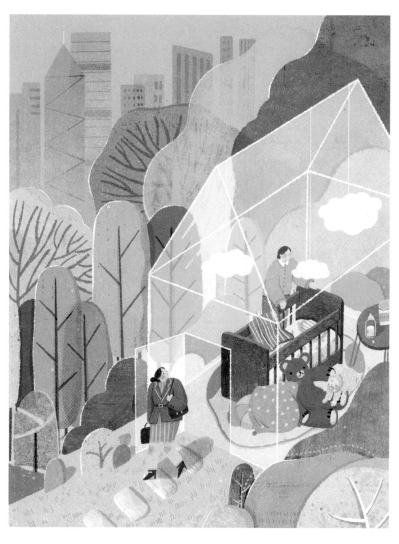

　　我们首先是自己，然后才是母亲。我们应该为孩子付出，但也要过好自己的生活。

——Oooolivia，宝宝 6 个月

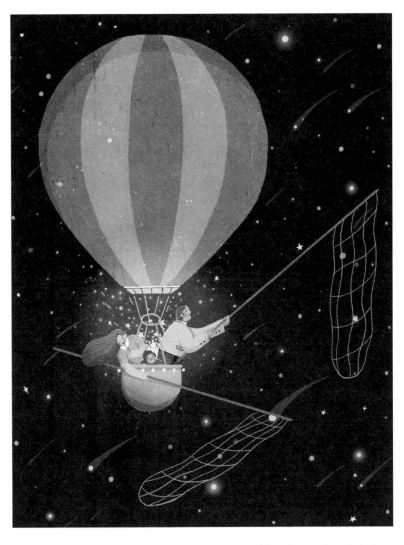

在恰当的时间迎来一些可预料以及不可预料的事，一段拥有复杂和神奇感受的旅途。

——御手洗团子，宝宝14个月

愿我们都拥有知识组成的铠甲，
愿我们都被这个世界温柔以待。

前　言

在开始之前，我不得不坦诚地告诉各位，这已经是我第二次写这本书的前言了。

第一次写是在我动笔写这本书之前，那个时候我还在网上跟读者们讨论：以一名妇产科医生的视角来看，生育到底是一件怎样的事情？

我记得当时在文中写了一句话：生育是一种选择。

不瞒你说，我现在都还能想起自己那会儿写下这句话时的表情，觉得自己将这个问题回答得天衣无缝，甚至当时可能还有点儿沾沾自喜。

不过，当我将从备孕到孕期，再到分娩和产后的一章章科普内容写完之后，再回看这句话时，我顿时觉得它很陌生。严格来讲，这句话没有错，我们做的任何事情都是某种选择的结果，但无形中它也在告诉我，我给出了一个正确但是无用的答案。

不仅如此，我还隐隐地感觉这句话透露出一种"这是你自己的事儿，跟我没什么关系"的疏离感，而且这种感觉越来越强烈，以至于我开始有点儿讨厌自己当初写的那篇前言。

尤其是在后来跟出版社的老师一遍一遍地审校书中的内容期间。对书中的知识点和数据进行反复核实，查找各种文献以尽可能给出接近真相的内容；对书中提供的建议和方案进行反复推敲，尽可能让读者获得行之有效的建议和方案，而不是纸上谈兵……这更让我产生了必须重新写前言的念头。

因为在写了这些内容之后，我发现不仅没有办法把自己抽离出来，而且自己断然不可能再轻描淡写地说出那样的话。

所以，如果你现在再问我这个问题，或许我的回答是这样的：

虽然我的工作跟生育有密切关系，但是我的眼睛不只停留在工作层面。日常工作中处理的各种情况，接收到的孕产妇的各种咨询，应对过的各种突发事件，听到的各种言论，收到的各种反馈……透过这一切，我看到了生育这件事情背后的每一个活生生的人，她们身上的故事和经历，她们周围的伴侣、家人、朋友，以及各种现象折射出来的人间冷暖。

我看到了因为身边的人都备孕成功了，只有自己还迟迟没有动静的患者在诊室里默默流眼泪，然后擦干眼泪，问我还有没有办法可以查清楚自己到底为什么还没怀孕。当我告诉她有40%的概率是伴侣的问题时，她沉默了。之后她说那是她第一次听到有人说可能不只是她的问题，在这之前所有人都说是她的问题。

　　我看到了怀孕没多久就因为有点儿出血而吓得不敢睡觉，大半夜跑到医院急诊的孕妇。她始终觉得自己身上背负着某种使命，如果孩子有什么问题，她恐怕就很难活下去，而在一旁低头玩手机的先生似乎早已经接受了她的这种状态。当我告诉她在孕期她可能会面临一个又一个难关时，她整个人都要崩溃了，想大哭却又害怕大哭会伤害到孩子。

　　我看到了孕中期的孕妇在网上焦虑地咨询"今天忘了吃钙片，这到底会不会对孩子造成影响"。即使我已经告诉她偶尔忘吃一次并不会造成什么影响，她还是会不断地重复说自己记性不好，会忘记很多事情。我跟她说有些事情可以让家人来提醒，而孕妇需要充分的休息和放松，否则很多事情都会给自己带来焦虑，有时候甚至可能会让自己陷入抑郁的负面情绪中。

　　我看到了孕晚期的孕妇一边兴高采烈地问我应该提前给孩子准备哪些东西，一边担心在孩子出生过程中自己会面临若干问题时的那种痛并快乐着的样子。孕晚期的孕妇对有孩子之后的生活既充满向往又满心担忧，因为对于这个问题——参与一个小生命的成长到底对于一个人来说意味着什么，恐怕谁都不能给出一个明确的答案，很多人都要边走边看。

　　我看到了刚刚生完孩子的妈妈把孩子放在胸口，她看向孩子的眼神仿佛融入了这世间的所有温柔，她身边的伴侣、家人、朋友就那样看着她和孩子。那个画面无论什么时候想起来，都是暖色调的。但是夜幕降临之后，在深夜的病房里，新手妈妈还要独自面对各种会令人手足无措、焦虑、惶恐的问题以及脆弱的生命，好像全世界都期待她在一瞬间就变成超人。

……

我看到了，我都看到了，当这一幕幕浮现在我眼前时，我突然意识到，对于这样一件会牵扯到各种个体决策和现实因素的复杂事件，我怎么能自恋地认为我的看法对别人很重要呢？我又怎么能误以为自己可以帮助别人去处理各种各样的问题呢？

一下子我就释然了，想通了。

生育对于每个人来说都有独特的意义，你不需要让别人来评价或认同，也不需要参考别人的想法。

而我所做的事情，包括写下这本书，都只不过是在知识和情感层面为你提供支持。我能做的很有限，还望你能谅解。

如果你愿意的话，可以把这本书当作站在离你不远处的一位朋友。当你需要的时候，可以随时翻开它来寻找答案。同时，我和出版社的老师还希望可以为读到这本书的你，创造一些有暖流涌上心头的瞬间。哈哈，这算是我们的一些小心思吧！

比如，你要是从第一页开始翻这本书的话，就可以看到彩页里的那些留言。这是我们从近千份调查问卷中选取的真实留言，每句话都是人们对怀孕、养育的切身体验，也算是"过来人"对怀孕的你的祝福与鼓励。这些留言还会出现在每章的末尾，虽然只是只言片语，但我们希望它们能带给你力量，陪你安然度过孕期。

最后，感谢你让我有机会写这本书，让我有机会继续成长，希望你一切顺利！

我是六层楼，我爱这个世界。

六层楼

2021 年 3 月 4 日

目 录

第一章　身体在悄悄发生变化

第二章　有些事情能做，有些事情不能做

第三章　孕期该补点儿什么

第四章　关于产检，你需要了解什么

第五章　孕期可能出现的问题

第六章　一定要做好分娩的功课

第七章　生完孩子后立马会面临的问题

第八章　再来聊聊备孕

第九章　一些杂七杂八的想法

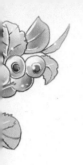

第一章
身体在悄悄发生变化

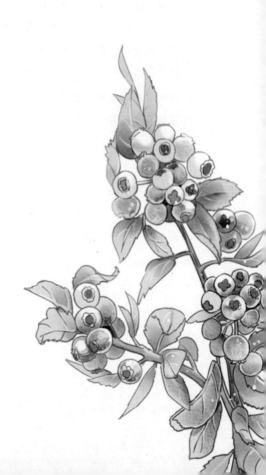

—果实寄语—
要相信幸福在前方等候。

从你看到验孕试纸上的两道杠的那一刻起，你的身体就开始悄悄地发生变化。更准确地说，从卵子和精子相结合的那一瞬间，变化就开始了……只不过，早期的很多变化是不明显的，一切都在秘而不宣中有条不紊地进行着。

但是我必须把丑话说在前面，因为很多变化都是接踵而至的，并没有经过你的同意，当然，它们也不会以你的意志为转移……你能做的事情就是提前知道自己要面临什么，并尽可能做好准备。唉，还是提前告诉你真相吧：就算你做好了准备，也很难保证你能顺利地接受怀孕给身体带来的各种变化。

你体内的激素水平已经调整到怀孕状态，一切变化都要开始为怀孕服务，这就意味着身体内的很多组织和器官不再处于之前那种岁月静好的状态，不得不开始适应孕期这个特殊时期。最先让你察觉到的变化可能是消化系统方面的。是的，没错，它就是几乎所有孕妇都会遇到的孕吐问题。此外，味觉改变、食欲减退等一系列变化引起的不适，都开始逐步体现出来。

哦，忘了，嗅觉也出来搞乱了。原本闻什么都没问题的你开始讨厌厨房的油烟味儿，开始讨厌先生身上的独特气味（很难讲是讨厌这个人，还是单纯讨厌那股气味），开始讨厌以前喜欢的食物的气味……这里说的可不只是单纯的讨厌哦，而是一闻到就可能当场崩溃的那种！

除此之外，大脑也跟着起哄，因为你都不需要真正闻到那种气味，只是单纯地想象一下就会崩溃，或听到相关的字眼就扛不住了。

这还只是一个方面而已，更不要说怀孕后的其他身体变化了。如果"幸运"的话，或早或晚你都有可能经历到这些变化。

所以，我把这一章放在前面，先让你熟悉并了解自己身体的变化，因为我觉得你总担心自己是不是还处在正常状态。毕竟对于很多人来讲，怀孕是一次全新的经历，就算你怀的是二胎，也很难保证对所有的变化都有清晰、准确的认知。

坦然面对各种变化的最好方法就是提前知晓并充分了解。

❀ 孕吐

　　孕吐是大多数女性（超过50%）怀孕之后都要面临的问题。这种症状会给每个刚刚感受到当妈妈的喜悦的人当头一棒，顿时你会感叹当妈怎么这么不容易。孕吐也分不同的等级：初级、中级、高级。初级的人吃完食物之后呕吐，中级的人闻到食物的气味就呕吐，高级的人已经将孕吐上升至灵魂的高度，光是想象了一下那些催吐的食物，就立马有剧烈反应。

孕吐何时出现

　　一般来讲，你只要上网查资料，就会发现网上的很多信息都在说孕吐最早在孕6周左右出现，然后会持续到孕12～16周，过了这段时间，孕妇就算熬出头了，孕吐就会消失。然而，事实并不是这样的，那只是大多数人的情况。孕吐持续的时间是因人而异的，有些孕妇在孕20周仍然吐得昏天暗地，甚至每小时吐6～7次，而有些孕妇完全不会出现孕吐，或出现孕吐的时间比较晚。

不少老师跟我说，说个确定的孕吐持续时间会让孕妇有奔头，让她熬过前三四个月就算成功一半了，但我觉得不告诉孕妇真相是存在问题的，尤其是到了"约定"的日子，但孕吐仍然汹涌来袭的时候，该让孕妇如何面对呢？

所以，我个人更倾向于告诉孕妇大多数孕妇的孕吐持续时间，另外还会跟她们说明：对于你个人来讲，孕吐持续时间可不确定哦，你要做好长期战斗的准备。

为什么会出现孕吐

目前基本认可的机制是孕吐的出现跟怀孕后体内人绒毛膜促性腺激素（hCG）水平的提高有关。

但这并不能用来解释有的人会出现孕吐，有的人不会出现孕吐，有的人还会出现妊娠剧吐的不同情况，毕竟怀孕之后女性体内的hCG水平都会升高。就算每个人的hCG水平不一样，也不该有如此大的差别啊……也正因为解释不了，所以才有了各种各样的说法。

其中比较常见的一种说法是：孕吐是孕妇的身体启动的一种自我保护机制。怎么理解这句话呢？

简单来讲，过去我们没有太好的食物检疫防疫措施，所以很难保证食品安全，人体进化出来的这套保护机制可以让我们在孕期吃了有毒、有害的东西之后能将它们吐出来，从而避免吃坏肚子。当然，它也保护了孩子。虽然这样解释行得通，但这也只是一种说法罢了。

在临床上，我们更加在意的还是hCG水平。虽然并不是所有孕妇在hCG水平升高后都出现孕吐，但如果你原本一直在孕吐，突然某段时间停止孕吐，这种停止不是指偶尔停止孕吐一天或半天，而是指一连好几天都没有孕吐，或者说怀孕的感觉没之前那么强烈了，那么你的hCG水平可能下降了，这提示孩子可能出问题了。

孕吐会影响孩子发育吗

通常来讲，孕吐主要会使孕妇比较难受，但对孩子来讲是没啥影响的。

啥？你说将吃进去的东西都吐掉会影响孩子发育？

不用有这方面的顾虑，因为孩子所需的营养主要是从母体获取的。也就是说甭管你吃得怎么样，或者有没有孕吐，孩子都会从母体中吸收足够其生长的营养，这就像孩子和母体之间建立了某种契约，即无论如何孩子都会茁壮地成长。

只有在极个别的情况下，长时间剧烈的呕吐才有可能导致孕妇严重营养不良。这个时候医生才会担心孩子的发育情况，并及时调整孕妇的营养状况。

所以，不用太担心孩子的情况，而要更关注孕妇本身。

出现孕吐怎么办

针对孕吐，目前并没有太好的办法，毕竟到现在我们对孕吐的基本机制还不是很清楚，所以很难有什么特效药或立竿见影的方法。

通常来讲，我们会在饮食方面进行调整，主要是在口味和用餐量方面进行调整，如尽量选择符合孕妇口味的食物。这个时候不用刻意追求什么营养，毕竟真正需要的也不多，更重要的是满足日常能量和电解质等的基础需求。同时，在进食方面，推荐"少食多餐"的方法，避免进食过多，否则会刺激胃部和食管，从而更容易引起恶心、呕吐。

当然，孕妇身边的人也会提供很多偏方……老六也听说过一些，如有的人用"姜茶"来缓解孕吐，不过这并非对所有人都有效，而且也没有什么大样本的可以证实它有效的双盲随机对照试验；还有的人会用可乐或其他碳酸饮料来缓解孕吐的冲动，据说这类饮料能刺激迷走神经（但要兼顾糖分的摄入量）……目前还没有针对这方面的像样的研究，我只能说我听说过类似的做法罢了。

要说正经管用的，临床上经常会用维生素B_6和多西拉敏来缓解孕吐。尤其是对于妊娠剧吐的孕妇，会通过输液直接补充维生素B_6，如果效果不好的话，则会添加一些多西拉敏来缓解孕吐。当然，对于普通孕妇来讲，可以在日常生活中有意识地多吃一些

富含维生素 B_6 的食物，如香蕉、马铃薯、黄豆、胡萝卜、核桃、花生、菠菜等植物性食物。当然，动物性食物，如瘦肉、鸡蛋、鱼等中维生素 B_6 含量也较高。

但这也只是理论，如果真的管用，那当然好；如果不是很管用，那也不要太在意。尤其是那些看一眼食物就吐得昏天黑地的孕妇，还是挑点儿自己喜欢吃的吧（如果吐太多，还需要就诊查看尿液中的酮体）。

至于网上盛传的燕窝能治疗孕吐……有的电台成天播广告，说一年要吃300碗。在老六看来，它的作用机制极有可能是：花这么多钱买的，舍不得吐出来………我就不说燕窝的成分及其药理作用了。有啥医学问题，还是请教医生吧，听从医生的专业建议才是最划算的。

孕吐特别厉害怎么办

相信你一定看到了我在前面提到的一个词：酮体。

你是不是蒙了？老六冷不丁提出一个专业的词，其实是为了铺垫……酮体主要出现在尿液里，一般在长时间严重进食不足、身体开始消耗脂肪的时候出现。尿液中出现酮体，说明身体已经处于严重营养不良的状态，这时需要进行紧急处理，如果处理不及时，则孕妇有患酮症酸中毒的风险。

但是对于没有专业知识的人来讲，很难判断什么时候该去医院，就算能理解这些专业名词又能如何呢？

这里会给出一个相对准确的答案：你如果存在严重的恶心或呕吐，同时已经超过8小时不排尿或尿液颜色非常深（浓茶的颜色），或24小时不能进食、乏力、虚弱、心跳加速、吐血、腹痛、发热（38℃及以上）、小便疼痛（或尿血），或排尿困难等，就需要去医院。

孕吐期间孕妇体重下降正常吗

正常。你想想看，那么长时间没好好吃饭，不瘦才怪呢……也许你会说，不对啊，孩子也在长大啊。其实在从孕早期过渡到孕中期的这个阶段，孩子是很轻的，通常不会对孕妇的体重造成影响。

所以，孕吐期间孕妇体重不变或体重下降都是正常的，但是我得事先提醒一下，不要以为等孕吐结束了，你就可以大快朵颐、不管不顾……那个时候你将面临更多的其他问题，因此在饮食方面仍需要注重营养均衡、定时定量，别想着要尽快把体重补回来。保证日常所需就可以了，不然会增加肠胃负担，还有可能导致便秘。

好了，关于孕吐的内容就讲到这里了。虽然这部分内容不一定能缓解你的孕吐症状，但你至少知道了一些你可能会遇到的问题，心里有数就不会害怕。

尿频

你肯定会问：啊，一上来就这么重口味吗？是的，因为这个问题很重要，而且会严重影响孕妇的生活作息（半夜总是要起来上厕所）和活动范围（走到哪里都想着找厕所），所以需要在一开始就将它讲明白。

为什么会尿频

我的上一本书《女生呵护指南》的第三章"尿路感染"中提到，女性天生就要面临更多的泌尿系统问题，这与其泌尿系统的结构和位置有密切关系。请允许我在这里简单重复一下这些基础知识。

如图1，女性的膀胱位于子宫前方，膀胱与子宫就像一对关系不错的恋人，就这样胸贴背地依偎在一起……冷静一下，这是正经的科普读物。同时，你也看到了，紧跟在膀胱下面的短短的通道就是女性的尿道。对比一下你就会发现，尿道很短，甚至比

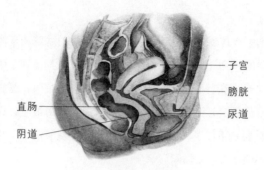

图1 盆腔矢状断面观

（图中标注：子宫、膀胱、尿道、直肠、阴道）

阴道还要短，基本上只有3～5 cm……而男性尿道的长度却是这个长度的好几倍。

为什么要强调长度呢？因为尿道越短，憋尿的能力就越弱。若上一道防线拦不住，则尿液基本上就会喷涌而出。这就是女性经常会漏尿的原因。是的，这种情况是你孕期要面临的尴尬处境之一，需要你做好心理准备。

好了，我们大致了解了生理结构，再来看看尿频是由什么引起的。

我们都知道怀孕会导致子宫慢慢变大，但是肚子里的空间很有限，逐渐变大的子宫势必会对周围脏器造成影响。可能出现的影响有两种：①把可以活动的器官挤到别的地方；②那些动不了的器官受到无情的压迫……总之，一切都要为变大的子宫让路。

这样我们就明白了，随着子宫的变大，昔日跟它关系要好的膀胱就会受到压迫。哪里有压迫，哪里就有反抗……蓄满尿液的膀胱会跟子宫形成势均力敌的局面，一旦局面变得剑拔弩张，尿意就来了。

是的，人体就是这么奇妙。在逐渐充盈的膀胱和逐渐增大的子宫的双重刺激下，孕妇会频繁地有尿意。尤其是到孕中期，子宫完完全全压在膀胱上，留给膀胱的空间非常有限，膀胱内稍微有一点点尿就会让孕妇产生尿意。而且尿意来得很急，让孕妇感觉马上就要憋不住了，但等蹲下的时候才发现尿液只有几滴或一小股，不禁让人心生烦闷。

除了这些物理方面的相互作用，导致尿频的因素还有生理方面的改变——孕期尿液增加。我们可以简单地将它理解为孕期血液量和代谢量都有所增加，这导致肾血流量以及肾小球滤过率都有所增加，最终孕妇体内会产生比平时更多的尿液。

这给本来就委屈的膀胱带来了更多的排泄负担，它不得不一遍又一遍、不厌其烦地提醒大脑：要排尿，要排尿，要排尿！嘘！已经来不及了。

······

这种情况基本上会一直持续到分娩结束，只不过孕中期、孕晚期会稍微好一些。那是因为不断变大的子宫终究有一天会出盆腔，不再直接压迫膀胱，而压迫骨盆和耻骨联合。此时虽然尿频的燃眉之急得到了缓解，但紧跟着腰腹部的压力增大了。这部分内容也会在后面提到。

当然，除了这些生理性原因之外，还有一些其他原因跟尿频相关。

这就不得不提到常见的泌尿系统感染。你也看到了，上面的这一系列变化都在以肉眼可见的形式发生着，还有些是我们肉眼看不到的，如细菌、真菌等微生物在尿道口徘徊，因为尿道又宽又短，跟外界接触的可能性很大，很容易发生感染。一旦泌尿系统发生感染，孕妇就不只出现尿频，还会有尿急、尿痛、尿血以及排尿困难等问题。

尿频怎么办

难道除了等子宫增大到出盆腔之外，就没有别的办法了吗？

一般来讲，当你在医院建档之后，每次产检基本上都需要做血液检查和尿液检查。尿液检查的一个很重要的目的就是排查你是否存在泌尿系统感染的情况。因此，你大可以放心，泌尿系统感染不被发现的可能性很低。基本上泌尿系统感染很快就会被医生发现并予以处理。处理方法也很简单，医生会给你一些孕期可以用的抗生素，并嘱咐你要多喝水，多排尿，适当活动，避免久坐。

这时你肯定会纳闷：明明我都尿频了，咋还让我多喝水呢？我就算一天不喝水，也因为上厕所都快跑断腿了。若再让我多喝水的话，我干脆直接住在厕所好了……

先别着急，你的这种心情我可以理解，但医生的建议也不是没有原因的。多喝水可以让你产生大量尿液，排尿的过程本身就是冲刷膀胱和尿道的过程，频繁冲刷可以减少存留的细菌和炎症病灶，可以缓解部分不适症状。你虽然还是有可能频繁上厕所，但至少可以有效避免炎症。万一炎症进一步发展，逆行向上，导致上输尿管或肾脏感染，那麻烦可就大了。

剩下的就是遵医嘱用药治疗。

啥？讲这么半天都不提用药的事儿？是的，以我做科普这么久的经验来看，绝对不能写出任何处方药，因为一旦写出药物名称，就一定会有人自己买来用。贸然自行用药会有很大的风险，仅过敏一个问题就有可能造成很大的影响，所以请原谅老六，也希望你能理解我的初衷。出现异常情况时，务必要去医院。

❀ 便秘

前面已经将尿频的问题讲完了，算是把子宫前方的问题解决了，接下来咱们聊聊子宫后方的问题。还记得之前给你看过的图吗？

子宫后方紧跟着的是直肠。咱们稍微想象一下就能明白，增大的子宫肯定会压迫肠道，从而影响排便。这就为便秘提供了条件，同时也说明几乎所有孕妇都有可能面临便秘这个问题。

千万别小看这个问题，作为一名曾经的妇产科医生，我在临床上还真的遇到过因为便秘来急诊的孕妇。不过你也不用特别担心，因为便秘来急诊的概率非常低。一般来讲，孕期便秘是可以有效预防和治疗的。但是在工作中，我经常会碰到这样一些孕妇，她们从来没想过这个问题，而且不止一次问我：我在怀孕前根本没有便秘，怎么怀孕之后就便秘了呢？

为什么会便秘

便秘到底是由什么引起的呢?

孕激素水平增高

通常女性在排卵、怀孕的时候,其体内的孕激素水平会发生变化。排卵之后,体内的孕激素水平会逐渐增高。而孕激素有抑制肠蠕动的作用,所以在月经周期的后半段发生便秘的概率会更大。

怀孕以后,孕激素水平的增高现象会变得更加明显,一直会持续到孕16周左右,因此在这一时期肠蠕动会受到抑制,便秘就这样出现了。还有一种特殊情况要说一下,就是很多孕妇会在孕早期吃保胎药,而保胎药的主要成分是孕激素(主要是孕酮),这样又会在无形中加重便秘。

增大的子宫挡住了粪便的去路

孕中期,由于激素水平逐渐下降,便秘会有所缓解。但是这种状况并不持久,因为逐渐增大的子宫会占据较多的盆腔空间,子宫以前凸后翘的姿态在盆腔内不断开拓领地,肠道受到排挤,肠蠕动减慢。因为通道不畅和肠蠕动不佳,粪便很难按时抵达出口,慢慢地就在肠道里堆积起来。

饮食不均衡

简单来讲，没有好好吃东西，就会导致营养失衡。孕早期，由于孕吐，孕妇经常会吃不下东西，粪便就缺少了原材料。之后为了保证胎儿发育所需的营养，孕妇又容易在家人、朋友的鼓励下盲目进补，出现营养失衡、摄入的膳食纤维不足等问题。而且现在大家的日常食物太过精细，这会进一步影响膳食纤维的摄入。肠道里的膳食纤维少了，对肠道的刺激就会减少，进而影响排便。

保健品食用不合理

这里主要讲补铁、补钙的保健品，因为铁、钙这两种成分可能会引起便秘。对于这一点，相信很多孕妇都深有同感。以补钙为例，通常钙剂进入胃肠道后，吸收率不高，大部分的钙会通过粪便排出体外。钙剂通过肠道时容易与食物残渣中的草酸、脂肪等结合成质地较硬的难溶物质，这样会使大便干硬，从而引起便秘。因此，选择适合自己的保健品是很重要的。

运动量减少

进入孕期，孕妇比较容易紧张，可能会因为担心肚子里的胎儿受影响而减少日常的运动量。适当减少运动量是可以的，但如果运动量严重不足，那么肠蠕动也会相应减慢，从而引起便秘。我建议孕妇在孕期每天进行至少1小时的运动，如散步、快走或游泳1小时（在条件允许的情况下）。

精神压力过大

一方面，孕妇的精神压力比较大，这会影响其排便的神经调节机制；另一方面，孕期痔疮引起的疼痛会使孕妇抗拒排便。再综合前面的多种因素，久而久之便秘就出现了。

便秘了怎么办

分析完原因，咱们基本就能想到一些预防措施了。具体来说，一般我们会把便秘的发展过程分为两个阶段。第一阶段，出现了便秘的前兆，预感要便秘了，这个时候就要开始采取措施，如果不及时处理就会进入第二阶段。到那时你基本就真的便秘了，这就意味着你已经好几天没有排便了。注意，两个阶段的处理方法不一样。

第一阶段的处理方法

先说第一阶段，虽然此时可以排便，但是一般超过3天才排便。在视觉上，大便成形，松软，呈黄色、深黄色或浅褐色（请原谅，在这里我就不配图了……）；从体感上讲，排便过程顺畅，无排便不尽感。这个时候，你可以通过自己的调整来避免排便间隔进一步加长。

调整膳食纤维的摄入量　先来说说最重要的膳食纤维。之所以说它重要，是因为它在肠道里可以像海绵一样吸收水分而膨胀，一膨胀其体积就增大了，进而可以刺激肠蠕动……是不是发现其实道理一点儿都不复杂？但千万别相信什么保健品的效果更好，事实上，咱们平时吃的蔬菜、水果、粗粮，如芹菜、莜麦菜、猕猴桃、火龙果、地瓜、山药等都富含膳食纤维。你如果可以正常进食的话，基本上就不用额外靠什么产品来补充膳食纤维。所以，请记住，当你预感要便秘时，每天最好摄入25～35 g膳食纤维，换算一下就是每天吃约500 g蔬菜就够了。

调整水的摄入量 再来说说第二重要的成分——水。一般来讲，水用毫升来计量，体重用千克来计量，正常人每天所需的水的体积值是其体重值的40倍。如一个体重为50 kg的人，每天所需的水是50×40=2000 ml。每天的正常饮食中含有1000 ml水，剩下的量就需要我们通过喝水来补充。这里有一点要注意，你要按照孕期的体重来计算。补水这事儿，适量就好，并不是水越多越好，也不是每天必须喝8杯水。你都不知道自己的杯子有多大，光记得8杯可不行。喝少了不够，喝多了会增加肾脏代谢负担。通常来讲，只要保证正常的水摄入量，就可以保证粪便湿润，不至于干燥、结块。当你发现自己有一些便秘的前兆，如这几天没活动，菜吃得比较少，水喝得也很少，感觉粪便马上就要干燥、结块时，可以在前面的基础上多喝500～1000 ml的水，这样有助于粪便软化、排出，还能保护肠道。顺便在这里复习一个知识点，你如果有尿路方面的不适症状，如尿频、尿急等，也可以在正常基础上多喝500～1000 ml水。哈哈，知识都是相通的。

调整生活习惯　说完饮食方面的调整，再来说说生活习惯方面的调整。说之前，先给你介绍两种人体反射。①起立反射，是指平躺8小时后突然改变体位，肠道会产生一种明显的蠕动波，这种蠕动波会推进粪便，刺激直肠产生便意。这个时候排便无须太用力，故此时是最利于排便的时机。②胃结肠反射，是指进食引起的胃充盈可以反射性地促进结肠运动，所以早餐后也是排便的好时机。这两种反射都能促进结肠运动，促进排便。也就是说，每天最好定时起床、排便，让肠道熟悉生物钟。虽然并不规定具体几点起床，你只需要按照你个人的习惯就好，但最好每天于固定的时间起床吃早餐。

之所以强调定时起床，主要是因为孕期盲目保胎的人很多，经常会出现卧床保胎的情况。其实这是非常不推荐的。研究人员已经证明：首先，卧床对于由胚胎不好引起的流产是没啥帮助的；其次，活动量减少的同时，肠道活力也会下降，进而造成排便困难。

第二阶段的处理方法

好了，说完预防便秘，相信大家都知道该怎么办了。可是，已经便秘了该怎么办呢？大便干燥，排便还很困难，孕妇总是有大便排不干净的感觉，想排却又力不从心。这个时候应该怎么办呢？

这个时候靠自己调整恐怕来不及了，需要用点儿手段。别慌，通常治疗便秘的药物有四类：刺激性药物、容积性药物、润滑性药物和渗透性药物。咱们挨个儿说说。

刺激性药物　像大家经常听说的番泻叶、大黄等药物，就属于刺激性药物。刺激性药物的疗效应该是四类药中最强的，但是其使用风险很大，故孕期不推荐使用这类药物。你如果是在正规医院建档的话，通常不会遇到这类药物。但就怕你用一些民间偏方，偏方里可能会含有这类药物。我在这里提醒你：千万要注意这类药物。虽然这类药物可以促进肠蠕动，迅速缓解便秘症状，但不推荐使用，更不可以多次使用，否则你不只会出现腹痛、电解质紊乱等不良反应，多次使用后甚至还会对这类药物产生依赖性，如果不吃这类药物，你就更难排便，便秘会进一步加重。

容积性药物　这类药物富含膳食纤维，如果胶、纤维素、木质素等。这类药物可以增加大便的体积，帮助人体产生排便反射，通常适用于无法通过正常饮食来调整的患者。服用这类药物的同时喝水可以明显提高疗效，但起效较慢，大剂量服用这类药物还可能引起腹胀、腹痛等不适。你如果已经出现腹胀的情况，就要停药，千万不要因为不见效而重复使用。这类药物只对妊娠期便秘或轻症便秘有较好的疗效，对暂时性便秘疗效不佳。

润滑性药物　这类药物通过润滑肠壁、软化大便来达到通便的效果，分为外用的和口服的两种。①外用的润滑性药物，如开塞露，不知道大家有没有用过。将它插入肛门并挤一挤，孕妇就有了排便的欲望，但其实并不推荐孕妇使用这类外用的润滑性药物。我国的相关指南规定，开塞露属于孕妇禁用药物，但在国外它属于慎用药物，主要是因为其疗效很不稳定。它可能会引起强烈的腹泻，而腹泻可能会引起宫缩，增加早产或流产的风险，所以建议孕妇不要使用开塞露。②口服的润滑性药物，如蓖麻油，对于排便无力者来说有比较好的疗效，但是长期使用会影响母体对脂溶性维生素，如维生素A、维生素D、维生素E、维生素K等的吸收。新生儿如果缺乏维生素K还会引起出血。因此，也不建议孕妇使用这类口服的润滑性药物。

渗透性药物　此类药物如乳果糖、山梨醇、甘露醇等，可以改善肠道的吸收情况及大便的稠度。此类药物也有比较好的疗效，而且和刺激性药物相比，渗透性药物不容易引起电解质紊乱，比较适合老年人和孕妇使用。

哈哈，真正的答案往往都很简单，最后一类渗透性药物才是便秘孕妇的救星。不过，你以为到这里就完事儿了？

民间方法

还要说说民间的一些方法，如食用益生菌、蜂蜜。

益生菌　对于益生菌，大家应该都听说过吧？有不少人食用益生菌来改善胃肠道，促进排便。但事实上，益生菌并不是对每个人都有效，也没有足够的临床试验证据可以证实益生菌的作用。我们拿平时大家比较熟悉的酸奶或益生菌饮料来说。首先，这些饮料中的菌群无法在肠道内长时间停留，因此对于这些饮料，喝了等于白喝；其次，为了口感，饮料中会加入更多的糖，因此喝这类饮料容易增加发胖、患糖尿病等的风险；最后，益生菌中的菌群并非都对人体有益，还可能有害。因此，益生菌对改善便秘不一定有效果，而且目前也还没有足够的证据可以证明它一定好用。不过在现实中，益生菌对改善便秘的效果确实因人而异，你可以根据自己的身体情况酌情选择。

蜂蜜 哈哈，我能想象到你看到这里时会疯狂点头。确实有很多人每天都会喝一两勺蜂蜜，觉得这样做既能补充营养，又能预防便秘。但蜂蜜真的对所有人都有效吗？很多人之所以觉得蜂蜜可以预防便秘，一般是因为：①喝蜂蜜水的同时增加了水的摄入量；②蜂蜜中含有果糖，果糖不耐受的人喝了蜂蜜水后，会有腹泻的感觉。但糖摄入过多又会增加代谢负担，同时还会增加患妊娠期糖尿病的风险（后面会详细讲到）。总之，蜂蜜并不是对谁都好使，你不要盲目食用。

说了这么多，终于把我想跟你分享的关于便秘的这部分内容都讲完了。你如果还没有出现便秘，或者便秘还不是很严重，那么就通过改变生活方式（尤其是调整饮食习惯）等来预防或改善便秘吧。但是如果便秘已经很严重，你必须通过药物治疗，那么我优先推荐你选择乳果糖这类渗透性药物来治疗，用药时一定要听从医生的意见。

妊娠纹

可能很多人都不喜欢前面提到的那些变化。当然，怀孕后也会有一些好的变化，比如，有些女性怀孕后，在激素变化的影响下，脸部皮肤会不同程度地变得红润、细腻，有光泽。

当然，我知道大家更关心的是妊娠纹的问题。

为什么会有妊娠纹

妊娠纹主要是在孕期激素的变化以及腹部不断膨大的影响下，由于皮肤表面的弹力纤维和胶原纤维断裂而形成的。它们会出现在腹壁、大腿内侧、臀部、胸部、腰部等部位。

实际上，几乎每5个孕妇里就有4个孕妇会长妊娠纹。因为大部分孕妇都会长妊娠纹，所以这几乎成了每个孕妇都会考虑的问题。出现妊娠纹的主要原因就两个：激素的变化和有限的空间。

激素的变化

孕期激素水平会发生很大变化，其中有一种叫作皮质醇的激素，是在人体紧张的情况下产生的。孕期它的主要功能是让身体处于"时刻准备着"的状态，但这会导致皮肤的弹性下降。这一现象对孕妇不太有利，为妊娠纹的产生奠定了基础。

有限的空间

孕妇肚子里的空间有限，上有肋骨，下有骨盆，后有脊柱，只剩下前面的肚皮可以增大，所以孕妇的肚子会随着孕龄的增长越来越大，尤其到了孕晚期，几乎一周一个样儿，同时妊娠纹也每天都在变。

如何预防妊娠纹

从目前的研究结果来看，妊娠纹的形成属于物理变化，且孕妇及胎儿的体重增加量与妊娠纹的严重程度相关。

所以，预防妊娠纹是不大可能的，但是孕妇可以通过努力来控制妊娠纹的严重程度。在减少妊娠纹数量，降低妊娠纹密度、深度上，孕妇有很多事情可以做，如控制体重，但需要权衡利弊。若体重增长太快，妊娠纹会出来作祟；若体重增长太慢，胎儿会受罪，所以孕妇要学会合理控制体重。专家建议，孕前体重正常的孕妇，整个孕期应该以平稳的速度增重11.5～16.0 kg。孕期坚持运动对妊娠纹的形成和发展能起到一定的抑制作用，减少皮下脂肪的堆积可以有效控制妊娠纹的严重程度。

妊娠纹有可能消失吗

不太可能。

可能让你失望了，目前市面上的治疗方案都只能改善妊娠纹，想要完全消除妊娠纹恐怕没戏。这里需要说明的是，产后那些发白的、有光泽的组织其实应该叫瘢痕，它们就是我们常见的伤口愈合后形成的以纤维结缔组织为主的皮肤。有瘢痕的地方的皮肤弹性较差，这种变化不可逆。

市面上大多数产品的效果并不理想。要说真正管点儿用的还得是物理疗法，如激光疗法等。尤其是针对已经形成瘢痕的妊娠纹，物理疗法有立竿见影的功效。

希望大家不要因为妊娠纹而焦虑。请永远记住，我们经历的所有事情都会留下痕迹，妊娠纹就像一枚徽章，铭记你为怀孕做出的努力。

私处的变化

与前面讲到的尿频和便秘相比，私处的变化似乎没有那么明显。但毕竟进入了一个崭新的人生阶段，身体的各部分都开始为这十个月做准备，所谓牵一发而动全身……自然，私处的环境也会发生改变。

在认识这些变化之前，很多孕妇都会非常担心，毕竟之前也没见过这种场面，总觉得自己是异常的。尤其是阴道跟子宫相通，孕妇很难不由那些所谓的"异常"联想到宫腔的情况。这种联想很容易让孕妇长时间处于焦虑不安当中。而我们这本书要做的就是让你了解那些未知的事情，以免不必要的恐慌和焦虑带来更多麻烦。

怀孕给私处带来的变化主要体现在下面这五个方面。

颜色变深了

这种变化几乎是全身性的，身体的各个部位存在不同程度的色素沉积，其中最明显的就是私处——颜色变深了（肉眼可见）。

这是因为身体内的激素水平发生了改变，它们也是以肉眼可见的形式在改变，因为那些数值都写在化验单上呢！hCG及孕酮都在悄悄地影响着体内黑色素的产生和沉积。受激素影响最显著的当然是私处啦。

你会发现大阴唇、小阴唇以及肛周的颜色都比平时深了好几个色号，而且颜色变深的区域也大大增加，甚至可以扩展到大腿根部和肚脐下方……当然，这再次证明私处的颜色跟摩擦没什么关系，因为再怎么摩擦，私处的颜色也不可能在这么短的时间内就加深了，说到底那都是一些不了解真相的人以讹传讹的结果。

所以，当看到皮肤颜色加深时并不需要担心，这种现象从侧面告诉你：目前你的激素水平很正常，并且激素正在源源不断地产生，以维持胚胎的正常发育和生长。

私处凸起增多

这个时候私处皮肤的表面出现了很多凸起，毕竟这个区域是分泌物、尿液、血液等聚集的地方，这里的皮肤自然接受着各种各样的刺激。孕期，由于更多的血液汇聚到这里，这一区域的代谢旺盛起来，汗液也会随之增多，很多孕妇甚至每天都感觉自己下面潮潮的。在这样的刺激下，私处很容易发生毛囊炎。

与此同时，在雌激素和孕激素的影响下，毛囊也会处于亢奋状态，会长出更多的毛发。有些毛发还没来得及长出来，就被埋在皮肤下面，造成毛孔阻塞，这时会出现通常所说的"鸡皮肤"……再加上外面这样的环境，私处更加容易出现红肿、瘙痒等毛囊炎症状。

所以，孕期更要注意私处的清洁和透气。

气味发生改变

在前面我们讲过，孕妇的嗅觉会非常灵敏，她们能够敏锐地察觉到自己身上与之前不一样的气味。那气味，即使别人根本闻不出来，她也会觉得很明显。

恰恰私处的气味会在孕期发生改变。前面讲了，孕期私处血供非常丰富，这会提高这一区域的代谢水平，进而影响阴道内的菌群平衡。菌群都处于兴奋状态时，代谢产物会有所增加。这个时候阴道内的常驻菌之一——乳酸杆菌会为了维持内环境稳定，产生更大量的乳酸。

这一系列操作之后，阴道pH就会发生改变，同时代谢产物的气味也会变得跟之前不一样，或者说变得更加明显。

其中最典型的就是有一种更加强烈的酸味，这味儿有点儿类似于我们小时候使用过的那种液体胶水或家里的那种发酵面团的气味，更直观地说，它非常像特浓的酸奶味。

哦，你可能正在喝酸奶，很抱歉，可能影响你继续享用了。我只是希望所有孕妇能有直观的认知，以后遇到这种情况时就不用慌张了。毕竟这是正常的，不要太担心。

分泌物增多

这种情况大概都不需要用肉眼看，孕妇自己就能感觉到，那种感觉很微妙，就像之前来月经那样，你能感觉到有东西流出来了，紧跟着你就发现自己的内裤湿了……哈哈，你不要惊讶于老六是怎么知道的，这主要是因为几乎每一位孕妇都问过类似的问题。

有时候液体流出来总会让孕妇突然觉得心头一紧，因为不检查的话很难确定流出来的是血液还是别的什么东西，很难让人不去联想"流产"等词汇。

但是，不要慌张，这是增多的分泌物。因为在血供充足以及激素水平升高的共同刺激下，阴道黏膜、宫颈管内柱状上皮细胞以及子宫内膜等都会分泌出很多黏液。这些黏液看上去跟平时的差不多，但有可能会更黏稠一些，有时候会呈奶白色或半透明……确实它们会多到自动流出来。

而这些多出来的分泌物本身是用来保护阴道环境的。要知道那些阴道常驻菌群就算有心维护阴道微生态平衡，也还是需要这些分泌物来提供良好的环境基础的。

所以，你若发现从自己私处突然流出来的液体并不是鲜血，且私处没有瘙痒、红肿、疼痛等不适的话，那么大可不必太担心。

患阴道炎的风险增加

前面反复提到阴道菌群和阴道环境平衡的问题，主要是因为阴道环境确实不太稳定，pH改变、分泌物增多、代谢加快等因素无不在提醒我们要小心，私处要清洁、透气，不然分分钟就可能出现炎症。

其中很容易受到pH改变影响的菌群是真菌。这也是孕期更容易发生霉菌性阴道炎的原因，基本上75%左右的孕妇有感染风险，每4个孕妇里只有1个可以免于霉菌性阴道炎的困扰。

这里需要提醒你的是：如果出现了瘙痒、疼痛、灼热感等情况，一定要跟你的产检医生讲，医生会帮你检查并进行妥善处理。医生会让你做白带常规检查，然后依据你的检查结果给出相应的治疗方案。一般来讲，治疗阴道炎的药物在孕期是可以放心使用的，所以你只要遵照医嘱规范使用应该没有太大问题。这里就不讲具体用药方案了，以免你自己去买药并使用。胡乱用药很可能不但解决不了问题，而且增加了额外的风险。

好了，到这里咱们就把私处的变化讲完了，但是我知道，大家看的时候心一定是悬着的，因为我们都很担心颜色加深、色素沉积会一直延续下去，或者说，担心以后都是这样。

放心，我考虑到大家的担心了，也确实有很多人会在孕期问我这些问题，通常我会告诉对方：之所以有这些变化，主要是因为我们前面讲的体内激素水平、生理代谢方面发生了相应的变化。产后，我们的激素水平会慢慢回落到孕前状态，这些部位的颜色和状态也会慢慢恢复到之前的样子。

当然，老六也不敢打包票，毕竟每个人的具体情况都不一样，但至少从生理层面来看，大多数人都可以恢复到接近之前的状态。只不过还是要说一下，我们不必追求完完全全回到过去那样，就算不怀孕，随着时间的推移，我们的身体也会发生变化。

如果可以坦然地接受自己的这些变化，或许我们就会更爱自己。

乳房的变化

几乎不用我多说，你也能想到，作为第二性征的乳房肯定会在孕期发生变化。影响乳房变化的也还是之前提到的激素。乳腺（乳房的重要组成部分，与脂肪和结缔组织等一起构成乳房）上本身就有hCG、雌激素和孕激素的受体，所以激素一增多，受体自然就会接收到信号，乳房就开始发生变化。同理，其他地方也有受体，也会跟着发生变化。

这些变化基本上不受咱们控制。你一怀孕，这些变化就悄悄地开始了。不少孕妇在怀孕初期就能感觉到自己的乳房胀胀的，换句话说，可能在你还没有意识到已经怀孕时，你的乳腺就已经知道了。基于此，有不少人将出现这种感觉作为判断自己怀孕的依据，虽然据此推断的结果并不是很准。

都有哪些变化

总结下来，孕期乳房的变化有以下几种。

个头变大

有时孕妇所说的那种胀胀的感觉并不是错觉，在激素的刺激下乳房中确实出现了乳腺管增粗的变化。从你看到验孕试纸上的两道杠开始到孕3月期间，几乎每天你都能感觉到乳房胀胀的，而且乳房真的在变大……你自己也能感觉到乳房在变大，因为原来穿着正好的内衣突然变得很紧。这个时候不要犹豫，你确实需要重新购买更加符合当前乳房大小的内衣。当然，市面上也有很多孕妇专用的内衣，你要尽量选择包裹性、支撑性、透气性都好的内衣，而且要选肩带宽一些的。同时，最好选择可以调节尺码的、后面有3～4排扣的那种，哈哈，不要怀疑，老六确实研究过这类产品。

一般来讲，只要你已确认怀孕，就可以开始准备新内衣了。千万别硬扛，胸部整天被勒着确实让人不舒服。如果又赶上夏天，那么估计会更难受。

不过也别想着乳房可以一直增大下去，不会的，基本上过了前3个月，原有的激素水平就会开始下降，乳房基本就维持在这个状态，因为这个时候的乳腺管增粗只是为接下来要进入的分泌状态做准备。

什么？你说胸没有变大，这会不会影响其之后的乳汁分泌和哺乳的功能？

不会的，跟乳汁分泌和哺乳最相关的是乳腺，而乳腺本身只占整个乳房的很小一部分，乳房的绝大部分是脂肪，所以就算胸小或没有变大，也不会影响其之后的乳汁分泌和哺乳的功能，你大可不必为此担心。

但是必须提前说一下，有些人在乳房变大的过程中并不只有胀胀的感觉，还会有疼痛的感觉，乳房疼起来时你可能都不敢碰，而且有时候你会感觉到乳房又痒又疼。这是一种很奇特的体验。与此同时，乳房也会比平时更加敏感……

外观变化

除了大小的变化，乳房的外观也会发生变化。最明显的就是乳晕变大，颜色加深，甚至还出现了不少凸起；同时乳头也会变大，颜色加深。从本质上来讲，这些变化还是在为哺乳做准备，因为刚出生的孩子几乎是看不清啥东西的，只能通过模糊的色块来判断目标，颜色加深的乳晕和乳头会更加方便孩子找到吮吸的目标。

是不是要感叹大自然的精妙巧思了？那些乳晕上的凸起叫蒙氏结节，它们的主要作用是分泌一些油脂来保护和润滑乳晕、乳头，这样可以避免乳头干燥、开裂，你也是在为哺乳做准备。

除此之外，随着孕龄的增长，你陆陆续续就能在乳房表面看到很多呈网状分布的血管，这些都是皮下静脉。血管的增多也是在为之后可以产生充足的乳汁做准备，以保证血液供给。

总的来讲，怀孕就是一个大工程，各部门都要协调一致，只为能让孩子顺利吃上母乳。请放心，这些外观上的变化都会在产后逐渐消失，但是想要完全回到过去的样子可能是不太行了，怀孕和哺乳多少还是会在身体上留下一些痕迹的。

开始泌乳

你如果以为孩子出生后乳房才开始分泌乳汁，那就错了。因为孕28周左右，乳房就已经准备好分泌乳汁了，这个时候乳房随时都有可能分泌出乳汁。你可能会在偶然间发现自己的内衣湿了，或者在洗澡、睡觉的时候突然感觉乳房一阵潮热，胸前一暖，有一些乳汁流出来了。

不要慌，这不是由什么炎症导致的，流出来的也不是什么脓液。虽然看着刚刚分泌出来的呈乳黄色且黏稠的液体，的确很难不怀疑它是不好的东西……但其实，人的初乳就是这个样子的。如果它真的是脓液的话，你一般还会有红、肿、热、痛的症状，而且脓液会带有很明显的异味。这相对比较好判断，不用太担心。

在这里还需要提醒一下，尽量不要去挤乳房。这是个技术活儿，有时候乳房本来没有炎症，但你看它不舒服，又是挤又是摁，结果可能伤到了乳腺结构，带来了其他麻烦。因此，建议顺其自然，注意及时清洁。

乳房下垂的问题

看到这里，我知道你肯定会在意乳房下垂的问题。不要着急，接下来咱们就聊聊这个问题。乳房下垂主要跟三个因素相关。

乳房大小

研究表明，单个乳房重量超过400 g时，其发生下垂的概率就较高。咱也称不出具体的重量，但是至少能明白乳房越大就越有可能下垂。也就是说在孕期乳房增大的过程中，乳房下垂可能已经悄然开始了。

乳房悬韧带强度

乳房悬韧带就像斜拉索桥两边的拉索，稳稳地维持着乳房正常的位置……但是如果乳房悬韧带老化、松弛，乳房下垂就在所难免。虽然穿内衣可以缓解乳房悬韧带的压力，但怀孕本身还是有可能加快乳房悬韧带老化的。尤其是对生过好几个孩子的女性而言，这种老化程度更加明显。

哺乳

前面已经讲了，怀孕本身就会对乳房造成影响，但很多人认为最终导致乳房下垂的是哺乳。这有点儿让哺乳背黑锅的味道。因为目前还没有研究可以证明哺乳的次数多少和时间长短跟乳房下垂有直接关系。

你此刻的心情是不是有点儿复杂？怎么说呢，怀孕就是这样一件事情，你知道它会带来种种问题，但还是想亲身经历这一切。这是你自己的选择，不是吗？

牙齿的变化

虽然这本书的后面会非常详细地讲解"吃"的问题，但这部分还是要先把直接影响咱们顺利进食的牙齿的问题聊明白，毕竟牙齿问题会直接影响饮食和生活体验，所以也不能被忽视。这部分我们主要讲解常见的3种牙齿问题。

牙周病

到了孕2月，孕妇可能会在早晚刷牙或吃冷、硬的食物时看到牙刷或食物上血迹斑斑，有时候确实看着很吓人，但别惊慌，这很有可能只是牙龈出血。

由于怀孕时体内雌激素和孕激素水平明显升高，牙龈会表现出局部毛细血管扩张的轻度炎症反应。如果你在备孕的时候就将牙周问题解决了，而且怀孕后口腔状况良好，牙龈处于健康状态，免疫功能相对完善，那么牙龈出血时你只要坚持做好口腔清洁就行。通常一周左右牙龈就会适应新的变化，出血问题也会随之好转。

但是，如果你怀孕前就患有牙周炎，那么怀孕后牙龈会出现持续性炎症，口腔内面会严重溃烂，像有无数个小小的伤口，一受到冷、热或刷牙的刺激就会出血。

这种状态会对孩子造成什么影响呢？口腔细菌可以通过有炎症的牙龈创口进入血液，定植在胎盘内，影响孩子的发育。患有牙周炎的孕妇生下早产儿（孕龄不满37周）和低体重儿（体重不到2500 g）的概率都相对较高，其早产风险比正常孕妇高7.5倍。我国的早产率在10%左右，与世界水平持平，而日本的早产率较低，一般在6%左右，其秘诀就在于日本的一项特殊福利——孕中期女性可以接受一次免费的口腔护理。口腔护理措施主要是口腔洁治（就是咱们平常说的洗牙啦），可以清除牙垢，保护牙龈健康。

智齿冠周炎

孕期牙疼，可能不是因为牙齿本身的问题，而是因为智齿冠周炎，即智齿周围的牙龈有炎症。若患有智齿冠周炎的孕妇没有得到及时治疗，保准不出三天，嘴巴会张不开，吃饭、喝水都成问题，还有人会出现发热等症状。如果放任炎症继续发展，那么孕妇的腮帮子到脖子周围都可能形成脓肿，导致孕妇呼吸困难，甚至出现生命危险。

千万别让小毛病滚雪球似的发展成大难题。如果在出现症状后的一两天内及时就诊，只要治疗几分钟——用低浓度过氧化氢冲洗有炎症的牙龈（会有一点点刺激性疼痛），再在智齿周围涂上碘甘油，你就能痊愈。你也不需要吃消炎药，接下来只要好好注意口腔卫生，前面说的惨况就不会发生。

当然，最稳妥的办法就是备孕期间就麻利地拔除有隐患的智齿，不要有任何侥幸心理，因为引爆"地雷"的风险实在太大。

蛀牙

孕期不仅要少食多餐，而且要补充营养，所以这对牙齿来说其实是个很大的考验。

由于有源源不断的食物供给，细菌一逮住机会就会大量繁殖，2～3小时后其数量就能增加一倍。如果你没有及时刷牙，任由它们猖狂占领牙齿的角角落落，过不了几天，牙齿表面就会出现一小块一小块黄褐色斑块。这就是蛀牙的早期症状。这个时候龋洞比较浅，你基本上没有任何感觉。不过这才可怕呢，就像敌人悄悄进村一样，等到牙齿一受冷或一受热，你就会觉得牙酸酸的，或者刺溜一下扎心似的疼时，蛀牙部位已经离牙神经非常近了。等它再继续发展，引起牙髓炎时，你会出现传说中的"疼起来要人命"的症状，吃不下，睡不着，痛苦地煎熬着。别说孕妇了，平常人都顶不住这样折腾。

别质疑老六将这些事情说得过于严重，这些情况是真实发生过的，老六绝对不是在跟你开玩笑。不过，这些情况都是可以有效避免的。与其不知道将来会发生什么，不如事先了解，提前预防，就算到时出现问题，也可以有条不紊地应对。

当然，最重要的还是牙口要好，这样才能吃嘛嘛香。

眼睛的变化

大多数人的生活都离不开用眼，而且有不少人提到过自己在孕期发生的眼睛的变化。接下来，我们来聊聊眼睛的变化以及其背后的风险。

眼干燥症或视疲劳

受激素影响，孕期泪液分泌量减少，同时泪液中水分的蒸发速度加快，因此孕妇很容易出现眼干燥症。不仅如此，孕妇还很容易视疲劳，出现眼睛干涩、畏光、酸胀等症状。当然，要是有读者每天以泪洗面，还得额外注意脸部皮肤皲裂（我好像管得太宽了……）。

哦，对了，孕妇还得慎重佩戴隐形眼镜，因为孕期角膜可能处于轻微水肿的状态，同时炎症细胞水平的提高会使得眼睑更容易出现炎症。这个时候问题就来了，戴隐形眼镜可能会增加角膜感染的风险；同时，画眼线、涂睫毛膏可能会造成睑板腺堵塞，从而增加患睑腺炎（俗称麦粒肿）或睑板腺囊肿（又称霰粒肿）等的风险。因此，孕期不建议戴隐形眼镜及化眼妆。但你要是实在忍不住，或者在不知情的情况下戴了隐形眼镜或化了眼妆，也是没问题的，只要以后多注意就行。

视物模糊

随着孕龄及身体状况的变化，孕妇角膜的状态也可能发生变化。尤其是在孕晚期，孕妇角膜可能会出现轻微水肿。同时，孕妇眼睛的调节能力也可能发生变化。因此，有些孕妇会反映自己有点儿视物模糊。这种情况一般只在孕期暂时性出现，等到产后6周左右，即过了产褥期，大多数人也就恢复正常了。

好了，眼睛的变化就是这些了，希望你看了这部分内容后可以保护好自己的眼睛，做到心明眼亮。

睡眠的变化

睡眠质量一向是影响身体机能的重要因素。对于孕妇而言，睡眠质量尤其重要。然而，并不是每个孕妇都能睡得很好。希望所有孕妇都能在紧张忙碌的孕期保持规律的生活，养成良好的睡眠习惯。孕妇的睡眠变化基本上可以分三个阶段来讲。

第一阶段：孕1月至孕3月

孩子的到来令孕妇既惊喜又紧张，由于生活的改变、身体的变化以及对孩子成长的担忧，孕妇会比以往更加容易疲劳，建议孕妇尽量养成早睡早起、不熬夜的生活习惯。激素水平的改变可能会使孕妇出现呕吐、头痛、食欲不振等问题，因此孕妇更要养足精神，以充沛的体力去面对各种问题。午后不妨安排一段休息时间，假如睡不着，坐着听听音乐也不错。晚上少吃不易消化的食物，以免影响自己和孩子的睡眠质量。

第二阶段：孕4月至孕6月

少了孕早期的各种不适，孕妇可以通过调整各种细节改善睡眠质量，如卧室要有流通的空气、柔和的灯光，不要把工作带进卧室。即使肚子开始有点儿大了，孕妇也不应忽略运动。要知道，良好的血液循环可以有效减少日后睡觉时背痛、小腿抽筋等问题。记得稍微早点儿运动，在就寝前留出足够的休整时间。

在这个阶段，建议孕妇调整睡姿，侧睡、双腿夹枕头、使用护腰枕等都不错。如果有尿频的情况，睡前就别喝太多水了。

第三阶段：孕7月至分娩

这时孕妇的身体要承受更大的重量，面对即将来临的分娩，孕妇会日益紧张。由于肚子变大，腹部瘙痒更加频繁。这些因素都可能导致孕妇睡眠质量变差。建议各位孕妇放慢脚步、放松心情，把休息放在首位。如果条件许可，先生可以考虑腾出睡床，给孕妇更宽敞、更宁静的睡眠空间。临近分娩，假性宫缩的出现或许会在晚上影响孕妇的睡眠质量。保持快乐的心情，期盼孩子的出生是这一阶段最佳的安眠药。

要想让自己和孩子都睡个好觉，孕妇还应注意一些生活习惯，如在睡觉前停用电子产品，洗澡不宜过久，水温不要太热等。入睡前，建议夫妻双方在睡床上多与孩子沟通，听听音乐，聊聊天，营造休闲舒服的氛围，这样有助于孕妇快速入眠。

好了，关于睡眠的内容就讲到这里。

情绪的变化

我们都知道，其实有些姑娘第一次看到验孕试纸上的两道杠的时候，是惊吓大过惊喜的。虽然很多人最后还是会喜欢上当妈妈的感觉，但有些孕妇在孕期确实会出现情绪不佳。她们可能会吃不好饭，睡不好觉，干什么都心不在焉；她们可能会为了自己心里这样那样的想法而感到难受，想用各种办法去克服，却发现自己无论多么努力仍然深陷泥潭，当发现这个问题后反而更加哀伤。

如果正在看这篇文章的你发现自己也有这样的情况，那么就应该注意了，因为老六刚刚说的那些情况就是孕期抑郁症的典型表现。

大部分孕妇都可能会出现轻微的抑郁症状，而有大约10%的孕妇会出现典型的抑郁症症状，下面会具体讲到。这些症状可能会影响孕妇的生活和心理，有时候还可能会影响孩子的发育。

所有这些都在提醒我们要关注孕期抑郁症。

你真的有孕期抑郁症吗

大多数人，包括孕妇本人都会认为：时常出现的莫名其妙的压力和孤独感以及各种不高兴的感觉都是情绪波动的正常表现，我们完全不必过分担心。大多数情况下，这种说法是没有问题的，但是问题恰恰就出在这里：真的是每个人都这样吗？这些事情有没有可能并没这么简单？

在这里要尽量避免一概而论。你如果偶尔才会有类似的情况，而且可以通过自己的调整恢复正常，那么自然不会有什么大问题。但是，要是这些感觉与症状出现得过于频繁或持续时间太久，以至于你都没有办法通过自己的调整来恢复的话，那么你就要考虑是不是得了孕期抑郁症。

下面有这样几个问题，你可以试着回答一下，以判断自己是不是真的有孕期抑郁症。请如实回答以下问题：

①你是否总感觉自己注意力无法集中，并且有明显的记忆力减退的表现？

②你是否总感觉自己睡眠质量差，即使刚刚睡醒，也还是觉得很累？

③你是否发现自己怀孕后脾气变差了，容易生气，而且很难控制自己？

④你是否有过持续情绪低落的情况？

⑤你是否经常出现莫名其妙想哭的情况？

⑥你是否时常感觉迷茫，感觉生活没有意义？

⑦你是否发现自己现在对之前感兴趣的事物提不起兴趣？

⑧你是否经常感觉自己非常容易疲劳，而且疲劳持续时间很长？

⑨你是否感觉自己的食欲有明显的改变，要么食欲全无，要么食欲亢进？

⑩即使在没有明显诱因的情况下，你是否时常感觉很焦虑？

你也看到了，上面主要是针对孕妇的生理和心理变化的症状设置的问题。需要注意的是，上面那些问题的答案中只要有1～2个肯定答案，你就必须加以重视；如果有3～6个肯定答案，你就需要高度重视，并积极接受正规的治疗；如果有6个以上肯定答案，那么你在接受治疗的同时，还需要格外注意一些极端事件的发生，因为有的极端者可能会选择逃避怀孕这件事情，甚至不惜使用自杀的方式来摆脱这种折磨，当然接下来还会出现抗拒接触新生儿的逆反心理以及拒绝承担抚养责任等严重影响新生儿生活的情况。

为什么会得孕期抑郁症

孕期抑郁症的起因简单来讲集中在两个方面。一方面是怀孕后生理上的改变。孕期激素急剧增多，这或多或少都会对身体的各个系统（如神经系统）造成一些影响。在这种影响下，孕妇不仅容易疲劳，容易出现情绪波动，而且可能患上抑郁症。另一方面是怀孕后心理上的改变。不可否认的是有的孕妇对怀孕本身，即生育这件事情怀有恐惧和焦虑的心理，这里不排除本书中提到的各种生孩子时的吓人景象可能对孕妇造成的影响。还有人可能会因为生活的压力以及对未来的担忧等而患上抑郁症。

此外，还有其他一些因素，也可能会导致抑郁症。

情感因素 常见的是家庭矛盾，尤其是在夫妻间出现感情危机的时候，孕妇很容易患上抑郁症。

家族病史和既往病史 如果家族有抑郁症病史，或者孕妇本人之前患过抑郁症，那么在各种因素的共同作用下，孕妇极可能患上抑郁症。

突发事件 不管是谁的人生，都会有黑暗的时候。

妊娠反应 怀孕后的一些反应是一过性的，但是如果出现长时间的且很严重的反应，如恶心、呕吐等，就要多加小心。

自身其他疾病 孕妇本身原有疾病的影响与干扰。

长期不孕、生育困难或失败的生育经历 那些曾经因为身体、活动等意外流产的孕妇，尤其是屡次流产的孕妇，大多会格外担心这次怀孕的安全问题，反复纠结于此，就会进入不断审视和责备自我的恶性循环中。

过往痛苦经历 孕期的痛苦可能会勾起过去受过的苦难和不好的回忆等，这无疑会使孕妇的情绪更加低落。

如何克服孕期抑郁症

请注意我是在说不需要药物治疗的情况。如果已经到了需要接受医生的建议及药物治疗的地步，就跳过这一部分，直接看后面。

让自己放松

说到底，可以创造出一个新的生命是一件令人愉快的事情。如果可以的话，老六希望你能做一些可以让自己愉快的事情。大多数情况下，愉快的心情有助于提高自身免疫力。孕妇的免疫力对于孩子的健康至关重要。因此，尝试着让自己放松，把那些烦心的事情放一放，听听音乐、喝喝茶、看看书、找朋友聊聊天……

和先生聊聊

因为怀孕，我相信你和先生每天在一起的时间肯定大大增加了，那么你们可以利用这段时间好好聊一聊。亲昵的沟通可能会对你起到一定的积极作用，当然前提是你不要将我说的"聊一聊"理解为吵架。沟通会让你们的关系更加稳固，相信你们可以一同面对孕期可能出现的任何问题。

把话说出来

向你的家人和朋友说出你对于未来的恐惧和担忧，轻松而明确地告诉他们你的感受。你处在怀孕的非常时期，需要家人和朋友的精神支持，只有当他们了解你的一切感受后，他们才能给予你恰当的安慰。

不要放弃治疗

如果做了种种努力，但情况仍不见好转，或者发现自己已不能正常应对日常工作和生活，或者有伤害自己和他人的冲动，那么应该立即寻求医生的帮助，在医生的指导下服用一些对自身和孩子没有副作用的抗抑郁药，以免延误病情，给自己和孩子带来不良后果。当然，心里有顾虑是正常的，但是要知道你有更重要的事情需要在意。就像平时谁会每天都把妇科疾病放在嘴边呢？但是如果真的有问题，又有谁会不在意呢？

你可以准备一本手账，用来记录在孕期发生的各种令你开心、喜悦、幸福的小事。当你难过的时候，可以把它拿出来看一看。这样也许会对你有帮助。

希望这些内容对你有用。

其他一些不适

前面已经讲了很多身体上的变化，基本上都是一个一个系统地讨论和分析，但还有很多变化或不适很难进行系统划分，所以我只好将它们汇总在一起来讲。

下面是一些之前没有涉及的变化。

易疲劳

很多姑娘在怀疑自己怀孕了的时候都会这样说：最近我总是很累，容易犯困。老六，我是不是怀孕了啊？

姑娘们会有这样的固有认知，就说明这种表现经常在怀孕后出现。的确，大多数人会在孕早期出现明显的易疲劳的情况。有时候你以为自己只是累了，其实身体在悄悄地提醒你已经怀孕了。

这主要是因为孕早期身体在为怀孕以及胎儿发育做准备，这时候身体内的激素水平已经提高了。身体在适应这种状态的过程中会出现明显的易疲劳的情况，但我们也不能完全将其归结为激素水平提高的结果，因为在孕早期，早孕反应比较明显的孕妇每天吃不进啥东西，很容易出现低血糖、贫血等情况，这也是孕妇易疲劳的原因。不过当发现自己不仅容易疲劳，而且经常头晕，嘴唇和眼睑都发白，没有血色的时候，就应该去医院检查，看自己是不是贫血（后面会具体讲到）。

如果不是这些原因，我们通常会建议孕妇养成规律的作息习惯，满足身体对休息的需求，适当活动，但要避免重体力劳动。除此之外，还要如之前在"孕吐"那部分里讲到的一样，能吃就尽量多吃一些。

下肢水肿

在激素水平和代谢水平都升高的情况下，孕妇的血容量增加了（总的来说，就是体内的水分增加了很多），这说明心脏的负荷也增加了。再加上子宫逐渐增大，挤压血管，导致静脉回流受阻，这让本来就已经超负荷工作的心脏也无能为力……下肢静脉回流速度变得很缓慢，在激素的刺激下孕妇出现体液潴留。

这看上去好像很复杂，简单来讲，就是血流速度变慢了，血液里的水分渗到旁边的组织里去了，导致孕妇的下肢出现明显的水肿，严重的还会出现强烈的肿痛感。而且孕妇的脚也会变大，平时能穿的鞋，现在穿不了了。所以，我们通常会建议孕妇穿宽松的平底鞋，不太建议穿高跟鞋。因为穿高跟鞋不仅走起来不方便，而且对水肿的脚来讲也不够友好。

在很严重的情况下，孕妇还会出现静脉曲张，这又会增加风险，其中最严重的就是血栓。血流速度变慢，血管曲张，还有孕期为了避免出血而增强的凝血功能，这些都为血栓的形成提供了条件。

除了腿部以外，有些严重的水肿还会波及手部，尤其是在睡醒之后，孕妇会发现手部出现了很明显的肿胀。有时候水肿还会影响手指关节的活动范围。还有人会发现自己的脸部也出现了水肿。

面对这样的情况，我们需要做的就是增加饮水量，加速代谢，排掉自己体内多余的水分；尽量避免高盐饮食，因为这会让组织间积累更多水分；尽量穿宽松的衣服和鞋子；休息的时候尽量把腿部抬高并超过心脏平面，增加回心血量；同时适当走动，促进血液循环，避免久站、久坐以及跷二郎腿等。

如果用上面的方法也很难缓解水肿的话，就有必要去医院看看，因为这意味着你可能有妊娠期高血压疾病或肾脏疾病，这类问题不是咱在家就能解决的。

腰酸背痛

孕期明显增多的雌激素和孕激素在全身发挥着不同的作用。若它们作用在孕妇的韧带上，就会导致韧带松弛。韧带松弛就不好了，紧跟着就会出现关节松动。关节如果松了，在活动的时候就很容易出现错位。这就为腰酸背痛提供了一定的发生条件。

从孕中期开始，逐渐增大的子宫会导致人体的重心前移。再加上羊水的重量，到了孕晚期，很多孕妇都是叉着腰并往后仰着走路的，这样她们才能勉强维持身体平衡。这个时候她们的骨盆一定是前倾的。这是因为她们上半身的所有重量都压在骨盆上……骨盆只能适应这个重心前移的变化，而骨盆周围的肌肉就得跟着发生变化。

从肌肉的角度来讲，腰酸背痛是由腹部肌肉和臀大肌松弛无力，髂腰肌和竖脊肌过于紧张导致的。而竖脊肌的过度紧张恰恰是腰酸背痛的原因，就算你没有怀孕，平时长时间保持这块肌肉紧张也会导致腰痛。

唉，已经这么惨了，肌肉还不让人省心。之前不是讲了水肿的问题吗？实际上，在激素的影响下，肌肉本身也会出现水肿，水肿又会使神经受到压迫。这会让本来就酸痛的部位变得更加酸痛，这种酸痛感让人难以忽略。尤其是到孕晚期，这种酸痛感甚至会影响睡眠！

这还没完，增大的子宫还会压迫盆底的神经……算了，我不说了，总之你会不舒服。可是，能怎么办呢？

好在腰酸背痛这种症状不会无休无止地持续下去，生完孩子后也就差不多缓解了。当然，也不是立马就能恢复的，毕竟肌肉也需要一段时间来休息。这里还藏着一个知识点，就是很多人以为产后腰酸背痛是因为月子没坐好，其实那只是生孩子留下的问题，跟月子没啥关系。关键还是要休息好，适当锻炼，这样就可以了。

不过，看到这本书的时候，你如果还没怀孕的话，倒是可以提前准备一下，增强自己核心肌群（腰腹部肌肉）的力量，这样也可以轻松应对重心前移带来的问题。如果孕期实在太难受的话，可以适当做做小范围的拉伸运动，让长时间紧张的肌肉适当放松，这样也可以缓解一些症状。

头晕、头痛

一般来讲，孕期出现头晕、头痛等症状时，孕妇要在第一时间排查是不是患有某些疾病，如妊娠期高血压疾病，它的典型症状就是头晕目眩，同时还伴有头痛。排除妊娠期高血压疾病之后，还要考虑贫血和低血糖。如果是由轻度贫血或低血糖引起的头晕、头痛，一般可以通过调整饮食或补充一些糖分来改善。

所以，这里面就多了一个我们自己判断的过程。你如果发现自己出现了轻微的症状，并通过使用上面的方法使症状得到了改善，就不用太担心；如果头晕、头痛的症状长期持续存在，并且还有不断加重的趋势，那你就要去医院找医生处理。

好了，到这里我们就把孕期常见的变化讲得差不多了。虽然这些变化并不是每个人都要经历的，但是如果你遇到了，那么老六希望这些内容可以让你在面对问题时变得更加理性。

她们说

生育是一次全新的旅程，和所有旅程一样，其间有欢乐，有痛苦。怀着好奇心投身其中，迎接挑战。也希望你能对生孩子后的真实生活有所了解。

——刘，宝宝5岁

娃自带的魔力不仅能治愈我们，而且能让人斗志昂扬，让我们有了命门，也有了目标。娃是忧郁时的甜味剂、气馁时的打气筒。总之，你值得拥有。

——大允妈妈，宝宝3岁半

宝宝来了之后你会很累，但是他会让你得到意想不到的幸福和满足。痛并快乐着，祝安。

——黎冬菇，宝宝1岁半

如果可以，请告诉你在乎的亲人和在乎你的亲人，在孕期以及产后，你是你，宝宝是宝宝，虽然宝宝是新生命，值得被期待，但辛苦的是你，你更值得被关爱。

——罗，宝宝1个月

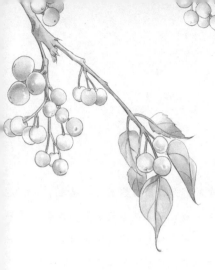

第二章
有些事情能做，
有些事情不能做

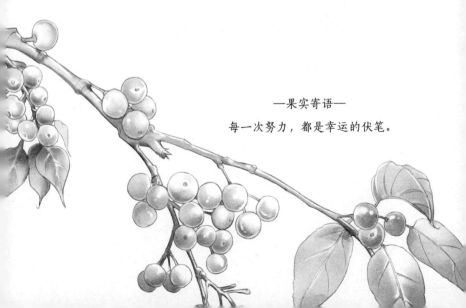

—果实寄语—

每一次努力，都是幸运的伏笔。

这一章是使这本书最像工具书的部分，因为这里几乎涵盖了你在孕期能想到的、遇到的大多数问题，而且这些问题大多都是有答案的。如：孕期能不能吸烟，能不能喝酒？这类问题的答案显然大家都已经知道了，所以老六把更多篇幅留给其他悬而未决的问题。

有些问题看似简单，但实际上每一个答案背后都需要足够的数据支持，这样我们才能相信其可靠性。这也是老六一直做科普并追求的一个目标，让那些能找到答案的问题都可以完整、清晰地呈现在你面前，让那些曾经令你困惑的，或者你找了很久都没有找到确切答案的问题都可以得到有理有据的解释。

我们的生活就是需要越来越多这样的确定性，这样才能从根本上缓解我们的焦虑和紧张……当知道该怎么吃、可以喝什么、能做什么运动、要怎么生活的时候，我们就可以更加坦然地度过这段独特的人生历程。

这也是我写这本书的初衷。

孕期该怎么吃

大多数人都觉得怀孕了，自己可就不是一般人了。吃，敞开了吃；平时不吃的，也得吃；平时吃不下的，也得塞进去……这是过去某些人的做法，现代人倒不至于这样狼吞虎咽，但也是各种食物管够，各种补品尽量吃……结果导致体重失控，身材步入日益圆润的境界。关键这个时候还有人支持你，说你吃这么多都是为孩子吃的……

胡扯！

先不说你吃进去的那些是不是都能给孩子，就算给了，你觉得这是好事儿吗？产房里隔三岔五就会出现巨大儿，看着挺肉乎的，但是吧，生他的时候产妇就可费劲了，不是顺产转为剖宫产，就是被侧切了一个大口子……不是说剖宫产和侧切不好……而是你本可以不用承受这些。更何况那些吃进去的，大多数都变成肉长到自己身上了。血脂高，血压高，血糖高，年纪轻轻就背上了本不该在自己这个年龄承担的三座高山，余生只能请多吃药了！

好了，说正事。

分阶段控制体重

孕早期（孕12周之前） 　在这个阶段，孕妇体重的增加量应基本保持在1～1.5 kg，因为此时孕吐比较明显，体重增加也不会太多。有的孕妇体重甚至在这个阶段不增反降，这也是完全正常的。

孕中期（孕13～27周） 　在这个阶段，孕妇体重每周的增加量应控制在0.3～0.5 kg。在这个阶段，你可能会发现食欲突然大增，而且总是会在半夜起来吃东西，但是请三思啊！

孕晚期（孕28～40周） 　这个阶段是胎儿发育最快的一个时期，胎儿每周的体重增加量有200 g左右，所以在这个阶段，孕妇体重平均每周的增加量应控制在0.5 kg左右。

但是，请注意，这只是正常推荐数据，对于不同BMI①的人来讲，还要具体分析。

我查了相关资料，发现目前并没有确切统一的标准。在对比了各种标准之后，我推荐采用美国医学研究院（IOM）于2009年推荐的足月单胎妊娠女性孕期增重指南的数据：

（1）孕前 BMI<18.5 的孕妇，孕期适宜的增重范围为12.5～

①BMI：体重指数（body mass index），是国际上常用的衡量人体肥胖程度和是否健康的重要标准，BMI=体重（kg）÷身高（m）^{2}（国际单位：kg/m^2）。

18.0 kg。

（2）孕前 BMI 在 18.5～24.9 之间（18.5≤BMI≤24.9）的孕妇，孕期适宜的增重范围为 11.5～16.0 kg。

（3）孕前 BMI 在 25～29.9 之间（25≤BMI≤29.9）的孕妇，孕期适宜的增重范围为 7.0～11.5 kg。

（4）孕前 BMI≥30 的孕妇，孕期适宜的增重范围为 5.0～9.0 kg。

有学者对上述数据是否适用于我国孕妇做了相关研究，结论是美国 IOM 于 2009 年推荐的足月单胎妊娠女性孕期增重范围在一定程度上适用于我国孕妇[1]。

孕期饮食要注意什么

什么是正常的饮食？孕妇每日所需的总能量应控制在其体重乘 30～50 kcal/kg（1 kcal≈4.19 kJ）的范围内。其中碳水化合物占 50%～55%，蛋白质占 20% 左右，脂肪占 20%～30%。我们可以在食物营养成分查询平台（https://fq.chinafcd.org）通过输入食物名称直接查询到具体的能量信息（这些信息主要来源于《中国食物成分表》），据此就可以比较合理地、数据化地控制好饮食。

---

[1] 杨延冬，杨慧霞．美国 2009 年足月单胎妊娠妇女孕期增重指南的临床适宜性探讨．中华妇产科杂志，2012，47（9）：646-650。

孕期摄入营养要关注两个关键词：一是"均衡"，二是"适量"。

均衡就是指啥都吃，不搞独宠，什么营养都要摄入。即使是好东西，你单吃一类的话也难以获得均衡的营养。专家说海鱼里二十二碳六烯酸（DHA）含量高，你就天天吃海鱼，顿顿吃海鱼，除了海鱼，你啥都不吃了，这就不对了。各种各样的东西都要吃，这样才能把蛋白质、脂肪、维生素、微量元素、膳食纤维等装备——上齐整。

今天吃点儿鱼，明天来点儿肉，再配点儿水果、蔬菜和坚果。各路食材就像六宫嫔妃，你要雨露均沾，这样后宫才能和睦太平、其乐融融。若哪天突发奇想，吃了点儿新鲜的，那感觉简直就像新纳了一个妃子一样。

所谓的孕期饮食禁忌

重要的事情最先说。其实，绝大多数孕期饮食禁忌是由古人通过自己的观察而归纳总结出来的。注意，这里不仅仅涉及咱们国家的传统医学，还涉及其他很多国家和地区的民间说法或传说。这些都幻化成长辈们发在"相亲相爱一家人"的群里或者朋友圈里的那些文章，里面的知识常互相矛盾，也不那么严谨，但这是长辈们表达爱的方式。如果看到了就点个赞吧，毕竟里面含有亲情，不能整得自己最后被移出群。

在一本正经开始讨论之前，我们先来统一概念。这里说的孕期饮食禁忌是指那些平时可以吃但在怀孕后禁止吃的食物，而不是那些无论什么时候都不能吃的食物。

禁忌起源

很久以前，人类中的一群智者开始为不良妊娠结局寻找原因。不管哪一片土地上的人都纳闷，怎么有的孩子可以顺利生下来，有的孩子就不行呢？于是他们顺理成章地就想到有可能是因为孕妇吃了什么玩意儿。然后这个时候这群智者开始总结经验，希望对后人有所帮助。

注意，他们的初衷是美好的，且不谈其总结的经验对不对，至少他们在为下一代着想。因此，每个时代都出现了一系列孕期饮食禁忌和理论。

其中最深得人心的一种理论就是——吃啥生啥！由于那些朝代或部落的"科研部门"对消化系统、分子代谢、基因学等的研究匮乏，当时整个地球的人类都认为我们吃什么就会跟什么合体，然后延伸出很多分支理论来包装这种理论。这就是我们现在看到的那些禁忌的源头。

接下来咱们挑几个很多孕妇都咨询过我的问题来聊一聊。

螃蟹到底能不能吃

按照上面的理论，孕期不能吃螃蟹就像不能在游泳池里小便一样约定俗成。古人认为，螃蟹横冲直撞的做蟹态度可能会教坏肚子里的孩子——令子横生（摘自《妇人大全良方》，胎位横位会导致难产）。同一时期还有其他禁忌，如孕期不能吃鳖，吃鳖会令孩子脖子短……

随着人类的不断发展，某些理论越来越具有迷惑性。不知从什么时候开始，兴起了阴阳五行的理论。然而，螃蟹还是不能吃，因为它极寒！尤其是螃蟹腿，那真是寒流入髓。谁要是在吃螃蟹时傻乎乎地吃了螃蟹腿，那就完蛋了，不仅令子横生，还有可能早产、流产。更邪乎的是，孩子一生出来就钩心斗角，尔虞我诈……幸亏大多数古人一直生活在内陆，没见过其他海鲜，不然很难想象还会有啥段子。此外，我猜想现在还有一种不让吃螃蟹的理由，那就是螃蟹太贵了。

我说你可以吃螃蟹，并不是让你放肆且迫不及待地去吃，至少你要把螃蟹做熟了。吃螃蟹时要担心的主要是烹饪不彻底导致的寄生虫问题（螃蟹是肺吸虫囊蚴的第二中间宿主），以及过敏问题。如果吃螃蟹真会导致过敏，那就别跟自己过不去！

这些可能才是古人害怕吃螃蟹的真正原因。不过也不能怪他们，据说那个时候他们特别爱生吃螃蟹。

所以，吃螃蟹时讲求四点：洗干净，做熟了，别做煳，别浪费。吃的时候要适量。别一听说能吃，就咔嚓咔嚓干掉半锅。

说到这里，不得不额外插入一个知识点，那就是李斯特菌感染。因为李斯特菌感染主要经口传播，所以也跟吃东西相关。近些年，李斯特菌感染的危害越来越受到大家的重视。

若在孕期感染李斯特菌，孕妇通常能存活，但胎儿就会受到不良影响。若感染发生在孕早期，则可能直接导致流产，流产率达30%；若感染发生在孕中期或孕晚期，则会引起败血症、死胎、自发性流产或死产，甚至在足月分娩时会把该细菌传染给胎儿，引起新生儿感染，甚至死亡。新生儿感染后多继发败血症、脑膜炎，死亡率高达30%～70%。因此，很多情况下的流产、死胎和死产，就是从当初的"感冒""拉肚子"开始的。

救治的关键在于早期识别，但在临床上李斯特菌并不容易被检测、培养，所以确诊率不高。一旦感染，就要接受规范治疗。治疗方法主要是静脉注射足量的阿莫西林，目前普遍接受的治疗时间是自确诊开始至妊娠结束。总之，妊娠期间一旦出现发热、腹痛等症状，就要及时去医院，在医生指导下规范用药。

敲黑板，划重点，以下食物均有比较高的感染李斯特菌的风险。

（1）冷的熟鸡肉。

（2）冷的加工肉类，如冷的火腿、培根、午餐肉，菜场买的凉菜。

（3）不全熟的肉，如西班牙火腿，三分、五分、七分熟的牛排。

（4）生的水产品，如刺身、醉虾，以及腌制的虾、蟹等。

（5）不全熟的蛋，如溏心蛋、温泉蛋。另外，餐馆里的沙拉酱、蛋黄酱也要注意，因为其原料可能包含生鸡蛋。

（6）未经充分清洗的生蔬果，如即食沙拉。

（7）软冰激凌，如冰激凌机里流出来的那种。

（8）未经巴氏消毒法消毒的生奶或生榨果汁，如现挤的牛奶、羊奶等。

（9）软质和半软质奶酪。

（10）肉酱，如大家比较熟悉的鹅肝酱。

真的非常想吃怎么办？在食用前进行加热，一般加热至60～70℃，持续5～20分钟即可。至于那些只能生吃的美味，你就忍到"卸货"后再品尝吧，毕竟孕期无小事。

忍不住再强调一下，在日常生活中，孕妇要遵循世界卫生组织推荐的食品安全五要点：①保持清洁；②生熟分开；③做熟；④保持食物的安全温度；⑤使用安全的水和原材料。

可以吃酱油吗

有些家长，特别是家里的老人，明令禁止孕妇吃酱油。因为他们认为孕妇吃了酱油以后，孩子的皮肤会黑……这就是"以色补色"的理论。如果这种理论正确，那么孕妇多喝豆浆，孩子的皮肤就会白；孕妇多喝橙汁，孩子的皮肤就会黄；孕妇多喝黄瓜汁，孩子的皮肤就会绿……那一定要注意了，万一生出个彩虹孩子，可就不妙了哟。

我知道，看到这里时，你肯定觉得不过瘾，恨不得让老六把每一种食物都剖析一番。但其实没有这个必要，因为这些饮食禁忌翻来覆去就只有这么几种套路，你大可不必将时间都放在这些地方。

你只需记住这一个基本原则：孕期饮食不应该脱离你之前的饮食习惯。简单来讲，平时就能正常吃的东西，在孕期也能正常吃；平时就不吃的东西，在孕期也可以继续选择不吃。

这里说到的能正常吃的东西可不包括那些有毒的、有害的、被污染了的、生食的食物。保持你既往的饮食习惯就可以了，无论你在什么地区以及你所在的地区有何饮食习惯，保持这一原则都是行之有效的。

可不可以喝饮料

有些人认为孕期应该戒掉一切饮料：咖啡、奶茶、茶、碳酸饮料……仔细想想，在孕期以及哺乳期这两个极其重要的阶段，我们对吃的重视程度往往远大于对喝的重视程度，那么到底哪些饮料可以在孕期和哺乳期喝，哪些饮料不推荐喝呢？咱们不妨来总结一下。

含咖啡因的饮料

其实在孕期并不是一点儿咖啡都不能喝，咖啡对胎儿发育的影响确实存在，但主要与咖啡因的摄入量相关。因此，孕妇可以间断或偶尔少量饮用咖啡。

众所周知，咖啡盛行于西方国家。在咖啡普及的地区，大约有60%的孕妇在不知道自己怀孕的情况下，每天都无意识地将胎儿暴露在咖啡因当中，而且约16%的孕妇日均咖啡因摄入量高达150 mg，甚至更多。因此，西方国家很早就开始了关于咖啡因对胎儿影响的调查研究。

2000年，《新英格兰医学杂志》发表的一篇文章称，对于被纳入研究的非吸烟女性而言，每天摄入超过100 mg的咖啡因会增加流产风险。过高的咖啡因摄入量确实会增加流产的风险，但孕期每天的咖啡因摄入量不超过200 mg就不会造成什么问题。一杯（约250 ml）速溶咖啡含有60～80 mg咖啡因，所以如果不喝咖啡不行或平时就有喝咖啡的习惯，那么每天喝一杯咖啡还是可以的。

那么问题来了，除了咖啡，其他常见饮料也含有咖啡因，其咖啡因含量分别是多少呢？见表1。

表1 常见饮料中的咖啡因含量

饮料名称	饮料的量	咖啡因含量
星巴克美式咖啡	约470 ml	225 mg
星巴克拿铁或卡布奇诺	约470 ml	150 mg
浓缩咖啡	约40 ml	78 mg
速溶咖啡	约250 ml	60～80 mg
茶	约250 ml	10～50 mg
功能饮料	250 ml	80 mg
可乐	约755 ml	50 mg

由此可见，孕期每天喝一杯拿铁、卡布奇诺、茶或可乐，就咖啡因含量来讲，是安全的，更何况大多数人并不会每天都喝这些饮料。

有人担心孕期喝咖啡会影响孩子的睡眠。其实可能导致孩子睡眠障碍的因素有很多，包括孩子的性别、喂养方式、喂养时间、单次喂养量、夜间喂养次数、环境的改变、夜间新生儿的穿着、入睡方式、母亲是否有慢性疾病、母亲是否有产后抑郁症、父母是否打鼾等。这些因素都可能造成孩子睡眠障碍，孕期偶尔或间断地摄入少量咖啡因与孩子睡眠障碍并无关系。

哺乳期间，咖啡因的建议摄入量也是每天少于200 mg。咖啡因虽然很容易进入血液循环系统，但并不会在乳汁中聚集，因此我们可以选择在哺乳后喝含有咖啡因的饮料。等下次哺乳时，母亲体内的咖啡因也基本被代谢完了。

其他饮料

碳酸类饮料（不含咖啡因）

孕期：不推荐 为了顺利生产，也为了孩子的健康，孕前体重正常的女性孕期体重的理想增加量是11.5～16.0 kg（当然啦，具体的体重理想增长量与孕前 BMI 有一定关系）。大部分碳酸饮料的含糖量很高，摄入大量糖容易导致孕期体重控制欠佳。随着孕龄的增长，胃部会受到子宫的挤压，碳酸饮料会导致胃胀，从而增加孕期不适。

哺乳期：不推荐 产后随着子宫的缩小，胃肠道内的血流量逐渐增加。饮用过多碳酸饮料，尤其是冰镇的碳酸饮料，会加重对胃肠道的刺激，甚至可能会导致腹泻。同样，大部分碳酸饮料由于含糖量过高，会影响产后女性的血糖以及进食量，进而影响泌乳量，不利于孩子吸吮。

如果一定要喝的话，尽量选择无糖饮料。

功能饮料

这种饮料通常适合高强度、高负荷工作或运动的人群饮用，不推荐孕期和哺乳期女性饮用。分娩时，产妇会消耗大量的能量、水分、电解质，这个时候更适合选择运动饮料，重点补充电解质和水。

乳制饮料

酸奶、牛奶在孕期和哺乳期都可以饮用，而且在一定程度上是有益的——增加了蛋白质的摄入量，还在一定程度上补充了身体所需的钙。

但是，有的酸奶的含糖量也很高，因为厂家为了让酸奶的口感更容易被接受，往往会在其中添加更多的糖。所以，不管你是否已经怀孕，即便酸奶好喝，也要注意适量摄入。特别是有妊娠期糖尿病或未怀孕前就有糖尿病的孕妇，选择无糖酸奶很有必要。无糖酸奶的口感会差一些，不过每个人的口味不一样，依据个人喜好来选择即可。

此外，一定要注意保质期。对于开封了的乳制饮料，要么及时喝完，要么及时丢掉。因为乳制饮料是很好的培养基，如果饮用了放置时间过长的乳制饮料，可能会导致肠道感染。

下午茶

这里泛指饮品店里的奶茶、勾兑果汁等，均不推荐在孕期、哺乳期饮用，因为其中含有大量糖、添加剂，即使在平时，也不推荐长期大量饮用……但是偶尔喝一两次，不会有太大问题，不要贪杯就行。

茶

近些年也有不少相关研究，有的说浓茶跟某些肠道疾病的发病率升高有关，有的说喝茶可以降低心脏病的发病风险……总之，研究一直在继续，但甭管其结果是怎样的，依据个人喜好适量饮茶从目前来看都是没问题的。所以，若你喜欢喝茶，没人拦你，你可以适量喝，至少喝茶可以让你心情愉快。

啰唆了这么多，其实中心思想就一个——抛开剂量谈毒性，都是"耍流氓"。就像最后不推荐的这几类饮料，你如果实在馋了，喝一杯解解馋也是可以的，这点儿自由你还是有的，而且一杯不足以诱发不良后果。

可不可以运动

临床上会建议孕妇适当做一些运动。如果怀孕前不运动的话，那么至少怀孕后要适当运动一下，因为从整体上来讲，适当运动可以调整全身的状态。

你应该看到过很多女明星产后没多久就出门跑通告、上节目吧？你会惊叹于她们怎么那么快就恢复了原先的身材吧？其实她们之所以能那么快恢复身材，除了跟她们在孕期的饮食控制相关之外，还有很重要的一个原因就是孕期保持一定频率的运动。虽然咱们不要求每个人都这样，但适当运动还是有必要的，至少运动还是有不少好处的。

孕期运动的好处

促进新陈代谢

从整体上来讲，孕期的运动量是较少的，孕妇的身体处于一个特殊时期，加上胎儿不断长大，子宫越来越大，胃、肠道、膀胱、输尿管等长期处于压迫状态，于胃肠道来讲，会导致消化不良和便秘；于泌尿系统来讲，会导致尿频、尿急或排尿困难。适当运动，调整饮食习惯，保证水的摄入量，可以有效预防和改善上述这些情况；同时，还可以促进血液循环，缓解孕期腰酸背痛等症状。

预防并发症

讲到这里可能就要严肃一些了，通常医生会建议有习惯性流产史的孕妇采取卧床保胎的策略，但并不是让所有孕妇都卧床。就算孕妇出现了一些小问题，医生也只建议她避免剧烈运动，注意，并不是完全禁止活动，孕妇仍然要适当地动一下。完全卧床的风险主要有静脉血栓和糖尿病。高凝状态下长期卧床，就是在为静脉血栓创造条件；孕妇只吃不动的话，体重必然会有增无减，糖尿病的发生率也会提高。预防这些并发症的办法真的很简单，那就是——动起来！

促进胎儿发育及有助于自然分娩

这部分可能还存在一定的争议。这里简单说一下，对于正常孕妇来讲，适当运动可以增加胎儿的血氧供给，同时可以刺激胎儿，从某种程度上来讲可以促进胎儿神经系统的发育。但如果是存在危险因素的孕妇，那可能就要三思了（这部分放到后面单独讲）。关于运动对于自然分娩的作用，请注意我用的词是"有助于"，意思是说自然分娩需要在胎儿、产力、产道三者都处于良好状态的情况下才能成功，其中任何一个出问题都可能导致自然分娩不能正常进行。运动主要可以作用于产力这个条件，科学合理地锻炼盆底肌群和腹肌有助于自然分娩。但运动并不能保证孕妇可以自然分娩，可以自然分娩的前提是孕妇符合自然分娩的条件。

可以做哪些运动

不推荐孕妇做过多的运动，适当运动就好。孕早期的3个月内，建议孕妇尽量不要做过多的运动，尽量避免大幅度的拉伸或牵拉运动，因为这个时期胎盘还不稳定，过多的运动和大幅度的拉伸或牵拉运动可能会使孕妇不适，甚至流产。另外，临近预产期时，也要适当减少运动量。

但还是要提醒各位，选择合适的项目很重要，尽量不要挑战之前就没有挑战过的项目。有一部分孕妇喜欢出去旅游散心，但是希望你选择一些相对安全的地方。有一次我去爬山，途中看到一位非要登顶的孕妇，我本能地盯了她一路，生怕她出现什么突发症状。你说，这真要出了什么问题，可怎么处理啊……

还有爬楼梯这种运动项目。很多人觉得爬楼梯有助于分娩，其实老六并不是很推荐这种运动项目，因为孕期身体重心前移，孕妇行动起来容易不稳当，爬楼梯的时候更是如此。而且孕期体重的增加在无形中也增加了膝盖的负担，这无疑也会给孕妇带来额外的风险。

当然，也有一些女性平时就会进行一些力量训练，她们也很在意孕期还能不能继续进行力量训练。其实这种力量训练还是可以进行的，只不过孕期力量训练的目的是维持原有的力量，并不是增强力量，所以无论是频率还是负重，其实都应该维持在原有水平或结合身体情况做适当调整，在身体不适的情况下不要硬扛，量力而行。

接下来推荐几款不错的运动项目。

散步

无论是孕期还是产后，都推荐散步，因为它简单易行。推荐孕妇去公园、树林等氧含量高的地方走走。在身体允许的情况下也可以尝试快走，以走到微微出汗为宜，不要过量运动。如果选择单纯散步的话，可以适当延长活动时间，一般建议至少1小时，但具体要视实际情况而定。

这里需要简单提醒一下孕中期和孕晚期的孕妇。由于逐渐变大的肚子会挡住部分视线，有时候孕妇很难及时注意到脚下的东西。如果路上有什么障碍物、小水坑、小台阶等，孕妇很可能会被绊倒，所以需要格外小心。如果有条件的话，孕妇最好在家人的陪同下出去散步。当然，最好还是选择在平坦开阔的场地散步。

游泳

游泳的时候，全身上下都处于温暖安逸的水环境里。放松全身的同时，也可以锻炼全身的肌肉，增强其协调性。如果要去游泳的话，尽量错峰去，同时还要注意水体清洁问题。有很多不正规的泳池的水体清洁不到位，很容易造成阴道、眼睛、鼻腔等处黏膜的感染或损伤；池底或台阶等地方也很容易因藏污纳垢而变得更滑，更容易让人摔倒。

所以，孕妇可以游泳，但一定要选择卫生、安全的场地。同时，也建议在家人的陪同下游泳，时间也建议在1小时左右。

此外，有些人还可以选择瑜伽等运动，但要在专业人员的指导下进行。这里就不展开了。

哪些孕妇不适合运动

事情总是有两面性的，在鼓励孕妇动起来的同时，的确有一部分孕妇是不适合按照上面的方式运动的。不适合运动的孕妇主要有两类。

身体状况不良的孕妇

孕妇若有贫血、外伤、骨折、营养不良等情况，是不适合运动的，因为运动带来的弊远远大于利。

合并基础疾病的孕妇

这里主要指存在心肺及循环功能障碍的孕妇，如患有心脏病、高血压，以及哮喘等肺部疾病的孕妇；有神经内分泌系统障碍的孕妇，如患有控制不良的1型糖尿病、癫痫、甲亢等疾病的孕妇。这类孕妇都是不适合运动的，但是这不代表她们就完全不能动。

好了，关于孕期运动方面的建议就这些了。哦，对了，去运动的时候记得随身带水或运动饮料，时刻补充水分。唉，我就是有这操心的命，还有这唠叨的嘴……请见谅。

要不要穿防辐射服

要说人们对辐射的恐惧根源，科幻电影必须背这个锅。电影里的怪物总要有个合理的出处，人们首先想到的就是辐射。是的，1895年伦琴发现X线的时候，我们只看到了他妻子那只戴了戒指的手。很快，人们就发现了与X线相关的皮肤疾病，还渐渐注意到辐射对人体的伤害。

自此，人们对辐射有了根深蒂固的偏见，觉得它一定会对人体造成伤害，而且这种伤害不容忽略、不可逆转……这个时候，一小部分人嗅到了商机，开始宣传生活中存在的各种辐射，让人们觉得自己每天都在接受着巨大的辐射量。是不是该找点儿什么东西来保护一下自己呢？更加重要的是，千万不能让孩子受到辐射啊！这可怎么办？

嗒嗒——（哆啦A梦从口袋里掏出一条丑不拉几的裙子……）孕——妇——防——辐——射——服！

辐射的种类

等一下，先不着急说这条丑裙子，我们首先来了解一下辐射的类型。

电离辐射

我们常常在医院见到的X线、CT、PET-CT等检查所用的射线以及一些放射性元素或材料产生的辐射都属于电离辐射。之所以称之为电离辐射，是因为它们通过电离原子来破坏细胞结构的稳定性，从而导致细胞损伤或死亡。电离辐射还会不同程度地影响DNA的结构，因此会对遗传造成影响，但是影响程度需要达到一定的累积量，才会导致异常情况。如X线检查，单次产生的辐射量为0.00007 rad，做71429次总辐射量才能超过5 rad这个最低标准；腹部CT检查，单次产生的辐射量为2.6 rad，做2次总辐射量就超标了。

哦，对了，B超检查和MRI利用的分别是超声波和磁场，因此它们跟辐射没有一点儿关系。

此外，还有一些放射性物质，也会产生电离辐射。但是这类物质我们在日常生活中很难接触到。如果接触到了，那就说明发生了很重大的事故。

非电离辐射

这种辐射主要出现在生活里，从红外线到自然光，再到无线电波，都会产生非电离辐射。无线网、电脑、手机、打印机、电视、微波炉、浴霸、收音机、烤箱、电吹风等产生的辐射也属于非电离辐射。既然这种辐射是非电离辐射，就说明其不会破坏细胞，也不会影响DNA，基本上是一种无害的辐射。这种辐射通常会产生热量，可这点儿热量甚至还不够让冬天里的脚趾头暖和起来。当然，它们到处都有，且不会造成明显的伤害，所以我们无须去防这种辐射。

理性看待防辐射服

现在，可以揭开孕妇防辐射服的面具了。它是由混编了一些金属丝的布料制成的，这些金属丝能够抵御非电离辐射。了解上述知识后，我们不难发现根本不用抵御非电离辐射，同时，这些金属丝也根本抵御不了那些真正有害的电离辐射。要想抵御电离辐射，还得依靠那种1 cm厚的铅衣或专业的防辐射服。

其实很多人都知道我讲的这些道理，但还是愿意去购买一件防辐射服，其目的甚至都不是真正防御辐射，只是希望在地铁或公交车上时有人能看出自己怀孕了，并给自己主动让个座。如果从这方面来讲的话，的确很难说防辐射服真的一点儿用都没有。

可不可以用手机

不绕弯子，直接看结论：备孕期、孕期、产后都可以正常使用手机，这对大人和孩子都不会有什么影响。但是如果过度使用或使用习惯不好，无论何时都可能影响健康。

好了，我来给大家详细讲讲。

手机有辐射吗

前面我们已经讲了，手机不会产生电离辐射。手机即使全功率、满负荷地工作，也不会产生对身体有害的电离辐射。它顶多发热、费电……

现在，我们来做几道判断题。

手机信号越差，辐射越强。　　　　　　　　（　　）

手机电量越少，辐射越强。　　　　　　　　（　　）

手机用得越久，辐射越强。　　　　　　　　（　　）

手机边充电边用时，辐射较强。　　　　　　（　　）

手机放耳边接听会让人受到辐射。 （ ）

答案全部都是：错。

是不是有人要问：老六，你的意思是可以长时间使用手机吗？错！

手机虽然不会产生电离辐射，但是并不能长时间使用，毕竟除了辐射，手机还会引发其他问题，并且这些问题大家都会遇到，无论男女老少。

手机引发的一系列问题

伤眼

尽量不要躺着看手机，眼睛与屏幕间的最佳距离是 30 cm，注意调节屏幕亮度，屏幕不宜过亮或过暗。不要长时间盯着屏幕看，这会让你忘记眨眼睛，患上眼干燥症，严重的话你还得去医院就诊。

伤手

腱鞘炎，你应该不陌生吧？拇指腱鞘炎是一种长时间使用拇指导致拇指腱鞘出现炎症、肿胀、疼痛、功能障碍的疾病。如果不是因为数钱数到手抽筋，那么多半是因为疯狂用手机。尤其是在玩游戏的时候，你很容易废寝忘食。

伤脖子

长时间低头的后果是肩颈部劳损。当我们站直时，脖子只需承担脑袋的重量，但是低头看手机相当于在脖子上压了重物，脖子弯下45°相当于脖子负重22 kg。

总之，希望大家科学有度地使用手机。使用期间如果出现明显不适，就要尽快放下手机。

毕竟你的世界里除了手机，还有其他很多美好的事物。

打印机
可不可以用

坦率地讲，为了研究这件事，我专门去学习了常见打印机的类型和工作原理。你也知道，这是老六一贯的做事方式。这也是为什么我既拿得起手术刀，也玩得转双节棍；既懂得修理挖掘机，又会花式挑选卫生巾。从口红色号到秋裤攻略，老六的学识真是深不可测、一言难尽……

打印机的类型

言归正传，打印机都有哪些类型？据我了解，目前常用的打印机分为激光打印机、喷墨打印机、针刺打印机三种。这三种打印机的基本用途有重叠，但又各有不同。

激光打印机

激光打印机基本上在企业办公室、政府部门等机构里具有垄断地位，用过的人都知道在它运行时会有绿色或白色的亮光闪过……

对于这一点，相信大家也不陌生，上学的时候肯定有人帮你打印过各种学习资料。估计每个白领都曾看着这一闪而过的激光畅想北上广深的生活。

喷墨打印机

喷墨打印机主要是为彩色打印的需求而设计的。过去可能只能打印出三种颜色，顶多只能打印出小霸王学习机的图像。之后喷墨打印机的技术不断更新，甚至大大突破了传统CMYK的局限，直接取代了照相馆的冲印业务，导致柯达公司破产了（题外话）。

针刺打印机

对于这种打印机，估计创业公司的老板最清楚，因为它的噪声巨大，打印速度巨慢。之所以它还在出售，主要是因为它可以打印发票，这对创业公司来说别提有多重要了。

当然，我们这里的重点不是教大家怎样选购打印机，而是告诉大家在我们身边的这些方方正正的、灰了吧唧的大匣子到底会不会侵蚀我们的生命。

一股怪味

是的，没错，使用某些打印机时，我们会闻到一股怪味。我们接触最多的是激光打印机，而这种怪味就来自激光打印机产生的臭氧。

激光打印机中的激光元件通过扫描硒鼓在硒鼓表面形成高压静电，借此来吸附墨粉，但是高压静电会电离氧气，形成臭氧。臭氧再跟空气中的氮气混合，形成氮氧化物。这些气体混合在一起，弥漫在打印机周围。都不用我跟你讲，你就能脑补出那种气味。

虽然一次打印所产生的臭氧量几乎可以忽略不计，而且极低浓度的臭氧对呼吸系统有刺激和兴奋的作用，但是臭氧会在长期密不透风的环境里慢慢积聚，随着其浓度的升高，该环境中的人会逐渐出现头晕、恶心、胸闷憋气、眼部及咽喉不适等症状，严重的还会出现中毒性水肿或神经系统方面的问题。

想想看，如果你的工位距离打印机比较近，那么基本上每天你都被臭氧和氮氧化物包围着。虽然目前还没有什么证据可以证明这些被污染的空气跟不良妊娠结局相关，但是有研究指出它们与男性精子质量下降有一定关系。

一阵热风

没错，使用某些打印机时，我们还会感觉到有热风吹出来。三种打印机中，只有针刺打印机不会用到热转印技术。其他两种打印机都会在打印过程中产生多余的热量，并通过风扇散热，于是就有热风吹到我们脸上。

这一吹就吹出问题来了。臭氧等气体被吹出来了，墨盒、硒鼓中的粉尘颗粒也被吹出来了。打印机长时间连续运行过程中特别容易产生大量的粉尘，而这些粉尘是比PM2.5还要小的颗粒。为了努力规避这个问题，很多产品在不断更新迭代，但是长时间连续运行的打印机周围还是会出现大量的粉尘。

研究人员发现，打印机长时间连续运行后房间里的微颗粒浓度比之前高了5倍之多，快要赶上机场吸烟室里的微颗粒浓度了。

总之，在这样的环境里长期工作，我们的身体健康真的可能会受影响，轻者咽喉肿痛、呼吸不畅，重者患上肺部疾病、心血管疾病等。当然，如果孕妇长时间在这样的环境里工作和生活的话，其自身和胎儿的健康一样会受到影响，严重的可能会早产或出现胎儿畸形。

如何解决

第一，关于臭氧和粉尘问题的处理办法很简单，应该将打印机集中放在距离员工较远，同时具有良好通风换气能力的空间中。这里要批评下那些无视打印机安装说明书的公司。其实生产厂家对安装打印机的位置是有明确建议的。

第二，选择打印机时，尽量选择信得过的品牌。购买打印机耗材时尽量选择正规厂家的产品，不要学习不正规的打印店那种为图省钱自己灌墨粉的行为，那真是害人害己。

第三，避免长时间连续使用打印机，毕竟废气和其他污染物的扩散也需要时间，不然就会像蓄水池一样，10根水管灌水，1

根水管放水，到头来蓄水池里的水反而越来越多。

好了，关于打印机就讲到这里了。危害客观存在，但我们也不是无计可施，只要规范使用，就可以有效规避风险。这才是科普的意义。

也希望各个用人单位可以切实做好这方面的工作，保护员工的健康。

如何远离甲醛

首先，咱们来看看甲醛的来源。

众所周知，房子里的甲醛主要来源于室内装潢材料和家具。其实老六家原本就是搞室内装潢的，我的父母几乎一辈子都在跟这些事情打交道，我们全家自然也就一直在关注甲醛的相关信息。受我的影响，我的父母也经常会跟身边的人科普甲醛的知识。

甲醛主要来自市面上的各种人造板材，不管是颗粒板、密度板，还是复合板，它们都需要用到氨基树脂黏合剂（原材料包含甲醛、尿素等）。我们可以将这种黏合剂理解为胶水。我们靠这种胶水把分散的材料加工成板材，而这种胶水会缓慢地释放出甲醛。甲醛释放速度受环境温度影响，环境温度越高，甲醛释放得越快……有研究表明，一些板材在使用10～20年之后，还会不断释放出甲醛等有害气体。

除了这些人造板材外，还有一些家用物品也含有甲醛，如地毯、箱包、皮鞋、消毒剂、洁厕剂等。就连我们吃的食物中也有甲醛，因为甲醛在自然界中是一种代谢产物，以低浓度存在于大多数生物体内，如每千克梨含甲醛60 mg，每千克猪肉含甲醛20 mg。但人类每天通过食物摄入的甲醛只有1.5～14 mg，剂量极低。

甲醛对孕妇的影响

有研究表明，甲醛污染可能会使孕妇发生自然流产。同时，孕妇暴露于高甲醛浓度下，会提高低体重儿的发生率。孕早期的3个月暴露风险最高，这一时期的状况可影响之后胎儿的发育。目前推测这可能与甲醛会导致胚胎发育过程中染色体异常有关。

顺便把哺乳的问题也讲一讲。美国疾病控制中心认为，大多数情况下甲醛和苯不会进入母乳，所以在这方面孕妇不用担心孩子，担心自己就可以了。

强调一下，甲醛是一级致癌物，任何时候我们都不能对它掉以轻心。与此同时，其他有害物质，如甲苯、二甲苯、苯乙烯等也不容忽视。

如何减少甲醛伤害

如果你刚好打算装修房子，那么老六恭喜你，你可以从源头上减少甲醛伤害，因为你可以尽量选择E1或E0级（这是公认的甲醛释放限量等级的环保标准。虽然它们并不是100%不含甲醛，但至少我们可以买到甲醛含量尽量低的）的板材和家具。同时，对于一些表面裸露的板材，建议用专用的木材漆对其表面进行封闭，减少甲醛的释放量。

　　看到这里，可能有很多人直接就发火了……哪儿有钱买房子啊！我的房子是租的！是的，很多年轻人可能住在简易装修的出租房里，同时在刚刚装修完的公司里工作……几乎可以说她们每天都"泡"在甲醛里，这该怎么办？

　　下面将告诉大家怎样才能尽量减少甲醛伤害的方法。

菠萝皮、柚子皮、茶叶包、咖啡渣等都没用

　　这些东西没有什么吸附能力，只是有比较明显的味道，掩盖了甲醛等的气味。用这些东西除甲醛基本属于自欺欺人的行为。

用绿色植物除甲醛也不太可靠

　　只能勉强说这些绿色植物可以在这样的环境里坚强地活下去，但这并不代表它们能吸收多少甲醛，其实它们活得也很艰难。在大楼里摆上万盆绿色植物只能给你带来心理安慰，因为它们假装在吸甲醛……当然，你要是在家里搞出了一片森林，那就另说了。

具有吸附作用的活性炭收效甚微

　　其主要原因就是效率低，而且成本高，因为那点儿活性炭是有吸附饱和度的。一段时间后你就得将它们换掉，不然它们就是摆设。所以，住在刚刚装修完或甲醛明显超标的房子里时，使用活性炭等吸附材料的意义不大。当然，你可以考虑采用空气净化

器+活性炭滤芯的方法。这种方法的效果还是不错的，只不过其性价比不高，因为你要定期更换空气净化器里的滤芯，这在无形中又增加了成本。

真正管用的是通风换气

注意，可不只是打开窗户那么简单。甲醛的释放速度与环境温度相关，环境温度越高，甲醛释放得越快、越多。你可以趁着甲醛疯狂释放的时候（尤其是在夏天），趁其不备将一个直径为12寸（约30厘米）的工业级落地抽风机（市场价为200~400元，当然，若你家房子足够大的话，你可以买更大尺寸的）放在屋里，将管道接至窗外，让它把室内含有甲醛等有害气体的空气顺着管道排到室外，每天抽上十几小时，连续抽上十天半个月……算上电费，基本上500元以内就可以搞定。不开玩笑，事实证明这种方法的效果绝对可以。

我要不是在搞科普，肯定直接去卖抽风机了。

当然，近些年也出现了很多专门除甲醛的公司或机构。你如果对上面这些方法都不放心的话，可以选择更加专业的除甲醛公司或机构去帮你解决问题。虽然费用会比自己折腾高不少，但专业的就是专业的。

希望这部分内容对你有帮助。

可不可以用药

有时候用药这个问题会变成一次家庭纷争的导火索。尤其是对孕妇而言，用药需格外小心。因此，有一些相关的知识储备就显得尤为重要。

看怀孕的时期

在开始之前，老六想先给各位讲讲药物有可能对胚胎或胎儿造成不良影响的原理和时期。主要分三个时期进行讨论。

围着床期

从精子和卵子结合到受精卵着床的2周，也称为"全或无"时期。此时受精卵会进行细胞分裂，形成外细胞团和内细胞团。药物暴露会破坏大量细胞，通常会引起胚胎死亡。如果只有一些细胞受损，那么可通过细胞分裂予以弥补。用通俗的话来说，在这个时候用药，结果要么是胚胎无法继续生长，早早结束使命，要么是胚胎可以正常长大且不受什么影响。

胚胎期

即孕3～8周。该阶段的主要任务是完成重要器官的发育，可想而知，这个阶段是出现结构畸形的关键期。若在这个时期暴露于致畸药物下，胚胎很可能出现相关系统或器官畸形。

胎儿期

即孕9周至足月。这个时期对胎儿的功能发育很重要，所以严格的产前检查是很有必要的。

看药物的类型

孕期使用药物的问题早就不是一个小问题了。很多人都会面临这样的问题，所以目前已经有了比较明确的药物分级，即美国食品药品监督管理局（FDA）根据药物在治疗过程中的潜在益处（利）和对孕妇及胎儿的不良影响（弊）提出的用来指导药物治疗的分级系统。药物一共分为A、B、C、D、X这五类（危险性等级逐类上升）。

A类 人类对照研究已经证实这类药物对胎儿无不良影响。此类药物包括多种维生素或产前维生素，但不包括大剂量维生素。

B类 动物研究表明这类药物对动物胎儿无不良影响，但目前没有孕妇对照研究；或动物研究表明这类药物有副作用，但这一结论未得到人类相关研究的证实，孕早期女性的对照组并不足以肯定其副作用。常用的此类药物有青霉素、头孢菌素类、甲硝唑、红霉素、克霉唑、制霉菌素、氯苯那敏、胰岛素、地高辛等。

C类 这类药物没有充分的相关动物或人类研究；或动物研究表明这类药物对动物胎儿有不良影响，但尚无人类的相关研究资料。此类药物只有在确定其对孕妇的好处大于对胎儿的危害之后方可应用。此类药物有阿托品、肾上腺素、多巴胺、阿司匹林、纳洛酮、地塞米松、呋塞米等。

D类 已证实此类药物会对胎儿造成不良影响，但是使用此类药物的益处超过其危险性。此类药物应在孕妇受到死亡威胁或患有严重的疾病，且使用其他安全药物无效时应用。此类药物包括新霉素、链霉素、四环素、抗肿瘤药、卡马西平、苯妥英钠、乙醇、雌二醇、孕激素类。

X类 已证实此类药物对胎儿造成的不良影响超过了其任何益处。已怀孕或即将怀孕的女性禁用此类药物。此类药物有己烯雌酚、血管紧张素转化酶抑制剂（ACEI）类降压药。

实际上，老六要告诉各位的是：虽然我们的医学如此昌明，但是这些会导致胎儿畸形的药物以及相关证据都是我们在长久的历史中积累下来的财富，也正因为这样，我们的知识才一直在更新。如我们常常提到的甲硝唑，它可以导致啮齿类动物畸形，但是人类长期积累的经验以及大量的临床资料证实，在有明确使用指征的情况下使用甲硝唑不会增加胎儿畸形的风险，所以现在它被归为B类药物了，之前它可是被放在危险性更高的级别里的。

再举个例子。两项Meta分析发现，怀孕前暴露于口服避孕药3个月与胎儿普通畸形或外生殖器畸形无关，但最好在怀孕前停服避孕药3个月。这个知识点涉及很多月经不调及多囊卵巢综合征患者常常面临的一个问题。因为她们平时需要使用短效避孕药来调整月经周期，所以什么时候停药、什么时候备孕就变得模棱两可。现在有明确的答案了，一般在停药后的2个月内完成各项孕前检查，情况理想的话第三个月就可以备孕了。

当然，还有一些药物会根据孕期的不同阶段被划分在不同的危险性等级里。这一点需要专门拿出来讲讲。解热镇痛药如吲哚苏辛、布洛芬等在孕32周前属于B类药物，但在孕32周后使用，可导致胎儿动脉导管狭窄或早闭，甚至导致胎死宫内，故孕32周后孕妇禁用这类药物。磺胺类药物、呋喃类药物在孕早期和孕中期也属于B类药物，但在孕晚期应用，可引起胎儿溶血及黄疸，所以也要谨慎使用。

还要提醒你注意那些会导致胎儿畸形的药物。这类药物主要包括血管紧张素转化酶抑制剂、乙醇、氨基蝶呤、雄激素、白消安、卡马西平、氯丙嗪、香豆素、环磷酰胺、丹那唑、异维A酸、锂、甲巯咪唑、青霉胺、苯妥英钠、四环素、三甲双酮、放射碘、丙戊酸等。

接下来，老六要跟你说在咨询医生前事先应该了解的一些信息，即"不能空着手来"。你需要明确记录自己在什么时间用了什么药，用了多少，同时需要明确自己怀孕的时间等。医生会根据这些信息来评估用药的风险及对胎儿的影响。

此外，我们也能在药物的说明书上看到孕妇慎用、忌用或禁用的字样。慎用、忌用、禁用这三者有什么区别呢？

慎用　在医生的指导下，在小心谨慎、细心观察的情况下可以使用。一旦出现不良反应，应立刻停药。也就是说，慎用不等于不能使用。

忌用　避免使用或最好不用。

禁用　绝对禁止使用。

总之，不必谈"药"色变，孕期患病且需要用药时就应该用药，能单独用药就避免联合用药，能用比较可靠的老药就不用比较新的药物，在孕早期的3个月内尽量避免服用药物。但实际用药时要根据怀孕的时期、病情、胎儿的情况等一系列个体真实信息综合判断，权衡利弊。

所以，老六再次声明：不结合患者的具体情况谈用药，就是"耍流氓"。如果事关用药，你就一定要接受专业医生的针对性指导。

要不要保胎

开始之前咱们先来看两个故事。

小王，本来秉承顺其自然的心态备孕，备孕3个月之后仍未如愿，开始焦虑、紧张。在这种状况下小王怀孕了。为了告知别人自己真的怀孕了，她把孕酮和hCG的检查结果发布在社交平台上，等待亲朋好友发来祝福……几个闺蜜神色凝重地跑来跟她讲孕酮可能有点儿低，她需要保胎……从此小王走上了保胎路。

小赵，好不容易怀孕了。她对怀孕这件事格外重视，事先通过网络恶补了大量知识，甚至在还没怀孕之前，就开始为身边的姐妹解答问题了。现在她自己怀孕了，受到了身边很多人的关注。她多次去医院就诊，结果都提示孕酮偏低，但是胎心、胎芽都有。她多次要求医生给她开孕酮以保胎，但医生都说胎儿没问题，她不需要保胎。于是她往返于多家医院，希望可以拿到她心中的"保胎神药"——孕酮，结果她在从一家医院到另外一家医院的路上因车祸而流产了……

这样的故事太多了，结局往往触目惊心，所以这次咱们来聊聊一直有争议的保胎问题。

孕酮和hCG是什么

我们先来厘清这两者的关系。胚胎发育产生hCG，然后hCG刺激卵巢产生孕酮。将这句话反过来说就是孕酮和hCG分泌不足，有可能是因为胚胎本身发育不正常。也就是说胎停育或自然流产的根本原因是胚胎发育不良，而不是孕酮和hCG水平偏低，孕酮和hCG水平偏低充其量只能算是胎停育或自然流产的一个结果。

hCG水平可以更加直接地反映胚胎的发育情况，所以医生更在意的是hCG水平的翻倍情况。一般hCG水平会在约48小时内翻一倍，如果翻倍不理想就需要考虑宫外孕或胚胎发育不良等情况。而真正由孕酮偏低引起的流产大概都不到5%。把这么小的概率放在自己身上来考虑问题显然是不理智的，因为这5%的概率就100%用孕酮保胎，这恐怕也是医学的失败吧？

流产和胎停育跟孕酮水平偏低有关吗

这个问题在前面已经解释得很清楚了。孕酮水平偏低只是流产和胎停育的结果，不是真正的罪魁祸首。

业界有不少这方面的研究，其中比较重要的一组数据如下：在孕早期怀疑先兆流产的孕妇中，85%左右的孕妇的孕酮水平偏低，15%左右的孕妇的孕酮水平是正常的。你看，不是所有流产的人的孕酮水平都会偏低，当然也不是所有孕酮水平偏低的人都会流产，哪怕是上面那群既怀疑先兆流产又出现孕酮水平偏低的孕妇当中，还有10%左右的孕妇检查后发现体内的胎儿好着呢！

你看看，孕酮在这其中明明就是个"搅局者"嘛！流产跟它关系不大。抛开孕酮不谈，反而好办多了，所以孕酮水平偏低时更要在意是否有先兆流产的症状。

孕酮水平低时要不要补充孕酮

世界卫生组织对此的看法是：孕酮治疗对于预防孕早期和孕中期的流产是没有任何作用的。

实在没有什么真实可信的数据可以表明使用孕酮能降低流产的发生率。那使用孕酮会不会有害呢？

有医生认为孕酮会增加胎盘钙化的风险，同时会造成分娩过程中的胎盘剥离困难（这意味着大出血的风险大大增加了）。还有医生说过早、过量使用激素可能会对胎儿造成影响。不过从整体而言，上面这些说法也没有太多可信的证据支持，所以就算你在看到这篇文章之前已经使用了孕酮，也没有必要担心。

有不少人说自己就是用孕酮保胎成功的，我分析有两种可能：①真正使用孕酮保胎成功的概率不到5%；②之所以有那么多保胎成功的，是因为其胎儿本身就好好的，根本就不用保。

综上，胚胎好，保不保都能好；胚胎不好，保了也大概率没有意义。

要不要数胎动

数胎动是需要的。不过在孕期修炼的各项技能中，数胎动可谓武林绝学，过来人无法言传身教，以至于孕妇本人在第一次感觉到胎动时常常会惊呼神奇。

胎动带来的感觉到底是怎样的，究竟有多奇妙？有人说像小鱼吐泡泡，有人说像打嗝，有人说像电动小马达……由于性别所限，我这一辈子是不太可能体验到胎动了，但还是很有必要聊聊数胎动的。

为什么要数胎动

到目前为止，在各种对胎儿宫内状况进行监测的方式中，数胎动依然是最简单、最经济的。这种母子间的交流方式可以帮助母亲注意到孩子的每一个动作。从有胎动的那一刻开始，就注定了母亲将用其一生的时间关注孩子的一举一动。数胎动看似简单，可实践起来并不容易。说到具体的操作方法，很多孕妇一问三不知，我这就给大家答疑解惑。

说到底，胎动也是一种身体语言（body language）。你想啊，胎儿没手机，没法儿给母亲发微信，更别提发语音了。那胎儿靠什么跟母亲沟通呢？只能靠身体了嘛！你动一动我，我动一动你……简单来讲，胎动能够最为直接地反映胎儿的情况。

如果胎儿在宫内缺氧，胎动就会减少，我们可以通过数胎动及时发现问题并通过进一步检查（包括电子胎心监护或胎儿B超生物物理评分）加以确认。

胎动刚出现时，时有时无，隐隐约约的，没有规律性。一般在孕24周之后出现有明显规律性的胎动。到这个时候，孕妇才真正可以开始"数"胎动，在此之前只能说"有"胎动。从国外的情况来看，很多文献建议从孕26～32周开始数胎动，但我们并不推荐过早数胎动，因为数胎动的目的在于及时发现胎儿缺氧并实施救治。从医生的角度来讲，我们希望一旦发现胎儿缺氧，就可以立即通过剖宫产术取出胎儿并将其救活。受当前条件的限制，又不能完全照搬国外的建议，因此我们建议从孕30～32周开始数胎动。

数胎动的方法

研究显示，健康胎儿的睡眠周期一般为45～60分钟，通常情况下，最短20分钟左右，最长也不会超过90分钟。根据这一事实，专家们普遍认可并推荐的正常胎动标准是2小时内胎动次数达6～10次。一旦胎动次数少于6次，孕妇就需要做进一步检查（包括电子胎心监护或胎儿B超生物物理评分）。注意，如果胎动比较频繁，2小时内胎动次数超过10次，那么孕妇就没有必要继续数下去，也需要去医院做胎心监护。

有时候，有些胎儿会连续活动，而且活动的时间会比较长，但不管时间多久，都只能算一次胎动。只有胎儿先停止活动，数分钟之后再活动，才能算另外一次胎动。孕妇多半比较焦虑，尤其是首次怀孕的孕妇。其实没必要在细节上较劲，数胎动本身就是一种粗略判断胎儿状况的方法，我们只要了解大体趋势就行。

虽然我们建议大多数孕妇要数胎动，但这不是强制性要求。不过，我们强烈建议具有胎儿缺氧高危因素的孕妇数胎动。对于有（包括但不限于）脐带绕颈、胎盘早剥、脐带断裂、脐带打结等情况的孕妇，建议每天数胎动。对于健康的孕妇，如果每天胎动都很明显、很频繁，就不需要每天数胎动。假如孕晚期感觉胎动次数减少了，推荐每天早、中、晚各拿出1小时认真数胎动。

好了，这部分就讲到这里。

可不可以接种疫苗

疫苗本身是用来预防疾病的，但是如果用的时间不合适，就有可能引起我们不愿意看到的问题，如孕期接种疫苗就尤其需要注意。大多数孕妇在怀孕之前认为不一定会遇到相关的问题，不过等到出现问题时就没有那么多时间留给你思考了，所以老六觉得提前给各位准备好这部分知识总没有错，等你们需要的时候再来查看即可。

疫苗的种类

疫苗是指为了预防、控制传染病的发生、流行，用于人体预防接种，使人体对某种疾病有特异性免疫力的生物制品。下面简单介绍一下相应的疫苗种类。

第一类（灭活疫苗）　此类疫苗是通过选用免疫原性好的细菌、病毒、立克次体、螺旋体等，进行人工培养，再利用物理或化学方法将其杀灭而制成的。这就是我们通常所说的"死疫苗"，其缺点是无法让机体获得持久的免疫力。如果想获得持久的免疫力，则需要重复接种。如甲肝减毒灭活疫苗。

第二类（减毒活疫苗） 此类疫苗为用以人工定向变异的方法或从自然界中筛选出的毒力减弱或基本没毒的微生物制成的活疫苗。这意味着减毒活疫苗进入机体后仍具有生长、繁殖能力，能使机体经历基本等同于自然感染的过程，从而让机体获得相对较持久的免疫力。坦诚地说，这类疫苗的效果优于灭活疫苗。如卡介苗、麻疹活疫苗等。

第三类（类毒素） 细菌的外毒素经甲醛溶液处理后失去毒性，但是仍然保留免疫原性，成为类毒素。之后可将其制成吸附精制类毒素。这样的成分在机体内被缓慢吸收，能长时间刺激机体，使机体内产生较高滴度的抗体，从而增强免疫效果。如白喉类毒素、破伤风类毒素。

专业的知识你理解起来可能比较费劲，但是不要紧，因为当初我理解起来也很费劲。需要你知道的只有以下两点。

（1）第一类疫苗对孕妇来说比较安全，在孕期基本上是可以用的。在有明确指征的情况下，乙肝疫苗是比较安全的灭活疫苗，可以在孕期和哺乳期接种；某些灭活疫苗，如乙脑疫苗、百白破疫苗，可以在孕中期接种；流感疫苗，有必要的话，可以在孕期的各阶段接种。

（2）第二类疫苗基本上是不能用的，一般禁止在孕期接种，有的人接种后还需要间隔一段时间再怀孕。虽然减毒活疫苗失去了致病性，但在接种后仍然有繁殖能力和一部分毒性。平时接种减毒活疫苗后的不良反应一般非常轻微，但是在孕期接种减毒活疫苗就存在一定的风险。

一下子说了这么多，其实我了解你的想法：别整这么多没用的，我就想知道我接下来要打的疫苗该不该打。好的，老六给大家附上一张表格（表2），希望对你有帮助。整体原则我再强调一遍：孕期是禁止接种减毒活疫苗的，在利大于弊的时候可以接种灭活疫苗。

表2 孕期疫苗的应用

名称	种类	孕期应用	备注
霍乱灭活疫苗	灭活细菌疫苗	有指征时可以使用	除非有高风险，否则不用
脑膜炎球菌多糖疫苗	灭活细菌疫苗	有指征时可以使用	
甲肝灭活疫苗	灭活病毒疫苗	有指征时可以使用	安全性不确定
乙肝灭活疫苗	灭活病毒疫苗	有指征时可以使用	安全性不确定
流感灭活病毒疫苗	灭活病毒疫苗	有指征时可以使用	咨询医生
流行性乙型脑炎疫苗	灭活病毒疫苗	有指征时可以使用	除非有高风险，否则不用
脊髓灰质炎疫苗	灭活病毒疫苗	有指征时可以使用	一般情况下不用
狂犬病疫苗	灭活病毒疫苗	有指征时可以使用	
白喉破伤风疫苗	类毒素	有指征时可以使用	

名称	种类	孕期应用	备注
伤寒疫苗	活细菌疫苗	有指征时可以使用	除非有高风险，否则不用
黄热病疫苗	活细菌疫苗	有指征时可以使用	除非有高风险，否则不用
麻疹活疫苗	活病毒疫苗	禁用	
腮腺炎活病毒疫苗	活病毒疫苗	禁用	
风疹活疫苗	活病毒疫苗	禁用	
水痘活疫苗	活病毒疫苗	禁用	

孕期可以接种HPV疫苗吗

最后单独来说说HPV疫苗的问题，这也是很多人关注的问题。近些年各种HPV疫苗陆续进入国内，国产的也已经上市，这意味着更多人开始接种HPV疫苗。于是怀孕和接种HPV疫苗之间就出现了冲突，具体有以下两种情况。

（1）在接种期间，发现自己怀孕了怎么办？这涉及孩子还能不能要的问题，所以很多人都比较关心。其实目前尚未出现HPV疫苗对胎儿有影响的相关资料。因此，你如果正在接种HPV疫苗并且发现自己怀孕了，那么可以继续怀孕，但是之前没打完的就不要再打了。

（2）在孕期接种HPV疫苗可以吗？这涉及HPV疫苗的安全性。眼下没有足够的研究可以证明它对胎儿无害，所以不建议在孕期接种HPV疫苗。就算着急，也请等到生完孩子再说。

总之，接种HPV疫苗期间怀孕了的话，不用怕；孕期不建议接种HPV疫苗。

关于疫苗的内容就讲这么多，基本上常用的疫苗都提到了。希望这部分内容对你有一定的帮助。

可不可以同房

按照我一贯的严肃风格，首先要讨论的是技术上的核心问题。

先从硬件角度讲，怀孕之后虽然阴道会有一些变化，但这并不影响同房。对于有些孕妇来说，激素水平波动会导致分泌物增多，但这只会增强润滑作用，并不会造成太大问题。孕早期，宫颈也没什么变化，稳稳地托住子宫和里面的孕囊，防止父子（女）过早见面。当然，同房时不太可能侵及孩子的领地，因为父亲的努力探索一般停留在阴道后穹窿。

至于具体操作，我决定放在后面讲。在这里，我们先来讨论一下什么时候可以同房，目前达成的共识如下：避开"前三后三"。也就是说，在孕4～6月这一稳定阶段同房，风险相对较小，在其他阶段同房有较大风险，会导致流产、感染、胎膜早破、胎盘早剥、子宫破裂等。

注意，这里只谈风险大小。如果有人一定要铤而走险，那么我也拦不住。

这些顾虑有必要吗

虽然孕期有那么一段同房风险较小的时期，但是大家依然会有很多顾虑，这里统一回答一些常见的问题。

同房会不会导致流产

并不会。教科书上明确写着：对于健康的孕妇来讲，孕期同房并不受限制。此外，在近几十年的研究中，并没有出现强有力的可以证明孕期同房会导致不良妊娠结局的证据。

性高潮会不会影响胎儿

并不会。有些孕妇会在性高潮后出现愧疚感，对于这一点我们可以理解，但孕妇实在没有必要盲目担忧。女性达到性高潮的时候阴道及盆底肌群会收缩，这种感觉很像子宫收缩，所以有些孕妇误以为这样可能会导致流产。事实上，这样理解是不对的。顺便说一句，有些孕妇会在睡梦中达到性高潮，这也是无害的，不用担心。

会不会伤到孩子

并不会。其实阴道的延展性和包容度超乎你的想象，加上有里三层、外三层的保护，孩子很难被伤到。

该怎么操作

快跟大家说说实际操作吧!

好,今天我就把压箱底的硬货掏出来,跟各位分享一下。

孕12周之前

这段时间不建议同房,主要是因为着床后的受精卵其实并没有达到"根深蒂固"的状态,很容易因为剧烈活动而脱落、流产。同房属于剧烈活动,有相当一部分先兆流产与同房有直接关系。既然孕期可以同房,大家何必操之过急呢? 在这里我就不推荐什么具体姿势了……

孕12~24周

这段时间胎儿进入了稳定的发育阶段。如果一切都可控的话,那么孕妇及胎儿均不会有太大问题。需要注意的是,如果怀孕刚满3个月,你就像拿到特赦令一样放纵的话,基本等同于"耍流氓"。我再强调一遍,此时同房只是风险比较小而已。在姿势的选择上,希望大家谨记这首"诗":孕期同房要小心,姿势选择需谨慎。女上侧卧挺安全,后入其实也不错。

孕24周之后

这段时间子宫逐渐增大,像一个被慢慢吹大的气球。这个时候同房会有很大的风险，最大的风险是容易引发胎膜早破和胎盘早剥，它们都可能导致早产或死产。希望大家以安全为重。

谁不能同房

有些孕妇的确不适合同房，甚至在相对稳定的情况下也不行。比如：

（1）有多次流产史及不良孕产史。

（2）有不规则阴道出血及阴道异常排液。

（3）既往有卵巢囊肿。

（4）胎膜早破。

（5）既往做过宫颈手术，导致（或先天性的）宫颈机能不全。

（6）前置胎盘。

（7）性病。

（8）多胎。

当然，还要提醒一下：其实女性的性欲会在孕期下降。统计结果表明，在我国，70%的女性怀孕后性欲明显下降，40%左右的男性性欲也会在妻子怀孕后下降。这说明，并不是所有人在孕期都有性需求。你如果确实没有性欲，一定要学会拒绝另一半。对于孕期有性需求的朋友，希望可以正确认识孕期同房的利弊，进而做出更好的安排。

最后多说一下，其实满足性需求也不一定非要两个人，有时候自己动手也是可以的。除了前面提到的要注意时间外，还要注意清洁。把这些细节都处理好，基本上就不会有问题。

总之，希望这部分内容对你有帮助。

可不可以摸肚子

❀

孕期正常抚摸肚子是可以的。

有人说摸肚子会导致脐带绕颈，这当中存在错误的因果联系。事实上脐带绕颈的原因有很多，最常见的是脐带本身存在发育问题，如脐带太长了。而且并不是所有脐带绕颈的胎儿都一定有问题，很多时候绕颈的脐带只是像戴在脖子上的项链那样松松垮垮的。这种其实没啥问题，有可能胎儿通过继续活动自己就绕出来了。

其实脐带绕颈跟摸肚子关系不大。有人说就是因为你摸了肚子，胎儿受了刺激，才来回动，导致脐带绕颈的。说实话，胎儿本来就是一直在动的，不管你摸不摸肚子，他都会动，而且他既能动着动着让自己脐带绕颈，也能动着动着让自己绕出来。因此，别将这些完全不可控的事情跟摸肚子挂钩。

还有人说摸肚子可能会引起宫缩，这当中也存在错误的因果联系。简单来讲，宫缩应该出现的时候，不管你摸不摸肚子，宫缩都会出现；当宫缩还不该出现的时候，即使你每天都摸肚子，宫缩也不会出现。毕竟宫缩的出现也是有复杂的机制的，虽然子宫受到刺激是其中的一个因素，但这种刺激不是任何一个孕妇都能下得去手的。

咱们平时的那种抚摸或轻拍其实是不会造成什么问题的，而且这还是一种很好的跟胎儿进行互动的方式。此外，有一些研究表明，孕期隔着肚皮的轻抚或触摸可以在一定程度上缓解胎儿表现出来的焦虑和不安，尤其是在陌生环境下。

抚摸要讲究方法

具体的抚摸方法也不复杂，主要讲究的是时机和频率。

一般来讲，怀孕3个月之后就可以开始抚摸了。早了也没啥意义，因为在这之前胎儿太小了，我们也感知不到。而怀孕3个月后肚子开始慢慢隆起，我们可以按照从上到下、从左到右的顺序进行抚摸。注意，只是抚摸，可不是揉搓或挤按。这个并没有太多时间限制，不用刻意安排，想起来时摸摸就好。

至于轻拍什么的，得等胎儿再大一些，至少要在你能感觉到胎动之后。到那时你可以选择以这样的方式跟胎儿互动。尤其是在孕晚期，孕妇感觉胎儿好久不动时（有可能胎儿在睡觉，一般胎儿一次睡45~60分钟）就可以拍拍肚子，或左右推推，让胎儿苏醒过来活动活动。但是不建议在胎儿正常睡觉或休息期间进行刺激，否则会影响胎儿的作息习惯。

因此，这些互动一般是根据胎儿的作息习惯来安排的。

孕期能不能搓澡或按摩

看完前面这部分内容之后，肯定会有人问能不能搓澡或按摩，毕竟知道可以摸肚子之后，好像没之前那么害怕了。但是，也不能太放肆。

搓澡时要尽量避开肚子，因为你不知道下手的劲儿大小，很难掌握好度。你如果实在想搓一下，就自己轻轻搓一搓，别求助他人。

说起搓澡，还得提醒一下，洗澡的时候要注意避免低血糖和缺氧的情况。尤其是在孕晚期，最好有人陪着，或者别把浴室门锁死，以便遇到问题时可以得到帮助。

再来说说按摩的问题。孕期的确容易出现腰酸背痛、手脚不适、肩颈僵硬等情况，这些情况通过按摩可以得到短暂缓解，但按摩时也要尽量避开肚子。这些情况除了跟怀孕相关外，也跟我们平时保持的姿势和姿势持续时间有关，所以长久之计，还是要改善自己平时的坐姿、站姿、睡姿等。改变姿势才能从根本上解决这些问题。

好了，关于摸肚子的问题，咱们就讲到这里。

可不可以看电影

电影对胎儿最大的影响应该是声音的刺激，所以咱们先讨论一下声音。

分贝是声音强度的计量单位，分贝的大小表明了声音的强弱。不同强度的声音对人体的影响是不一样的。具体参见表3。

表3 声音强度及人体感受或影响

声音强度	举例	人体感受或影响
1分贝	能听到的最小声音	安静
15分贝	心跳的声音	
30分贝	耳语声	适宜睡眠
40分贝	冰箱的嗡嗡声	
60分贝	正常交谈时的声音	适宜工作，影响睡眠
70分贝	闹市区的声音	开始让人觉得有点儿烦人了
85分贝	有汽车来回穿梭的马路上的声音	
95分贝	摩托车的引擎声	长时间暴露会导致听力损伤，易令人焦虑不安
100分贝	装修时电钻的声音	

声音强度	举例	人体感受或影响
110分贝	KTV、夜店等播放的音乐声	鼓膜疼痛，会令人焦虑不安
120分贝	飞机起飞时的声音	
150分贝	烟花爆竹声	有鼓膜出血及听力丧失风险

由上表可知，我们很难屏蔽身边的所有声音，毕竟连我们自己也是发声体。然而，并非所有声音都有害，只有当声音强度在一定分贝以上时才会产生不良影响。这才是我们要讨论的重点。

孕妇可以看电影吗

通常来讲，为了让观众获得良好的观影体验，电影院会把声音强度控制在80~90分贝。当然，偶尔也有类似大爆炸的场面，其声音强度可能会达到120分贝左右。对照上表可以发现，这种声音强度其实已经到了会对人体造成不良影响的程度。

事实上，我认为电影还是可以看的，原因如下。

你所听到的声音并不是孩子听到的

首先，我们要承认声音强度如果足够大，的确会对胎儿造成不良影响。有专家认为，超过110分贝的声音会导致胎儿听力衰退。这要从胎儿的听觉系统发育说起。一般来讲，胎儿从孕24周左右开始出现听觉，不过这个时候听觉发育尚不完全，其阈值高于成人，只有当声音强度接近40分贝左右时，胎儿才能听到。到了孕晚期，胎儿的听力基本接近成人水平。其次，我们听到的声音大多只经过耳朵，但胎儿听到的声音经过了孕妇的皮肤、脂肪、羊膜、羊水等，其强度已经被大大削弱了。因此，在观影过程中偶尔出现的大爆炸场面所发出的声音很难对胎儿造成影响。

控制时间，避免伤害

我们在讨论噪声影响的时候如果不考虑时间长短的话，那么简直就是在"耍流氓"。我国关于在噪声环境里工作时间的建议是：持续在90分贝的噪声环境里工作的时间要少于8小时。随着噪声强度的升高，建议工作时间逐渐缩短。在100分贝左右的噪声环境里工作，时间要尽量控制在2小时之内。要是噪声环境里的声音强度高于100分贝，那就不适合人在里面工作。你可以想象一下在夜店里工作的感觉，让我们一起摇摆，一起摇摆……综上所述，电影的声音强度及其持续时间都不足以对胎儿的听力造成影响。

最后得说说电影院的环境。在相对密闭、狭窄、黑暗的环境里待太长时间，会有缺氧的危险。要是再赶上大片上映，电影院里乌泱乌泱的全是人，你最好错开观影高峰。当然，你要是可以包场，那就当我多嘴了。

其他噪声问题如何解决

好了，写到这里，电影的问题解决了。那么，还有那么多其他声音该怎么办？说好的解决一切噪声呢？

工作中的噪声怎么办

正如前文所言，不建议长时间在高分贝的噪声环境里生活和工作，因为这的确会令胎儿的听力减退，甚至造成新生儿听力丧失。同时，有研究表明，长时间在高分贝的噪声环境里生活和工作可能会增加早产的风险。如果非要选择，我认为健康比工作更重要。此外，如果家里正在装修，也请尽量远离。

可以去听演唱会吗

坦率地讲，我无法给出准确答案，因为演唱会现场要比电影院大很多，在不同的位置听到的声音的强度是不一样的。同时，不同的演唱会，差距也很大。

可以去KTV、夜店吗

再次强调，从声音强度来讲，短时间待在KTV、夜店这种噪声环境里是没有关系的，但如果时间较长，那还是应该尽量避免。同时，这些场合不可避免地会有要喝酒的情况或有喝酒的人，所以也不建议孕妇出席。

交通工具上的噪声有影响吗

对于汽车、地铁、火车、飞机等内部的声音强度，国家都有相关规定，一般都在可接受范围内，因此你可以乘坐这些交通工具。

先生睡觉时的呼噜声有影响吗

分床睡，或带先生去看医生。

好了，我想你应该明白我的意思了。

要不要做胎教

正式开始之前，咱们先来聊聊一种大家都听说过的胎教说法——听莫扎特的音乐可以让胎儿更聪明。

相信很多没有怀孕或没孩子的人都听过类似的说法吧，也不知道为啥这种方法能够这么打动人心，以至于有段时间几乎所有来产检的孕妇都会顺便问问莫扎特的事儿。可是大多数来问的人自己都没听过几首莫扎特的曲子，她们只是道听途说罢了。对于这种想让孩子更聪明的迫切愿望我是能理解的，但我更愿意相信真实有效的研究结果。

对胎儿没用

2014年，美国脑神经科学家约翰·梅迪纳指出，这事儿根本就是商家自己搞出来的宣传噱头。目前没有任何有价值的研究可以证明莫扎特的音乐可以促进胎儿大脑发育，更不可能持久提升胎儿的智力。严格来讲，不仅莫扎特的音乐不好使，而且其他任何人的音乐都没有这种功效。所以，大家基本上可以放弃这种听音乐可以让孩子变聪明的想法。子宫给胎儿营造的环境是黑暗的、静谧的、温暖的，所以其实最好的做法就是少折腾，别整这些没用的。

除此之外，还有很多能促进胎儿大脑神经发育的说法，如对着肚皮讲话、念诗、唱歌、说英语、聊数学……目前也没有可靠的证据能证明确有其事。在胎儿对外界的语言和文明没有任何认知的情况下，这些声音对他来说不过都是噪声罢了。

对父母有用

但是，胎教真的一点儿作用都没有吗？

也不是的，咱们得换种思路来看这个问题的。如果把胎教的对象换成大人，就合理多了。你想想那些胎教方法，真正参与其中的恰恰是孕妇及其先生。他们让孩子听音乐的时候，自己也在听；他们在跟孩子交流的时候，自己也在交流。是不是发现了整件事情的"盲点"，是的，胎教不是教孩子，是教大人，教大人怎么面对孩子，怎么调整自己的情绪和心境。

你可以尝试在家里营造音乐环境，可以选择悠扬的、轻快的音乐，应重点选择自己喜欢的可以舒缓心情的音乐。不论是语言交流还是音乐胎教，都请尽量安排在每天固定的时间，养成习惯。注意声音强度尽量不要过大，以你听着舒适悦耳为准，而且时间也不要过长。当然，也不用效仿网络上那样，把播放器或耳机放在肚子上，因为你不了解这些器材发声的原理以及具体位置，以免给胎儿的听力造成不可逆的伤害。

哦，对了，交流的时候不妨给孩子起个小名，这样交流起来会更亲切、更自然、更方便，有啥开心的、不开心的都可以跟孩子说说。虽然孩子不理解，但你说出来后心里就会舒服很多。

我相信大多数孕妇可能都已经在这样做了，但不要期望有多大的改变，这只是让自己心情变好的一种方式。

可不可以化妆

之前讲过，因为孕期激素水平比往常高出很多倍，肾上腺和甲状腺都处在亢奋状态，所以孕妇的皮肤会变得红润、细腻、有光泽（说怀孕的女性最美不是没有道理的）。当然不止这些，孕妇常见的皮肤问题还有以下两种。

妊娠斑　即常见于前额、上脸颊、鼻子和下巴上的褐色或黄色斑块。原因是孕期黑色素细胞不均匀地产生黑色素，导致局部出现斑块。

痤疮　孕期孕酮和睾酮分泌量增加，导致皮肤油腻、毛囊堵塞，进而形成痤疮，所以面部清洁非常关键。不过好消息是这些痤疮一般会在分娩后消失，我们没有必要那么着急用药。而且有些治疗痤疮的药物可能会影响胎儿发育。

除此之外，身体的其他部位也会出现明显的色素沉积，具体情况大同小异，等你怀孕了就知道了……

下面我们来讨论关于这些护肤品和化妆品的事情。

看产品成分

我们先来看看这些产品的主要成分。

基本上这些瓶瓶罐罐的成分表里是不可能列全所有成分的，因为事关商业机密，但是一些行业内统一使用的成分是会被标注出来的。这些成分分为这么几类：活性成分（或功效成分，就是广告上重点突出的成分，如维生素E、芦荟、植物精华等）、乳化剂、凝胶剂、防氧化剂、防腐剂、香料、防晒剂、色素等。

目前市面上孕妇使用的护肤品和化妆品都会标记出"孕妇专用""无添加"等字样。这类产品一般不含有对皮肤有害的化学合成物、油性成分、合成生物表面活性剂、香料、色素、酒精、杀菌剂、防腐剂等，适合孕妇使用。

不过，还有一些产品虽然标记出了那些字样，但其中还是添加了一些对于孕妇来讲应该谨慎使用的成分。你如果在成分表里看到了以下成分，那就需要谨慎使用这类产品：①氢醌（hydro-quinone）；②雷廷-A（retin-A）和四环素（tetracycline）；③水杨酸（salicylic acid）；④二羟基丙酮（dihydroxyacetone）；⑤视黄醇（retinol）；⑥邻苯二甲酸盐（phthalates）。

虽然这些名字几乎又难读又难懂，而且这些还只是其中一部分，但是没有办法，你若想用这类产品，那就需要学习。讲了这么多，其实老六就是想告诉大家：你如果真的在意胎儿的发育问题，恰巧也很在意孕期是不是美丽，那就要谨慎选择护肤品和化妆品，同时要学会判断这些产品的成分是否真的纯天然、无害。

能不能用口红

对于很多人来讲，妆可以不化，但口红是一定要涂的。口红是拯救整体气色的利器，是由各种油脂、颜料和香料等成分组成的。口红本身问题不大，但是其油腻的特性可能会使很多空气中的重金属和细菌等吸附在口红表面，再加上口红就涂在嘴唇上，因此这些重金属与细菌等很可能会被吃到肚子里。吃进去一点点是没什么影响的，但是不排除积少成多后会对胎儿发育造成影响。因此，对于口红，长期使用是不推荐的，偶尔用一用是没问题的。

可不可以染发或烫发

不推荐。市面上的染发剂大多是永久的或半永久的，长期使用可能会带来健康隐患，在孕期使用可能会导致胎儿畸形，所以老六建议无论是平时还是孕期，都尽量不要染发。当然，还有烫发剂。它也包含不少化学成分，正常人使用后都可能出现过敏等情况，更何况是孕妇，所以也不推荐孕妇使用。孕妇如果确实需要做造型，可以用那种家用卷发棒做一个临时造型。

化妆对于很多人来讲是刚需，但对于有些人来讲无关紧要，老六给孕妇的建议是能不化就尽量不化，但如果不得不化，就尽量选择淡妆，并及时卸妆。

其实不化妆的时候大家也都挺美的，少一些对外表的过分关注，可以让自己活得更轻松一些。

孕妇照
可不可以拍

可以。

有的孕妇可能只准备要一个孩子，即便会要二胎，可孩子在肚子里的时候和爸爸妈妈拍合照的机会也只有那一段时间，所以孕期拍照这件事对于很多人来说就显得尤为重要。而为了拍照效果，拍照时间往往会被安排在孕中期、孕晚期。

那么问题来了，我们如何才能顺利、安全、愉悦地完成孕期摄影呢？孕期拍照、化妆有影响吗？需要做哪些准备？突然见红、破水怎么办？……

老六知道，准爸爸、准妈妈担心的事情有很多。没关系，咱们来好好聊聊这件事情。

拍摄地点及出行方式的选择

对于孕期拍摄地点的选择，老六建议大家遵循就近原则。除非摄影师是大师级别的，或者你做攻略后发现那家的服装、化妆水平、道具非常棒，而且后期修图技术及成品风格也深得你心。其实大家的水平都差不多，而且大师一般也不会专攻孕妇摄影。再加上现在的修图技术愈发强大，你真没必要为了拍出好看的照片，非要从"南五环"奔到"北五环"。舟车劳顿不说，孕期本身身体负担就重，再加上拍摄过程容易让人疲劳，再厉害的摄影师也很难抓住你的美。

而对于出行方式的选择，坐车最为理想。乘坐私家车、出租车都是不错的选择。

孕期对于能量的需求本身就比平时大，同时拍摄过程中不可能只维持一种姿势，而这会增加孕妇的消耗量，从而有可能诱发低血糖。有妊娠期糖尿病的孕妇更是如此。

因此，除了在出发之前吃饱以外，还应该随身携带一些糖果、饼干或其他你爱吃的小零食，休息或饿的时候就吃点儿以补充体力。如果觉得心慌、冒汗（这可能是低血糖的表现），那就要赶紧停下来休息，吃点儿小零食，等症状消失了再继续。

可以化妆吗

老六的风格就是不卖关子，直接甩答案——可以。

这个问题我们在前面专门讲过，其实主要探讨的是长期化妆会不会对胎儿有影响。显然，为了拍一次孕妇照而化妆还是可以的，原因有二。

其一，由化学品导致的胎儿发育畸形约占总畸形的1%，而且这类胎儿发育畸形常见于长期接触化学品的女性，而拍孕妇照时使用的化妆品的剂量很小，进入体内的更是微乎其微。

其二，胚胎发育的敏感期是孕早期，而孕妇照的拍摄时间通常在孕中期和孕晚期，这时胎儿身上该发育的基本上都已经发育了，危险因素对胎儿的影响也远小于孕早期。因此，拍孕妇照的时候还是可以化妆的。

可以戴隐形眼镜吗

在激素影响下，孕妇的角膜略微水肿，对外界刺激的敏感性下降，因此减少隐形眼镜的佩戴时间有助于角膜"自由呼吸"，减少角膜的不适感，避免角膜潜在并发症的发生。美瞳是隐形眼镜中的一种，当然也要尽量避免长时间佩戴。

所以，对于隐形眼镜，拍照的时候偶尔戴一会儿还是可以的，只不过要记得：拍完后请及时摘掉。

可以穿高跟鞋吗

前面我们在讲下肢水肿的时候也提到过，孕期会出现双下肢水肿的情况，不仅穿的鞋要比之前大一到两码，而且脚也特别脆弱，所以不推荐孕妇穿高跟鞋。但是，如果你想拍的造型需要穿高跟鞋的话，那么最好一开始就拍这种造型，避免长时间穿高跟鞋。毕竟穿高跟鞋时，别说走路了，光站着就挺让人受罪的，所以能不穿高跟鞋就不穿。

可是，我也知道，为了美，很多人确实也挺能坚持。

再啰唆几句

常用的化妆用品可能包括粉底液、眉笔、眼线笔、眼影、腮红、口红、唇彩、睫毛膏、指甲油、喷雾发胶等（不要佩服学识渊博、见识宽广的老六）。在这当中，我们需要注意的其实只有指甲油和喷雾发胶这类产品，因为它们通常含有邻苯二甲酸。有研究表明，邻苯二甲酸可能会影响男孩的生殖系统发育。

虽然老六反复强调，胎儿发育的敏感期是孕早期，但是对于此类产品，孕期还是要尽量避免使用。

当然啦，如果有条件，可以选用或自带孕妇专用的化妆品，或者只简单地拍些温馨的生活照，这时淡妆就可以了。

此外，老六还要再啰唆几句：

（1）尽量选择平底鞋和宽松的衣裤，怎么舒服怎么来。

（2）要记得带一些日常生活用品，或自己喜欢的小道具（如小玩偶）。

（3）除了日常生活用品以外，还要带必备的证件，如身份证、银行卡、医保卡（就诊卡）、准生证，如果出现意外情况，需要住院治疗，那么这些证件足以顺利办完住院手续。

先生的用处

先生除了可以用作拍摄道具以外，其实还是有其他很大用处的，所以请准备拍孕妇照的各位在去之前和先生一起看看这部分内容。

在孕中期或孕晚期，增大的肚子会影响孕妇的活动，而拍照的时候有可能需要一些特殊的姿势，如躺着。虽然孕妇本身可能很灵活，但是作为先生，在妻子改变姿势的时候适当地搀扶一把，将大大减轻妻子的负担。

作为凹造型的"困难户"，男同胞们往往不太懂得如何配合拍照，但在拍孕妇照这种关键时刻，自然、放松地配合就好，尽量缩短拍照时间。

可以适当控制拍照的节奏，如看到妻子有点儿疲惫时，就主动要求妻子休息一会儿；感觉妻子有点儿烦躁时，就耍宝卖萌，把妻子逗乐，增加拍摄乐趣。

总之，拍孕妇照是一件可以增进夫妻双方感情以及让双方更快代入父母角色的事。如果确实要做的话，就尽量认真对待吧。

猫和狗可不可以养

老六是有猫的人，而且有两只。

曾有人做过一个小调查，从近400位参与者的调查结果来看，一半以上对孕期养宠物持怀疑态度；一小半坚持把宠物留在身边；还有一部分自己想将宠物留在身边，但结果被家里的老人以各种方式剥夺了"铲屎官"的荣耀。所以，老六觉得还是有必要对此展开讨论的。

按照惯例，先把结论放出来。在医疗和健康水平逐步提高的今天，只要充分了解宠物可能给孕妇及孩子带来的风险，并合理规避，让宠物陪伴孕妇一起迎接小生命也是可以的！

所以，你如果赶时间，看答案即可——只要规范操作，孕期也可以养猫和狗。

下面，听老六具体分析。

孕期养宠物可能会面临什么问题

正如部分持怀疑态度的读者所想，过去孕期指南不建议养宠物的原因主要是宠物会使孕妇有感染传染病、过敏、被抓伤的风险。

感染传染病

传染病的病原体包括病毒、细菌、真菌及寄生虫等，由养宠物引起的最常见的传染病是弓形虫病和狂犬病。弓形虫病是由刚地弓形虫寄生引起的，孕妇如果在孕早期的3个月内感染弓形虫，则可能导致流产、死胎或胎儿多发畸形；如果在孕中期感染弓形虫，则可能导致死胎、早产，或胎儿脑、眼等部位的严重疾病。而猫科动物是弓形虫的最终宿主，虫卵会随猫的粪便排出，在泥土中能存活一年。但是，这仅限于小野猫，它们会因为吃了不清洁的食物（老鼠、鸟类等）而感染弓形虫。如果是家养的小宠物，如我家的秋水，它基本不出门，每天吃的是猫粮，就不会有这样的问题。

但是实话实说，弓形虫病的主要传播方式是粪-口传播，即接触猫的粪便，再让虫卵进入消化道。我能想到的场景是：你用手接触了小野猫的粪便，然后未及时洗手，紧接着用这只手吃饭，并且吃的还是手抓饭。你发现了吗？这件事的发生条件还挺苛刻的。

此外，还要注意由狗引起的传染病——狂犬病。它是由狂犬病毒所致的一种侵害中枢神经系统的急性病毒性传染病。但是大多数家庭中的宠物狗不会出现传染狂犬病的情况。风险比较高的主要是户外的野狗，但这种情况通常很难预料。如果不幸遇到，并被咬伤或抓伤了，就应该及时就诊。如果有需要，还得尽快接种狂犬疫苗。

过敏

对宠物过敏的主要表现为过敏性鼻炎、过敏性结膜炎、过敏性哮喘、特异性湿疹等。过敏症状的元凶是宠物的皮屑、毛发，上面常常沾有动物分泌的过敏原，人与之接触后就可能出现过敏反应。一般而言，轻度过敏症状会很快自行消退，不用特殊处理。值得注意的是，目前并没有可以表明宠物引发的过敏会直接影响胎儿发育的医学证据。我们需要担心的是孕妇本身，如果原本就患有哮喘的孕妇在孕期发病，将危及生命。

被抓伤

一般情况下，被接受过正规检查和接种过疫苗的宠物抓伤、咬伤后并不会感染传染病，但细菌可能会侵入伤口，所以要对宠物的尖牙利爪多加小心，切记不可正面战斗！而且，既然把宠物当作家里的一员，就要尽量避免"家庭暴力"。

应当如何规避这些风险

要规避这些风险，准备工作就要从孕前开始，并伴随整个孕期直至分娩结束，但这仅限于对在这些方面有明显高危因素的女性来说，其他人不用过分担心。

孕前准备

孕前检查　孕前TORCH检查包括弓形虫感染检查。下面解读一下检查结果。

（1）IgG阳性、IgM阴性：曾经感染过弓形虫并且已有免疫力，胎儿感染的可能性很小。

（2）IgG阴性、IgM阴性：孕妇为易感人群，孕期要做好保护措施，避免感染，必要时重复进行IgG检查，观察是否转阳。

（3）IgG阳性、IgM阳性：可能为原发性感染或再感染患者。

（4）IgG阴性、IgM阳性：在近期感染过，或为急性感染患者；也可能是其他干扰因素造成的IgM假阳性。2周后复查，如IgG转阳，为急性感染，否则为假阳性。急性感染者应遵医嘱及早进行抗虫治疗。治愈后可以怀孕，但不要再和宠物亲密接触，避免接触宠物粪便及分泌物。

宠物检查　有条件的对宠物进行血清学检测。猫常在产生抗体前排出弓形虫的卵囊，抗体阳性的猫已感染弓形虫或有某种程度的免疫力，缺乏抗体的猫可能未被感染，更应注意预防。同样地，宠物狗也需要定期检查。此外，还要定期清洁宠物，必要时对宠物进行内外驱虫治疗。

孕期注意

孕妇不可吃生食，对于这一点大家都知道，孕妇要避免与野外放养的小动物进行过于亲密的接触，如用脸接触小动物或让小动物舔自己的手，更不要在孕期大发善心，收养来路不明、检查记录不详、健康状况未知的小动物。对于家养的宠物，应专设窝、盆并定期消毒，宠物要定期洗澡，不外食。宠物的粪便最好交给先生或其他人处理，孕妇本人要避免接触。

产后须知

孩子出生后，继续保持原有的良好卫生及饮食习惯，合理分配照顾孩子和宠物的精力。视情况决定是否要将宠物和孩子隔离，警惕宠物误伤孩子，避免孩子被咬伤或抓伤。特别要强调的是，一定要避免将大型宠物与婴幼儿单独放在无成年人看管的空间里。

总结

①备孕期间完善宠物检查；②孕期避免收养新宠物；③宠物应该定期接种疫苗；④宠物应有良好的饮食习惯；⑤注意及时清理宠物的毛发；⑥孕妇避免接触宠物的粪便；⑦产后应注意孩子和宠物之间的接触范围及空间，警惕宠物误伤孩子。

养猫和狗的好处

事实上，国外有关于养猫和狗的好处的研究。其中一份研究表明，每天摸猫或狗10分钟可以有效减少皮质醇的分泌量……哈哈，你可能不知道这是啥意思。简单来讲，皮质醇跟我们紧张、焦虑的情绪有密切关系，也就是说摸猫或狗可以缓解我们紧张和焦虑的情绪。而这种不良情绪基本贯穿于整个孕期，所以孕妇确实需要摸摸猫、逗逗狗来缓解一下。

还有一些研究是关于孩子的。从小就跟猫或狗有适当的接触，可以降低孩子发生过敏以及哮喘的风险。这跟孩子多与自然接触以及较早地接触各种菌群有一定关系，因为这类行为可以让孩子在无形中拥有更加完善的免疫预防功能。

这两类研究都表明，让孩子从小就与猫或狗在一起，让他（它）们把彼此当作小伙伴真的很重要。尤其是在孩子成长发育的早期，一些可以让孩子接触到的物品和孩子的感知都会影响孩子的状态。你如果向往美好的生活，那么就从现在开始努力追求吧。

希望这部分内容对你有帮助。

可不可以坐飞机

讲实话，第一次坐飞机时，我紧张得想要尿裤子。当时，还在上大学的我作为学生代表，去参加一场跟医学没有任何关系的全国性会议。作为所有学生代表中唯一一名医学生，我承担起了答疑解惑的重任。得知我想学妇产科之后，有姑娘开始对我嘘寒问暖。我虽然心中窃喜，却表现得镇定自若。不料，一位有孕在身的老师把我给难住了。她问我：孕妇能不能坐飞机？

坦率地讲，我当时懵了……我也才第一次坐飞机，哪里知道孕妇能不能坐啊！顿时我就羞红了脸，为自己不能解答这个问题而羞耻，发誓将来一定要好好讲讲这个问题，且必须将它讲得很透彻。

孕妇坐飞机时会面临什么

孕期已经有诸多不易，带"球"飞又会是怎样的体验？开始一段飞行旅程，意味着会在相当长一段时间内受困于一个相对狭小的空间。除了感受压力变化带来的不适，还要遭遇难以预计的气流颠簸，甚至会面临不少风险。有些突发情况可能连空乘人员都无法应对。

血栓

孕妇的血液一般呈高凝状态，有利于胎盘剥离后迅速止血。由此引起的风险就是孕妇比一般人更容易形成血栓。同时，高蛋白、高热量的日常饮食，怀孕后肥胖的体形，运动量下降等更是雪上加霜，更利于血栓的形成。怀孕后女性身体中的激素会令血管壁松弛，致使静脉瓣闭合不全。日益增大的子宫更易压迫盆腔静脉和髂静脉，导致下肢血液不易回流。在座位空间狭小、活动不便的飞机上，更容易发生下肢静脉曲张和静脉血栓。孕妇们常见的小腿肿胀，就是下肢血液回流不畅引起的初期现象。如果平时可以跳跳四步舞，扭扭秧歌，就能有效预防。

飞机上活动不开，建议孕妇们将小腿部位适当垫高，多做做小腿按摩，或者使用更加专业的设备——医用静脉曲张袜（比所谓的瘦腿袜更加专业，可以增加脚踝部的压力，减少膝盖部位的压力，是缓解血液回流不畅的利器）。此外，每隔1小时起来适当活动（小范围扭一扭，但要避开飞行颠簸）也是不错的选择。

辐射

我们对于辐射的恐惧大都来源于原子弹、切尔诺贝利事件或福岛核危机。当人体受到电离辐射后，可能会吸收其中一部分能量，可能会造成细胞分子电离、化学键断裂、DNA损伤，进而引发生理反应。所以，你们是不是开始脑补辐射会让胎儿因体内的X染色体被激活而变身成X战警？原谅我这个吃面筋长大的生物。

飞行旅程中的辐射主要来源于安检和高空辐射。安检时，安检门和手持式仪器主要通过感应电流检测乘客是否携带金属类物体，跟辐射没有半点儿关系；行李检测仪使用的是一种特殊的X线，虽然会产生少量辐射，但其辐射量远小于医用X线诊断。也就是说，即使孕妇伪装成行李，通过检测仪，也不会有特别大的风险。顺便说一下，辐射风险最大的时期是孕早期，但凡做有效辐射量在1000 μGy（1 mSv）①以下的医学检查，医务人员都应告知孕妇"风险可以忽略"。至于高空辐射，联合国原子辐射效应科学委员会（UNSCEAR）曾计算过，一次10小时飞行受到的电离辐射量约为0.03 mSv。如果要达到1 mSv，需飞行333小时。按波音737巡航速度约800 km/h计算，约可以绕地球飞7圈。

说了这么多，你们只需要记住：只要不是怀孕以后每周都飞行，上述辐射量都在安全值范围内。

其他由飞行导致的不适

怀孕后，由于孕酮的影响，胃肠蠕动缓慢，腹胀和便秘更容

---

①1000 μGy（1 mSv）：Gy，戈瑞（Gray），度量吸收剂量等的国际单位制专用单位，1 Gy=1 J/kg；Sv，希沃特（Sievert），度量当量剂量及有效剂量的国际单位制专用单位，1 Sv=1 J/kg。

易出现。伴随着飞机巡航高度的上升，机舱内气压不断下降，空气变得更为干燥，味蕾和嗅觉的敏感度下降，因此对于孕妇来说，全世界的飞机餐可能都失去了灵魂。

孕妇在飞行过程中应尽量缓慢饮水、进食——无论飞机餐有多么单调。同时，乘机前尽量避免食用容易产气的食物与饮料，如土豆、番薯、雪碧、可乐等，它们容易在飞行途中引起腹胀、恶心、呕吐等症状。飞行时应多喝水，抵抗干燥，预防便秘。颠簸也是飞行途中无法避免、难以预知的事件，唯一能做的只有系好安全带、收起小桌板……注意避免安全带跨过鼓起的腹部表面，否则遇到颠簸冲击的时候，安全带会产生反作用力并造成身体局部压强过大，进而引起腹部不适。因此，最好把安全带系在肚子下方。

孕妇究竟能不能坐飞机

一般航空公司对孕妇乘机有着明确的规定，如国内航空公司规定孕32周内且无特殊情况的孕妇，可正常乘机；孕32～36周的孕妇，需持有县级（含）以上的医院在乘机前72小时内开具的适合乘机的证明，方可乘机；孕36周以上的孕妇，禁止乘机。

大规模的医学统计显示，暂时没发现坐飞机和新生儿体重、早产、先兆子痫、出血等有任何联系。

看到这里，相信你应该明白了：从理论上来说，在孕13～27周坐飞机最安全。孕13周以前是自然流产的高发时期（80%以上的自然流产发生在这个时期），而孕28周以后容易发生早产。

对于个人来讲，怀孕后到底能不能坐飞机，需要问问你自己。怎么说呢，有时候身体会向你发出信号。如果它告诉你不要坐，那你就一定不能坐。这种信号类似直觉，平常大脑会将以往岁月里关于某个问题的所有认知和结论存储起来，以备突然遭遇此类问题时能快速做出应激反应，进行自我保护。

这涉及玄学，是一种昙花一现的理性行为。但这不是谁都具有的能力，所以为了稳妥起见，还是建议咨询一下医生。尤其是那些本身就存在基础性疾病的孕妇，可能在日常生活中控制得很好，但是飞到天上之后，谁都没有办法预料在那个狭小的空间里会发生什么事情。

孕妇可以开车和坐火车吗

说完孕妇能不能坐飞机之后，咱们顺便再来说说开车和坐火车的事儿。

很多孕妇在孕期也还要上班，而且可能是开车去上班的。至于开车的规矩大家都懂，不能酒驾……我就不多说了，反正甭管是谁开车，都要严格遵守交通规则。除此之外，孕妇还要注意安全带的具体系法。车上的每条安全带分为横向和斜向两部分，建议横向那部分要尽量放在肚子下面，避免勒在肚子上；关于斜向那部分，要注意两点，中间要尽量绕开肚子，上面要尽量避开脖子，这样可以避免勒到肚子。

哦，对了，还要注意安全气囊。安全气囊通常是在发生事故时弹出的，若想规避弹出的安全气囊造成的风险，最好的方法就是避免事故的发生。

最后再来说说坐火车的事情。其实它跟坐飞机比较类似，只不过坐火车不用系安全带。是的，火车上没有安全带（这是个冷知识），但也因为空间狭窄，乘坐的人需要长时间保持一种姿势，所以坐火车期间也建议孕妇适当活动活动。

好了，关于交通工具的部分咱们就讲到这里。我知道还有很多其他交通工具，但是相关乘坐注意事项大致相同，希望你可以举一反三。

可不可以用电热毯

经常会有人来问我：孕妇可不可以用电热毯？

其实自从我开始做科普以来，每年都会有人来问我这个问题，通常在刚刚入冬的时候问的人最多。随着天气逐渐变冷，基本上该用的都用上了……简单来讲，在有些地区，电热毯是很重要的，不然冬天确实挺难扛过去。尤其是在那些冬天没有暖气的地区，如果没有其他辅助加热设备的话，那真的太痛苦了。

好了，闲言少叙，咱们直接来说说大家比较关注的问题。

电热毯有辐射吗

前面我们已经系统讨论过辐射的问题。我们生活中充斥着各种辐射，包括电离辐射和非电离辐射。前者通常指对人体有害的辐射；后者则指我们日常生活中接触到的各种家用电器所产生的辐射，通常对人体没啥影响，当然其中也包括由电热毯产生的辐射，所以电热毯可以放心使用，不会造成啥问题。

电热毯有着火风险吗

确实，时常会有电热毯引发火灾的报道。那主要跟产品劣质、线路老化以及使用不当有一定关系，因此并不能说所有电热毯都有着火风险，也不是所有电热毯都不能用……建议购买正规产品并规范使用。显然，任何产品都有发生事故的风险，是否使用需要你自己权衡利弊后决定。不过，有一点还是要说明一下，电热毯只是一种选择，目前还有很多其他选择，如水热毯、烘被器、电暖气等，根据自己的实际情况进行选择就好。实在不行，还有暖水袋嘛。

电热毯有烫伤风险吗

对于老年人、儿童、孕妇而言，电热毯确实可能存在长时间使用导致低温烫伤的情况。可以在睡之前打开电热毯进行预热，准备睡的时候再关闭。有人说电热毯会伤害到胎儿，那说明这类人缺乏基本的常识。胎儿被里三层外三层地包裹着，其实很难被烫到，如果胎儿被烫到了，通常孕妇早就受不了了……因此，从理论上来讲，电热毯伤害到胎儿的可能性极低。

电热毯会影响生育功能吗

有人说使用电热毯会导致男性生育能力下降，因为温度过高会导致精子质量下降。其中的常识大家都知道，但是细节就缺乏探究，如：温度多高算过高？精子质量下降的情况会持续多久？精子质量下降跟使用电热毯之间有因果关系吗？

你想想看，如果温度的影响这么大，那么靠近赤道地区的人的生育率应该很低吧？再想想看，过去很多地方的人用了几十年火炕，那么其生育率也会受影响吧？

因此，这种问题缺乏进一步的研究，经不住推敲，仅停留在闲言碎语的层面上。

用电热毯之后皮肤会很干燥吗

确实有不少人反映这种情况。冬天本身空气湿度就不高，我们平时就应该注意补水保湿，因此不能说皮肤干燥是由电热毯引起的。你即便开空调、烧柴火，也存在皮肤干燥的情况。如果皮肤过于干燥，那么多半是因为你使用电热毯太久或补水太少。你不该因为皮肤干燥就一刀切地决定不再使用这类产品，否则最后只会让自己受冻。

任何产品都有各种各样的衍生问题，我们每个人都需要权衡风险和收益，然后选择用或不用。我只不过是提前把你需要知道的信息告诉你，供你参考。

她们说

放轻松！除了不能触碰绝对禁忌，就像自己没怀孕那样去做自己想做的事，吃自己想吃的东西，你还是你自己，只是需要一段或长或短的时间来适应。多放弃一点儿所谓怀孕的特权，就能快一步回归你自己。

——御手洗团子，宝宝14个月

孩子是上天送来的礼物，但自己是最珍贵的。无论何时你觉得自己需要帮助，需要分享，需要得到肯定，需要……你都可以说出来，总有人与你在一起。世界不是只有此时此刻，还有很多陌生人也爱着你。你是最珍贵的，你开心，你的全世界就开心。永远对自己负责，爱自己，是所有妈妈或者准妈妈要记得的事。孩子并不是一切，有你，有孩子，才能有一切。

——爱与努力同在，宝宝4岁

有快乐、幸福，也有忧虑、焦躁；可能失去了很多属于自我的时间，还可能迷失了自我。但是跨越困难后，你就会发现这是一场历练，自己跟着孩子一起成长了。

——刘，宝宝8岁

懂得了父母的不易，自己也变得更柔软了，不管看待什么事物，都没有以前那么锋芒毕露了。发现自己还能做到这样，感觉真奇妙。

——宇霞葱，宝宝32个月

生育算是开启了一个人生的新阶段吧，它改变了我原本的生活轨迹。生活里多了一个孩子，需要我付出更多的耐心和陪伴时间，但是在看到他的那一瞬间，我发现这些都是自己心甘情愿的。

——M，宝宝4个月

人生都是两面的，孩子会带来很多甜蜜、暖心的瞬间以及坚强的你，但也会让你突然觉得很无力、很焦虑、很挫败。我们要陪孩子一起长大，希望我们慢慢学会不慌不忙，给孩子和自己一个温暖的拥抱。

——大葱，宝宝5岁

一个生命的到来，让我充满力量，更加热爱这个世界，更加爱我的老公！我要感谢这个鲜活的生命带给我的感动！

——一辰一叶，宝宝1岁

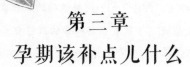

第三章
孕期该补点儿什么

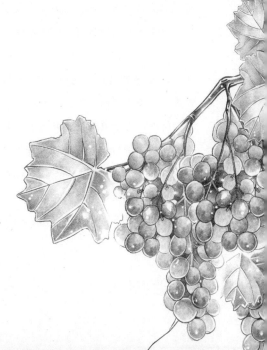

—果实寄语—

向前跑，只为了心中的美好。

这是一个大问题，而且是很多人都关注的一个问题，因为"补"在咱们国家似乎有着特殊的含义，我们日常饮食讲究"食补"，治病用药讲究"药补"……这种独特的文化在我们国家有着根深蒂固的群众基础，导致我在做科普的时候整天有人来问：我要不要补啊？怎么补啊？这个补不补啊？那个补不补啊？

其实看多了之后你也能理解，毕竟有很多人不是医学专业出身。现在生活条件好了，大家都觉得好日子没过够，都想活得更久一些，自然希望自己的身体能更好一些，所以就算没病，也希望通过自己的努力为身体健康做点儿贡献。对于这么朴实的愿望，我们都能理解，但是忽略了人体的生理本质。

人体的生理本质是新陈代谢。

从消化系统的角度来看，"新陈代谢"这几个字是最易理解的，它涉及吃喝拉撒。食物进入身体后，经过消化、吸收及利用，形成残渣和废物，然后它们会被排出体外。这个过程会涉及一个很重要的反馈机制，那就是饿了就想吃，饱了就放碗。

"补"的道理很简单，即身体缺啥，你就补啥；身体啥也不缺，你就啥也别补，若你补了，那就有可能增加身体代谢负担，因为身体啥也不缺，吃了也是浪费，基本上它们会被排泄掉。

所以，对于我们主观认为自己缺少的情况，最好可以找到一些可靠的客观证据，以免出现不良结果。比如你说自己贫血，然后疯狂地给自己补铁，结果经抽血检查发现，自己根本不贫血，但是因为补铁便秘了（这是前面的知识点，复习一下）。

此外，还有个很大的问题，即现在的孕产保健品市场很混乱，隔三岔五就给你整出一个新产品。你放心，这些产品你一定没听说过，但它们肯定是让你一听名字就觉得高级的产品，而且它们的功效被宣传得天花乱坠。你都还没吃呢，光看着就觉得它们卓有成效……这些基本上就是奔着孕产市场易赚钱来的，因为所有人都觉得新东西一定得补上，不补就对不起下一代。

先别着急，这种营销套路老六见得太多了，做科普的这几年老六没少跟他们干仗，一看见他们骗人就来气，但就是有人愿意上当，愿意花这些钱。我也没辙，只能再次提醒各位，缺什么，咱们就补什么；不缺，咱们就把自己的钱包看好（实在不行，把这句话打印出来，贴在墙上）。

话糙理不糙，老六只能帮你到这里了。下面咱们具体说说孕期需要关注的几种主要营养成分。

叶酸

"叶酸"这个词你应该不陌生，基本上只要动了想怀孕的念头，你就绕不过这个词。在各种跟怀孕相关的地方都能看到叶酸的信息。虽然你可能都不一定知道这是什么、有什么用，但这到处都有的架势至少让你了一种印象深刻的感觉：这玩意儿还挺重要，不然也不能到处都有它啊！

但是仅知道它重要是不够的，咱们还得好好讨论一下关于叶酸的一系列问题，就是补也要补个明明白白。

孕期补充叶酸的益处

叶酸是人体必不可少的一种维生素。严格来讲，它叫维生素B_9，是人体内细胞生长、分裂、繁殖过程中的必需物质，与维生素B_{12}共同促进红细胞的生成和成熟，同时也是怀孕过程中胚胎神经管发育的必需物质。

因此，无论是备孕期女性还是孕妇，都要补充叶酸。我们建议整个备孕期女性都应该补充叶酸，这是为怀孕做的一项重要准备。

虽然我们日常饮食中就有大量的叶酸，但是由于我们的烹饪方法多种多样，长时间的煎炒烹炸会使绝大多数的叶酸变性；而且我们也不是兔子，整天生吃蔬菜的可能性也不大，所以我们的身体长期处于叶酸相对缺乏的状态。

备孕期间补充叶酸的主要目的是改善身体缺乏叶酸的状态。实验证明，哪怕在补充叶酸的情况下，我们也需要1个月的时间来改善身体缺乏叶酸的状态。

孕早期，也就是怀孕后的前3个月，是胎儿器官分化及胎盘形成的关键时期，细胞生长、分裂十分旺盛。此时缺乏叶酸可导致胎儿畸形，如胎儿神经管缺陷，从而提高无脑儿、脊柱裂的发生率。同时，由于叶酸缺乏会影响红细胞的生成以及胎盘的发育，自然流产的概率也增加了。

在孕中期或孕晚期，孕妇还需要增加血容量，为胎儿提供氧气和营养物质，这就意味着孕妇对叶酸的需求大大增加。如果叶酸不足，孕妇易发生胎盘早剥、妊娠期高血压疾病、巨幼红细胞贫血，胎儿易发生宫内发育迟缓、重要脏器功能障碍，且易早产，出生时体重低。想想看，这样的胎儿的生存能力和智力怎么可能不受到影响？因此，建议孕妇适当增加叶酸的摄入量，以免悲剧的发生。

如何补充叶酸

需要事先说明的是，一般不强调普通人群主动靠叶酸制剂来补充叶酸，主要还是鼓励大家通过更多食物来获取叶酸。但是怀孕后就不太一样了，我们需要为身体提供稳定、足量的叶酸，仅靠饮食很难满足这一需求。所以，接下来我们重点讨论如何通过直接服用叶酸制剂来补充叶酸，即大家俗称的"吃叶酸"。

备孕期及孕早期

因为不知道什么时候能怀上，同时孕妇和胎儿对叶酸的需求较大，所以备孕期及孕早期建议每天口服 0.4～0.8 mg 叶酸。一般药店有单独补充叶酸的药，它属于非处方药，可以自己去买。

当然，0.4～0.8 mg 这一范围不是凭空捏造的。医学研究表明，每天补充 0.4～0.8 mg 叶酸对人体来讲是安全的。同时，大样本研究表明，每天补充 0.4 mg 叶酸可以有效避免 80% 左右的胎儿神经管发育异常。此外，就算一直在备孕，没有怀孕，按照这个量一直服用叶酸也是安全的。

孕 14 周后

孕 14 周后，补充多种维生素变得更加重要，所以在这个阶段就建议补充复合维生素，其中也包含叶酸。可以一直补充叶酸，直至分娩。

有时候我们可以在药店看到每片 5 mg 的叶酸片，这种就属于处方药，一般用不到。它主要适用于既往怀过神经管畸形（脊柱裂）孩子、家族中有神经管畸形孩子生育史或贫血的女性。因此，在购买的时候一定要看准剂量，这个很关键，因为服用量超过安全剂量的话，就可能会引发后面老六要讲的不良后果。切记不可擅自用药。

怀孕之前没吃叶酸怎么办

虽然建议女性从备孕期开始补充叶酸，但我所遇到的来咨询的人中有不少都是在怀孕后才想起来自己没有提前吃叶酸，这让她们慌得不行。确实，每个人都希望自己的怀孕过程万无一失，其间稍有差池就觉得难以接受，甚至有人因为没有提前吃叶酸而想打掉孩子，重新怀孕。其实真的不用这么焦虑，我也知道谁都不想因为缺乏叶酸而影响孩子的发育，尤其是神经系统的发育。谁想刚怀孕就让孩子输在起跑线上啊？

但事实上，就算没吃叶酸，也不代表孩子就一定有问题。咱们回想一下，国家建议吃叶酸也就是近几十年的事儿，在过去我们爷爷奶奶那一代，他们哪有什么机会吃叶酸啊？别说吃叶酸了，估计他们都不知道叶酸是啥东西。你想想看，叶酸可是在1939 年才被发现的，在那之前难道人们都不生孩子的吗？

所以，就算怀孕之前没吃叶酸，也不意味着孩子一定会发生神经系统障碍。

如果你还不放心，那么老六就从专业角度出发，说些让你放宽心的话。

首先，你的身体内本来就有一些叶酸储备，如果平时你能保证充足的蔬菜摄入量（每天500 g左右）（绿叶蔬菜，如菠菜、莴苣、芦笋、油菜、西蓝花等中叶酸含量比较高），那么身体就处于不缺乏叶酸的状态，进而可以避免叶酸缺乏所带来的各种麻烦。

其次，并不是所有孕妇都是在做好准备的前提下怀孕的。从刚刚发现怀孕的时候开始补充叶酸也完全来得及，但这个时候就推荐每天吃0.8 mg叶酸，这样可以更快速地补充身体所需的叶酸。按照时间推算，大多数人发现怀孕大概是在孕5周左右（月经推迟1周左右），晚一点儿的可能是在孕6周，这个时候胎儿的神经系统刚刚进入发育阶段。所以，怀孕后再开始补叶酸也是有效的，建议持续补充到孕3月左右，之后改吃复合维生素，直至分娩。

当然，有些内容还是用数据说话更清楚。叶酸的及时补充只能有效预防85%～93%的神经管畸形，并不能做到100%预防；同时，也正如我前面所说，没吃叶酸不等于孩子一定会有问题，不要给自己太多的心理压力。

备孕期的男性需要补充叶酸吗

关于这个问题的争论就有很多，医生们的看法也不太一样。我在网上查找相关知识的时候发现一些有趣的事情，有的人鼓励男性在备孕期间每天也补充0.4 mg叶酸，因为叶酸缺乏也有可能影响生育能力。这一点没有错，但需要注意的是，这0.4 mg的叶酸并不是必须通过吃叶酸片来补充的。只要饮食均衡，男性大可以通过日常饮食获取足够的叶酸。

此外，男性不会有因孕吐而吃不下东西的时候，所以男同胞们老老实实地养成均衡、营养、健康的饮食习惯就行，别整什么叶酸了，省点儿钱，将来给孩子报兴趣班吧。

如何挑选叶酸

挑选合适的剂量

前面已经讲了三种不同的剂量：0.4 mg、0.8 mg和5 mg（需要处方）。不同的剂量都有特定的使用阶段和情况，因此无论是你自己去买还是让朋友帮你带，都要瞅准剂量，可别弄错了，否则浪费钱不说，还耽误事儿。强调一下，在有些药店没有处方也能买到5 mg的叶酸，所以买的时候一定要看清剂量。

挑选放心药

叶酸如此重要，当然会有各种各样的品牌，但是大体上分为两种，一种是"国药准字"产品，一种是"国食健字"产品。这两种产品在包装上有着明显的标注，所以购买的时候要看清楚。老六的建议是购买"国药准字"产品。因为它们都经过严格的药品审批程序，同时相关临床试验也是达标的，生产过程受国家市场监督管理总局严格监管，其间有非常严格的操作规程和规范，所以"国药准字"产品比"国食健字"产品更加可靠。

你如果已经购买了"国食健字"产品，当然也可以继续吃，只是将这部分吃完之后，记得买"国药准字"产品。如果你一下子囤了很多货的话，那么建议你将它们留到分娩以后吃。

国外的是不是比国产的更好

其实没必要崇洋媚外，因为生产叶酸不需要多复杂的工艺，其生产流程基本上都差不多，不存在什么"外来的和尚会念经"之类的逻辑，所以你大可不必盲目追求国外的叶酸。叶酸的效果整体上都是差不多的……而且，国外的产品意味着价格更贵，有这钱还不如留着给孩子买纸尿裤呢。

贵的是不是比便宜的更好

其实也没有必要追求高价格，正如我前面所说，生产叶酸真不是啥高难度的事儿，难度不高，自然成本也不会高到哪里去。那些高价叶酸的基本成分跟低价叶酸没啥差别，那为啥高价叶酸的价格那么贵呢？多半是因为它们需要更多成本去宣传推广，羊毛出在羊身上，最终高昂的营销推广费用由消费者买单。

我们国家为了保证所有孕妇都能吃上叶酸，孕妇可以直接凭身份证到社区医院或妇幼保健院免费领取叶酸。这再次说明叶酸的成本低，而且吃免费的也好使。

叶酸的副作用

大家可能听说过下面这两句话：

（1）任何药物都有副作用。

（2）良药和毒药之间的差别在于剂量。

重点是想说叶酸实际上也有副作用，虽然一般情况下它是安全的，但是如果吃太多的话，谁都会受到影响。下面讲过量服用叶酸的后果。

影响吸收　长期过量服用叶酸，会影响孕妇对锌元素的吸收，影响胎儿智力发育。

掩盖问题　过量服用叶酸会导致无法及时发现体内缺乏维生素B_{12}，从而影响胎儿发育。

加重呕吐　过量服用叶酸会使孕妇食欲下降、腹痛、腹胀，在孕早期会加重恶心、呕吐的症状。

诱发惊厥发作　过量的叶酸会对抗惊厥药物产生拮抗作用，使之失效，从而引发惊厥。

还有人会说服用叶酸会影响月经，或者导致胎停育。事实上，目前并没有研究可以支持上述说法，也就是说服用叶酸跟月经变化或胎停育并没有相关性。

好了，到这里基本上就把关于叶酸的常见问题都讲完了。之所以将这部分内容讲得这么详细，当然是因为补充叶酸真的很重要，不然国家也不会免费发放叶酸。希望这部分内容的讲解不仅可以让你了解叶酸的具体信息，也可以让你对孕期补充营养成分有清晰的认识。之后当再遇到这样那样的谣言和陷阱时，你就能轻松应对。

钙剂

对于钙这种元素，大家肯定不陌生，基本上从小听到大。你肯定从小就被要求喝牛奶，据说这样可以补钙。我的母亲每次给我打电话时都会提醒我买牛奶，即使我早就上了大学，已经停止生长。钙元素除了与儿童身高有关之外，还与人体的肌肉收缩、神经传递、血液运输、激素调节以及各种酶密切相关。

钙的作用如此广泛，自然引起了我们的注意。大家可能都听说过，骨质疏松症跟钙的流失相关，很多人出现心脑血管疾病以及癌症，或多或少也与钙有一定的关系。钙对人体如此重要，可仍有很多人无法获得足够的钙，即其钙摄入量达不到推荐摄入量，其中以年轻女性以及绝经后的女性为主。当然，钙摄入不足的人里也有男性，但这不是本书的重点。据统计，我国成年女性中有接近97%的人钙摄入量低于推荐量。这个数字实在令人震惊！

当然，我们还是聚焦在孕期补钙的问题上。从中国营养学会提供的数据来看，成人每天需要摄入的钙为800 mg，孕妇每天至少需要摄入的钙为1000 mg（每天的耐受剂量为2000 mg）。但是日常饮食习惯决定了我们每天从饮食中获得的钙只有300 mg左右，所以孕妇就很有必要额外补充钙，一般可以通过饮食及服用钙剂来补充（可以通过食物营养成分查询平台了解各种常见食物的钙含量）。

孕期该怎样补钙

孕5月，胎儿的骨骼和牙齿生长得特别快，这是其快速钙化的时期，钙的需求量剧增。因此，建议从孕16～17周开始，牛奶、孕妇奶粉或酸奶应成为孕妇每天必不可少的补钙食品。而且，孕妇还应该多吃富含钙的食物，如干乳酪、豆腐、鸡蛋（或鸭蛋）、虾、鱼类、海带等。此外，孕妇应每天服用钙剂。对于这一点，老六只是想再重点强调一下而已，实际上，补钙要贯穿整个孕期。

当然，单纯补钙是不够的。维生素D可以促进钙的有效吸收，因此孕妇要多吃富含维生素D的鱼类、鸡蛋。另外，晒太阳也能让身体产生维生素D，因此孕妇可以适当晒晒太阳。

孕早期

一般来讲，这个时期，胎儿还不太需要钙。这个时候打着给孩子补钙的旗号吃各种钙片的意义并不大，但是准父母们可以提前做好准备，因为接下来就需要补钙了。所以，孕早期钙的摄入量应跟平时差不多，孕妇每天保证摄入钙800～1000 mg就可以了。

孕中期

从孕4月开始，胎儿的骨骼逐渐形成。孕5月，胎儿骨骼发育最为迅猛。这时孕妇对钙的需求会比平时高，基本每天需要1000 mg钙。适当地稍微多补充一点儿也是可以的，毕竟还有一些钙会被代谢或不能被吸收，但每天的量不要超过2000 mg。除了通过饮食摄入钙（每天约300 mg）之外，最好可以吃一些复合维生素或钙片。与此同时，还要适当增加活动量，多晒太阳。建议从孕16～17周开始，每天喝牛奶、孕妇奶粉或酸奶等来补钙。

孕晚期

进入这个阶段，就该为胎儿储备足量的钙。胎儿出生后，短时间内无法摄入足够的钙，所以要趁孕晚期这个阶段多储存钙，以保证除了正常的骨骼发育所需外，还能有持续不断的钙供给。因此，整个孕期都要关注钙的摄入量。

产后

生完孩子就不用补钙了吗？想想看，羊毛出在羊身上。孩子要补钙，首先母乳里得有足够的钙。所以，产后女性需要继续补钙，这样才能保证孩子不缺钙。同时，女性都很关心的产后体形恢复也得仰仗体内足量的钙——若是老抽筋，还怎么运动啊？

钙剂该如何选购

前面讲了补钙的重要性和具体的补充方法，那下一步就肯定得讲讲如何选购钙剂。以老六的性格怎么可能就此打住呢？

哈哈，其实打住也没用。看到这里，你若发现我没写具体的选购方法，一定会去我的微博或"第十一诊室"咨询。既然这些本来就是你接下来需要的，那我还不如直接告诉你。怎么选？哪些钙剂适合你？哪种方便服用？哪种吸收率高？哪种最划算？

之所以有这么多问题，主要是因为市面上的产品实在太多了，五花八门，家家都说自己的最好、最划算。你一定要记住，如果说自己的是最好的，那它就一定不是最好的。当然，咱们追求的也不是最好的，而是最合适的。

钙剂的类别

目前市面上的钙剂种类非常多，随便问一个人，他都能说出一两种，如碳酸钙、戊酮酸钙、柠檬酸钙、葡萄糖酸钙等。

如果要分类的话，可以将它们分为以下三类：

无机钙　最常见的，同时也是价位最低的，如碳酸钙。

有机钙　常见于各大品牌宣传中，如上面提到的戊酮酸钙、柠檬酸钙、葡萄糖酸钙。

新型钙　在市面上比较少见，如氨基酸螯合钙、酪蛋白钙。

从整体上来讲，无机钙便宜，但吸收效果较差，而且还可能影响消化系统的功能，会引起便秘、食欲减退等症状。有机钙的价格相对高一些，但钙含量少，只不过它易消化、吸收，所以可作为孕期的首选钙剂。至于新型钙，由于少且贵，在这里不推荐。

除了要考虑钙剂的成分之外，还要考虑钙剂的形态，因为它决定了服用体验。目前钙剂主要有普通片、咀嚼片、泡腾片、颗粒剂、液体钙等剂型。至于你是将它顺水吞服、入口咀嚼，还是将它泡水作饮料服用，那就得根据药物剂型来服用。

钙片的选择

对于孕妇来讲，选择钙片时还有一些需要额外注意的地方。

钙片的大小　我们需要选择方便吞咽的钙片，不然它很容易卡嗓子，从而导致恶心、反胃，这种糟糕的体验会影响孕妇坚持吃钙片的积极性。通常来讲，为了保证机体摄入足量的钙，吸收率比较低的钙片会被做得很大，这就会导致吞咽钙片变得比较费劲。

有的厂家会把钙剂做成咀嚼片，其目的就是解决吞咽困难的问题，可这样做又会带来另一个问题，即咀嚼片的口感有时候会对孕妇造成影响。如果味同嚼石膏的话，那就会打击孕妇补钙的积极性。尤其是那些对异味很敏感的孕妇，她们真的很难忍受嚼钙片的感觉。因此，在选择钙片的时候，要尽可能选择个头小、两头顺滑、没有异味的，这样孕妇的服用体验才会更好一些。

钙片的产气情况　说实话，一般没人会在意这个问题。毕竟将钙片吃进去就好了嘛，谁还关心产气的问题。但是当年我在门诊的时候，几乎每个孕妇都会在某个阶段来问胀气打嗝的问题。我们平时吃进去的食物和营养补充剂都会在肠胃中代谢并产生气体，这些气体会在肚子里上蹿下跳，让人甚是难受。吃钙片就是一个常见的产气原因，尤其是在孕期肠胃状态不好的情况下，吃钙片更易引起胃胀气。而且很关键的一点是孕妇还会因此经常打嗝，从而更容易恶心、呕吐。怀孕本身就不容易，如果可以尽量避免这些不良反应。因此，我们需要关注这些钙片的产气情况，选购的时候尽量选择那种产气情况是你能接受的钙片。简单来讲，吸收率高的钙片的产气量会相对少一些。

钙片的沉淀情况 通常我们在让孕妇补充营养物质时都特别小心，因为增大的子宫会压迫孕妇的肠道，容易导致孕妇便秘。尤其是钙和铁的补充，很容易导致孕妇便秘。对于这一点，就连我们医生也没辙，所以孕妇在饮食和营养补充剂方面需要进行多方位考量。其中要重点关注的是钙片在肠液中的磷沉淀情况，这也是一个与便秘相关的很重要的因素。那些无法被吸收的钙以磷酸钙的形式在肠道里沉淀，从而导致粪便干燥、结块。这也跟钙的吸收率有一定关系，吸收的越多，剩下的就越少，那么沉淀下来的也就越少，孕妇便秘的概率就会大大下降。

好了，看到这里，你应该大概心里有数了。接下来你就可以去挑选钙片了，挑选的时候可以把我上面提到的几点都问出来，这样会显得你很专业。就算有人想糊弄你，考虑到你有一定的专业知识储备，他也不敢轻易骗你。

哈哈，这大概就是授人以渔吧！

补钙的误区

有人说补钙过多会导致胎儿骨骼太硬，从而影响分娩。

坦率地说，我第一次看到这个问题的时候愣住了——补钙不就是为了促进骨骼的形成吗？不然我们为啥要补？补钙就是为了让骨骼变硬。

影响分娩的因素有很多，如产力、产道、胎儿的大小、产妇的精神状态等。不必担心胎儿骨骼太硬而影响分娩，要知道，胎儿头部的骨骼要在其出生一年后才能逐渐长好。也就是说，在分娩的时候，胎儿头部骨骼还没完全长好，头上有骨缝及前、后囟门，这都是为了方便分娩。

好了，关于补钙就讲到这里，希望你对补钙有更加清晰的认知。

✿ 铁剂

铁剂，我们应该在上学那会儿就学过，它跟人体血液的生成和功能有着密切的关系。在这里无须讲解其更深入的知识和原理，相信大家也都听人说过"孕期要补铁"这样的建议或提醒。因为说得多了，以至于很多人以为孕期必须把补铁当作一件要紧事来对待。

在这里首先需要给你宽宽心。虽然孕期需要关注补铁这件事情，但也不用如临大敌，更不用背上思想包袱。接下来咱们就来具体说说补铁的事情。

什么时候需要补铁

对于大多数人来讲，我们的日常饮食就能满足我们对铁的基本摄入需求，只要我们保持荤素搭配、营养均衡，不挑食、不偏食，基本上是不用额外在意补铁这件事情的。

但是孕期不一样。一方面，孕期饮食习惯会发生不同程度的改变，这可能会导致孕妇的营养摄入出现明显波动。个别孕妇在某些阶段可能连正常的饮食都无法保证，这可能会导致孕妇出现铁摄入不足的情况。另一方面，随着孕期的发展，孕妇体内的血容量增加，这势必会导致孕妇对铁的需求量增加，再加上胎儿生长发育也需要铁，因此铁的整体需求量增长让补铁这件事情变得重要起来。

当然，这只是感性认知。再来做做下面这道计算题，你就能有更全面的认识了。

咱们人体每毫升血液中的铁含量大致为 0.5 mg，暂且就按 0.5 mg/ml 来计算，那么孕期因为血容量的增长（1300～1500 ml）而需要额外的铁是 650～750 mg。与此同时，胎儿生长发育需要铁 250～350 mg。这么一算的话，基本上整个孕期孕妇需要多摄入 1000 mg 铁。

你肯定会说，这简单啊，我直接吃够量就行了啊！

先等一下，且不说一次性吃这么多后肠道是不是受得了，关键问题是能不能吸收啊……

咱们还得把这 1000 mg 的铁分配到孕期的每一天，平均算下来，每天至少需要摄入 4 mg 铁。我们人体对于饮食中的铁的吸收率差不多在 10% 左右，这样我们每天至少需要从饮食中获得 40 mg 的铁才行。然而，咱们国家的饮食习惯决定了我们每天能从饮食中获得的铁为 10～15 mg，这离真正需求还有一定距离。

就算到了孕晚期，人体对于铁的吸收率能达到 40% 左右，但每天摄入的铁仍只是勉强够用而已。而之前很长一段时间的消耗会让人体内的铁供不应求。

这样算下来，咱们基本就能明白为什么怀孕期间人体会缺铁，进一步也就能明白为什么有一定比例的孕妇会贫血（图2）。

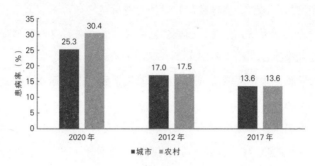

图2　中国孕妇贫血患病率

（来源：《中国居民膳食指南科学研究报告（2021）》）

·　这里的贫血主要是缺铁性贫血。后面也会单独讲贫血的内容，这里主要是想先让大家有个大致认知，即疾病是一点一点形成的，如果我们可以提前知道，就有可能避免它最后的发生。

该如何补铁呢

其实答案已经在前面提到了，留心的读者应该自己也能找到答案。是的，前面说我们日常饮食中的铁含量不多，所以我们首先可以尝试的方式就是通过饮食补充，如改变饮食结构，适当增加铁含量较高的食物，从而在铁的吸收率不变的情况下增加人体对铁的吸收量。但是饮食中的铁也分两种。

血红素铁　人体可以直接吸收，并为己所用，制造出自己的血红蛋白。其生物利用率相对高很多。富含这种铁的食物主要是肉、内脏和血液，包括牛肉、羊肉、猪肝、鸡肝等。在日常饮食中，依据自己的口味适当增加这些食物的量就可以有效增加铁的摄入量。而且这种铁的吸收不会受其他食物的影响。

如果不爱吃上面那些食物的话，还可以选择其他动物的肉或血制品。我们可以在网上找到很多食物的成分表，还可能找到更详细的数据。哦，对了，还可以直接去美国农业部的食物营养数据库查询。

非血红素铁　这种铁相对不太容易被人体利用。先要把这种不溶性的铁变成可溶性的，然后它才能被吸收进入血液，用来合成血红素。在这个过程中，还有植酸、草酸、磷酸、膳食纤维等多个妨碍因素，铁的生物利用率会大打折扣。这种铁主要存在于蔬菜、水果、坚果等植物性食物中。

虽然非血红素铁吸收比较麻烦，但如果有大量维生素C和有机酸来帮忙，非血红素铁的吸收率就能提高一些。如山楂，既富含维生素C，又富含有机酸，辅助补铁效果不错。

而且有调查显示，对于含有肉类、海产品和维生素C的混合饮食，铁的生物利用率是14%～18%；而对于素食饮食，铁的生物利用率是5%～12%。

这里虽然介绍了两种铁，但不是让大家二选一，而是希望大家考虑整个饮食结构，把两种铁结合在一起来综合摄取。

除了饮食补充之外，我们也不能忽略另外一种可能——孕妇在孕期完全没胃口，啥也吃不下……那咋办呢？

那就需要用铁剂来补充。尤其是本来就没有胃口的贫血孕妇，只能依靠铁剂来补充，不然就会陷入恶性循环。

市面上有很多铁剂产品，这里就不挨个儿分析了，主要就是看剂量。你如果符合使用条件的话，就可以每天服用 40 mg 左右来作为预防；但如果你已经严重缺铁的话，那铁剂的服用量估计得翻倍。而且铁往往并不是很快就能补足的，毕竟身体也得有个慢慢吸收的过程。如果缺铁比较严重的话，可能至少需要两个月才能纠正过来。

这再次强调了要把努力放在平时的理念。

既然提到了铁剂，就不得不说两个额外的知识点。

先说第一个。补充铁剂之后会出现便便颜色加深的情况，有时候你的便便就是黑色的……不要慌张，这可能是由补充铁剂导致的。但是如果出现鲜红色血液，那就要尽快就诊。

第二个知识点，即铁剂和钙剂、抗酸剂尽量不要同时服用。如果都需要补充的话，最好可以间隔 2 小时，这样能避免对吸收造成影响，同时也可以避免铁剂和钙剂同服可能引起的便秘情况。

好了，看到这里，相信大家应该能明白关于补铁的情况了。

DHA

DHA是一种多不饱和脂肪酸的简称，其中文名是二十二碳六烯酸（分子式为$C_{22}H_{32}O_2$，结构式见图3），其碳链长度比我的秋裤都长！孕期之所以需要关注DHA，是因为它具有重要的生理功能，与孩子的神经发育（大脑）和视力形成（视神经）有密切关系。

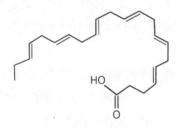

HO

O

图3　DHA的结构式

DHA是构成胎儿脑组织的重要成分之一。婴儿大脑中60%是脂肪，其中20%是ω-3脂肪酸（主要是DHA和EPA，EPA的中文名是二十碳五烯酸）。研究表明，孕期和哺乳期女性摄入充足的

DHA，对孩子的神经、视力和免疫系统发育以及长期的认知能力都有好处。在这方面，科学家确实没说假话，DHA真的很重要。

由于DHA肩负着如此重任，世界各国自然都建议孕期和哺乳期女性补充DHA。

世界卫生组织（WHO）和联合国粮食及农业组织（FAO）联合脂肪专家委员会建议，孕妇每天需摄入DHA和EPA共300 mg，其中DHA至少200 mg；美国国家科学院医学研究所（IOM）建议，孕妇每天需摄入DHA 160 mg；《中国居民膳食营养素参考摄入量速查手册（2013版）》建议，孕妇每天需摄入DHA和EPA共250 mg，其中DHA至少200 mg。

需要补DHA吗

首先要看你缺不缺。如果DHA的摄入量足够，身体并不缺DHA，那你就不用补。但是如果DHA的摄入量不够，那你就得考虑补。

2004年的一项膳食调查发现，我国孕妇每天DHA的平均摄入量为11.83～55.30 mg，内陆地区孕妇的摄入量显著低于河湖和沿海地区孕妇的摄入量。最新的调查显示，目前我国成年人每天摄入的DHA和EPA的总量平均只有37.6 mg，远低于上述推荐量。这表明我国成年人的DHA摄入量不容乐观，对于女性来说，孕期就更加需要重视DHA的补充。

《中国孕产妇及婴幼儿补充DHA的专家共识》认为：机体维

持适宜的DHA水平，有益于改善妊娠结局、婴儿早期神经和视觉功能发育，也可能有益于改善女性产后抑郁，以及婴儿的免疫功能、睡眠模式等。合理的膳食有助于孕产妇维持DHA水平，有利于母婴健康。

如何获得DHA

简单来说，就是以吃为主，以补为辅。

中国营养学会建议孕期及哺乳期女性每天摄入的DHA不少于200 mg，我们可以通过饮食来补充。

黄花鱼、沙丁鱼、鲈鱼、金枪鱼、鲇鱼、鲫鱼、带鱼等鱼类，以及虾、海蟹、贝类、墨鱼等其他水产品，都富含DHA，是我们人体DHA的重要来源。其中，100 g带鱼和大黄花鱼分别含有DHA 80 mg、90 mg。正儿八经地多吃些这类食物，一天所需的量就够了，但一定要吃熟的。这里多嘴说一句关于生鱼片的事儿，如果不能保证食物来源和卫生状况，那么最好不要在孕期吃生鱼片。

除上述食物外，其他食物中的DHA含量都很少。不过，DHA含量少不要紧，只要有足够的DHA原料也可以，如某些食物中的α-亚麻酸可以在体内部分转化为DHA。亚麻籽油和紫苏籽油富含α-亚麻酸，其含量高达50%～60%。因此，如果想获取充足的DHA，孕期可在食用油多样化的基础上，适当摄取一部分亚麻籽油或紫苏籽油。不过，还是应当以食用富含DHA的水产品为主，因为α-亚麻酸的转化率只有1%左右。

遗憾的是，很多人很难通过膳食结构的调整获得每天所需的DHA，这时就可能得依靠DHA补充剂了。

是否要吃DHA补充剂

是否要吃DHA补充剂，得根据每个人的具体情况而定。对于某些孕妇来说，吃鱼可能并不是一件很容易的事情，如有些人孕吐反应比较严重，还有些人不是很爱吃鱼。在这样的情况下，服用DHA补充剂简单、快捷。

老六再做一下总结。

孕期需要补充DHA，但首选方案是通过食物补充。如果通过食物补充可以满足需要的话，就不需要额外服用DHA补充剂（即市面上的产品）；如果通过食物补充无法满足需要的话，则可以考虑将服用DHA补充剂作为辅助手段。

你可能以为这一章会写很多需要补充的营养成分。其实恰恰相反，孕期并不是非要补充很多营养成分不可，更多时候孕妇需要遵循以下两个原则：

（1）尽量仅靠均衡的饮食来补充孕期所需的营养成分。

（2）在明确缺乏某种营养成分后再进行补充，否则会适得其反。

有需要的话，也可以咨询医生，根据专业意见来补充营养成分。

她们说

孕育这件事情，不是作业，不是项目。能控制的有限，顺应自然规律，相信科学，不要追求完美，大自然怎么可能完美？不要有无谓的担心和过激的行为。

找到自信，捍卫自己。

——R.W，宝宝7岁

放轻松，别太紧张，孩子的适应能力比我们想象的要强。给自己多一点儿时间，多关注自己。孩子爱你，他也会鼓励你多爱自己一些。

——南儀，宝宝4岁

辛苦是必然的，没想明白是正常的，努力掌握丰富的科普知识是让自己从容应对一切的最好方法，其他交给专业的医生。

——果果，宝宝10个月

健康、心情好第一。生和养都不是一个人的事，多合理要求，多寻求帮助。妈妈开心、心态好，真的很重要。听医生的话。

——是我是我还是我，宝宝5岁

生完宝宝，意味着从此生命中多了一个牵挂，最深的牵挂，多了一份责任，也让自己变得更勇敢了！

———二毛，宝宝8个月

人生走上了另一个阶段，性格也变得越来越柔软，感觉每天都很充实。酸甜苦辣都尝过的生活才是我想要的。

———@下了点萌汉药，宝宝5个月

不一样的人生，有苦，也有乐。孩子带给我的喜悦和感动是无可替代的，不是财富或者社会地位可以比拟的。其实是孩子陪伴了我，是我更需要孩子（孩子治愈了我）。生活不易，这种治愈效果让我遗憾——没有早点拥有孩子。

———咪嗨嗨，宝宝5岁

爱不是在看到孩子的那一刻出现的，是与日俱增的。

———十二，宝宝4岁

孩子是礼物，是惊喜，也是突如其来的暴雨，会把你淋湿、淋透，会让你懊恼、气馁，但你会发现自己的内心已经变得无比强大了，已经深深爱上了这个小可爱。爱是铠甲，是软肋。

———朵朵妈妈，大宝6岁，二宝5岁

第四章
关于产检，你需要了解什么

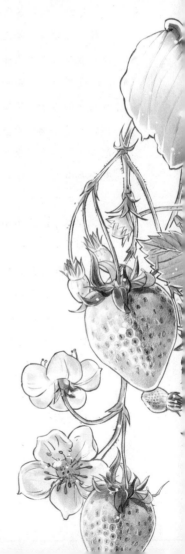

—果实寄语—

怀揣希望，静待美好。

大部分人对产检的理解是到位的，但还是有些人不太理解产检的意义。

　　是的。你不要觉得产检好像原本就有的。产检是近几十年的事情，在没有产检之前，根本没有人主动去医院定期检查，甚至有时候孕妇都明显出现各种问题了，也不会主动去医院。

　　近几十年，人们的追求从仅仅怀上就行转为怀上就要怀好，生出来的孩子一定要健康。需求变得更加明确和精细，所以产检这件事情才越来越被重视。当然，这背后也有国家优生优育政策的功劳，很多跟生育相关的数据也发生了很大的变化，有很大一部分是由推行产检带来的。

　　咱们再说回个人。对于孕妇来讲，产检的确带来了很多麻烦。在怀孕的这10个月期间，孕妇大概得往医院跑十几趟。说实话，搁谁都会怀疑这到底有啥意义！

　　其实意义就只有一句话：反复确认孕妇和孩子的状态都是健康、稳定的，孕妇能为孩子提供良好的条件，孩子能持续稳定地生长……这也是产科医生所希望的。

　　好了，讲完这个意义，咱们赶快开始系统学习产检的内容吧！

如何推算预产期

很多孕妇对推算预产期这事儿一头雾水，就连很多搞数学的博士也经常弄不清楚。是的，因为预产期本身就不容易推算，而且经常容易改变，有时候是因为算错了，有时候是因为临时需要调整。其实推算预产期本身是医生的事情，你即使不会推算，也没啥太大问题。

你只需要记住，预产期只是用来帮助你安排产检以及提醒你在什么时间段应该做什么事情的……当然，它还有一个功能，那就是为你先生向单位请陪产假提供确切的时间。因为那个时候你差不多该生了，他要忙前忙后。

预产期的推算

预产期通常是根据孕前末次月经的第一天来推算的，从这一天开始往后数280天，就是预产期。如果你的月经很规律，那我们有个粗略的计算方式：

孕前末次月经第一天所在的月份－3（或+9）=预产期的月份

孕前末次月经第一天所在的日期+7=预产期的日期（如果加7之后结果大于30，日期就得减30，月份就得加1）

这种计算方式是不是很复杂？让我们来举个例子。"我"孕前末次月经的第一天是2016年6月1日，1个月后（7月1日的时候）查出来"我"怀孕了。按照上面的计算方式，"我"的预产期大概是2017年（6-3）月（1+7）日，也就是2017年3月8日。但是，这样推算出来的预产期多半没有航班的起降时间准。据统计，每年在预产期分娩的人只占5%。这么不准，为什么还要算呢？这岂不是比奥运会中的黑哨还坑人？事实上，预产期只是一个模糊的概念，告诉我们孕妇会在那天前后分娩。孕妇要多关注胎动、宫缩、阴道出血及破水的情况，没有必要苛求孩子必须在预产期这一天出生。更何况，生孩子这事儿也不以人的意志为转移。

分娩时间的相关问题

早产和过期产都是大家所担心的问题。

从理论上来讲，孕妇在满37周但不满42周时分娩属于足月产。在这1个多月里，孕妇随时可能分娩，不存在越早分娩孩子就越好，或者越晚分娩孩子就越好的说法，只存在最适合分娩的时机。这个孩子专属的出生时间很重要，无论是过生日时还是上户口时，它都是必备的。

若孕妇在满28周但不满37周时分娩就属于早产。早产儿能否生存基本上取决于当时当地的医疗水平。与早产相对应，孕妇在满42周时或42周后分娩就属于过期产。过期产也有可能让胎儿面临更多风险。其实医生只在意孕妇是否属于足月产，因为早产或过期产都不属于正常情况。

其他推算方法

有孕妇会问：如果不记得自己孕前末次月经的日期该怎么办？

最简单实用的办法是直接交给医生来计算，因为预产期的推算本质上也是方便医生安排产检。如果你想自己大致推算一下的话，下面老六教大家一些其他推算预产期的方法。

排卵日

你如果恰巧一直盯着自己的排卵日，并通过合理分配体力、科学安排同房成功怀孕，那么就算不知道自己孕前末次月经的日期也没关系，这不会影响预产期的推算。一般来说，同房后48小时内可以形成受精卵，根据这个时间推算预产期就行。你也知道，我算得也不是很精确。事实上，对于分娩来讲，差个一两天其实问题不大。精确的日期只在计算足月或早产的临界点时才有用。而且，现在的医学技术完全可以弥补这几天的误差。

同房日

这个很有趣，因为条件十分苛刻。你如果忘记了孕前末次月经的日期，也不知道自己的排卵期，但只要在这一个月经周期内仅仅同房了一次，那基本上就可以根据同房那天的日期来推算预产期。当然，如果同房次数较多且不在同一天内，那就不太好判断了，还得依靠B超检查。

妊娠反应

孕妇一般会在孕6周左右出现恶心、呕吐等早孕反应，所以很多人会据此来推算预产期。但是，老六想说，这种方法不——靠——谱！其准确率几乎等同于通过扔鞋来辨别南方的准确率。

补充问题

如果月经不规律，那该咋办？

请大家留意一下各自的月经周期，假如月经提前或推迟的时间不超过7天，那么可以按照孕前末次月经的日期来推算预产期，再辅以B超检查来验证。你要记住，一切方法都不如孕早期的B超检查准确。要是懒得记各种日期，建议你直接听医生的。

如果月经提前或推迟的时间较长，超过了7天，你又不记得孕前末次月经的日期和排卵日期，还忘记了同房的日期，而且孕早期B超检查也没做……在这样的情况下，你也不用担心。

还是那句老话：把推算预产期这事儿交给医生吧。你只需要问一下，医生会帮你算好的，然后你按照这个算好的时间做好安排就可以了。

该选哪家医院建档

姑娘们在家看到验孕试纸上的两道杠之后，应尽早到医院做可以证明怀孕的相关化验或检查，如血妊娠试验、尿妊娠试验或B超检查。

只有拿到确定怀孕的证据后，才能带着夫妻双方的户口本或暂住证、夫妻双方的身份证以及计划生育服务证到当地的社区卫生服务中心办理孕产妇或母子健康档案。有了这个档案，你就有资格选择合适的医院建档（如果这本书正式出版的时候相关政策有了新的调整，那就要依据现行政策准备材料）。

什么时候可以建档

大多数医院会让孕妇在孕12周左右建档，很多医院都会限制名额，因此请务必提前联系好建档医院。建档后孕妇要做一系列检查，如血常规、血生化、血型、肝肾功能、甲状腺功能、血糖、血压等检查。这些检查都不止做一次。很多人在孕6～8周第一次去医院检查的时候就选择去自己想要建档的医院。有些医院可以提前预约建档，你最好事先打听清楚，有备无患。

应该选择什么医院建档

选择建档医院建立档案，对整个孕期来讲是非常重要的事情。这意味着整个孕期你将接收到的医疗服务和健康保障都是由这家建档医院提供的，不出意外的话，孩子也将在这里出生，因此选择建档医院时要格外谨慎。

下面我要说的内容很重要，请你和先生一起认真阅读。要选合适的建档医院，共分几步？三步！

第一步：看距离

这是个最实际的问题，因为整个孕期去医院的次数保守估计得有十几次，尤其是到孕晚期，稍有风吹草动，孕妇就要立马去医院，有时候一天去个三四趟都是常有的事儿。如果孕妇再患有一些慢性病或出现并发症的话，那就更不用说了，肯定去得更频繁。对于孕妇和家属来讲，去一两次还好，远点儿就远点儿，但如果老这么折腾，那就得认真选家近的建档医院。不然，最后受罪的只能是孕妇本人。

也有一些人最终选择了很远的建档医院，但是他们专门在医院附近租了房子，这是因为他们就认准这家医院，住在其附近图的就是产检的时候足够方便。

在考虑距离这个因素的时候，有三点需要注意：

（1）这里的距离包括两段，一段是工作单位到建档医院的距离，另一段是家到建档医院的距离。很多孕妇在孕早期及孕中期仍然会上班，而且这时多数孕妇会从工作单位出发去医院产检，或者产检完后直接回工作单位上班；而到了孕晚期，大多数孕妇会在家人的陪同下从家出发去医院，所以这两段距离都需要考虑。尤其是上班的孕妇，建议在孕早期就做好整个孕期的工作和居住规划。这样才能做到有条不紊，避免来回折腾。

（2）距离最好在5 km以内，或者可以这样说，开车的话20分钟以内可以到达的医院就行。虽然孕期去医院时大多不是急诊，但是一旦发生紧急情况，就要尽快到达医院，否则可能会错过最佳治疗时机，孕妇、孩子都可能会有不可预测的危险。如果家里有车的话，最好可以让先生提前开车熟悉一下去医院的路线，到时万一遇到紧急情况，可以不慌不忙地安全抵达医院。当然，如果遇到紧急情况，也可以选择拨打120坐救护车。

（3）也可以选择公共交通工具，如公交车、地铁或轻轨。它们各有各的问题，公交车容易遇上堵车，行驶不太平稳，而地铁相对平稳，但客流量大，空间相对密闭，上下楼梯多，若赶上早晚高峰可能还会有更糟糕的体验。我也确实在上下班的路上见到过很多挤地铁的孕妇，有的孕妇看起来孕龄都挺大了，我真替她们捏把汗……然而，在大城市打拼确实不容易，如果家里有车或有条件打车的话，谁又愿意来挤地铁呢？

唉，不说这些了。总之，在距离方面需要考虑以上这些因素。

第二步：看医院水平

供我们挑选的医院大体上就这么几种：三甲大型综合医院、三甲大型综合医院的国际部或特需部、三级综合医院、市（区）级妇幼保健院、私立医院等。别着急，老六挨个儿给你分析一下。

三甲大型综合医院 这类医院的医疗水平肯定没什么可挑剔的，只要是三甲大型综合医院，肯定有妇产科（这是国家规定的）。在很多人的意识里，不同医院的妇产科水平相差很大，但其实主要是妇科水平有比较明显的差别，而产科水平基本没啥差别，毕竟生孩子是刚需，大部分常规业务都是没问题的。

但是综合医院的优势主要就体现在"综合"上面，这意味着医院的科室设置得很全面，万一遇到妇产科以外的问题，可以在院内召集各个科室的医疗力量来共同应对。

当然，三甲大型综合医院的优点很明显，缺点也很突出，这就不用多说了，大家也都知道，在电视或新闻上也没少看到：患者多、环境乱、服务差……反正能想到的就诊体验差方面的问题三甲大型综合医院都有。很多医院能维持常规诊疗服务而不出岔子就已经很不容易了，虽然它们在改善就诊体验方面也非常努力，但收效甚微。现在医患矛盾愈演愈烈，这确实让人和医院越来越为难。

三甲大型综合医院的国际部或特需部 不是所有医院都有这两个部门，有这两个部门的医院基本上是全国都闻名的那几家医院，我就不提具体名字了。直接说条件，因为有价格作为门槛，所以这个地方环境好，患者少，服务也到位。只不过它们限人数，有时候甚至不对外开放，因此如果有打算的话，最好提前了解清楚。

三级综合医院 一般是指市（区）级的三级乙等综合医院，其中有不少是服务体制内的医院，如电力医院、铁路医院、民航医院、煤矿医院等。从级别来看，其各方面都要比三甲大型综合医院差一个等级，优点并不是很突出，当然缺点也不是太明显。妇产科基本都有，我的几位师姐就是在三级综合医院工作的。从她们的反馈来看，平时工作不忙，处理日常问题绰绰有余，但是如果遇到棘手的危重患者，她们可能就没法儿应对。这类患者就可能需要转诊。

市（区）级妇幼保健院 你所在的城市或地区都有，它们承担了大多数孕产妇及婴幼儿的保健工作。绝大多数本身没什么太大的问题，一般情况良好的孕妇都可以选择这类妇幼保健院。它们专注于妇幼领域，患者不多，也不杂。也正因为专注，所以它们会有很多针对孕产妇的贴心设计。当然，不要光听名字就觉得这类医院水平不行，其实有些地方的妇幼保健院的水平不亚于三甲大型综合医院，有的妇幼保健院后期会直接发展为大型妇产医院，如北京妇产医院。

当然，在妇产科之外的领域，这类医院就存在明显的短板，如果遇到无法处理的情况，有时候也需要请外援或将患者转诊。

私立医院 这类医院也逐渐成为很多人的选择。一些优质私立医院，不仅有较高的医疗水平和服务质量，而且非常在意患者的反馈，毕竟这类医院主要是靠口碑来获得更多患者的。一个地区可能就那么几家私立医院，有的城市可能干脆都没有像样的私立医院。

当然，除了收费比较高以外，私立医院的特点还有医疗设备和床位数都很有限，可以说它们提供的是一对一的服务，全方位呵护患者，患者不会受到其他人的打扰……但换个角度想，也可以认为：这类医院的医疗力量不足，患者承载量有限。总之，各有利弊。

私立医院有时候也可能需要请外援或将患者转诊。此外，私立医院的很多费用是不能报销的，因此有些私立医院存在挑选患者的情况，通常它们会拒绝本身就患有它们处理不了的疾病的孕妇，毕竟这类孕妇很可能最后还得去三甲大型综合医院。

第三步：依据个体情况做出合适的选择

简单来讲，具体分以下几种。

（1）一般情况良好（血压、血糖、肝肾功能、甲状腺功能等均正常），没有基础疾病（心血管疾病、神经系统疾病、内分泌系统疾病等）、传染性疾病（艾滋病、梅毒、乙肝等）、潜在的遗传性疾病及遗传风险的孕妇。通常这类孕妇孕期平顺，是我们认为的"优质孕妇"。这类孕妇对医疗水平的要求不高，选择医院时尽可能选择就诊体验好的，没必要非得去大医院。其合适的选择是妇幼保健院、三级综合医院、私立医院。

（2）一般情况不算太好（偶尔会出现感冒、发热、血压波动等情况，孕期有可能加重），但是其他方面都没有什么问题的孕妇。通常这类孕妇偶尔会出现一些小异常。其合适的选择是妇幼保健院、三甲大型综合医院、三级综合医院、私立医院。

（3）一般情况不好，且有一种基础疾病的孕妇。这类孕妇可能需要更加可靠的医疗服务和保障，必要的时候需要转诊。其合适的选择是妇幼保健院、三甲大型综合医院、三甲大型综合医院的国际部或特需部。

（4）平时健康状况不好，且有几种并发症或其他风险的女性。对于这类女性，一般我们不建议其怀孕。若这类女性怀孕了，还特别想要这个孩子，其合适的选择是三甲大型综合医院、三甲大型综合医院的国际部或特需部。

讲到这里，我相信你心里应该已经有答案了。

但是，我还想再补充一点。

如果觉得自己所在地区的医疗水平不行，或者想去外地生孩子的话，那除了要考虑交通的问题，还要考虑很多程序上的事情，如要办转诊单，因为只有办了转诊单，才可以报销医保和生育险。这种异地生育的情况我们也遇到过，如果折腾来折腾去，最后没办成的话，结果要么是自己承担费用，要么是再回到原来的医院……总之，幸福指数是会下降的，所以希望大家在选择建档医院之前要先想清楚。

最后，你肯定还想问一个问题：如果医院里有熟人，该怎么选？

事实上，在当前这个社会，如果医院里有熟人，那基本上就算是有特权了。如果可以随便挂号，随便住院……那基本上就算率先实现医疗自由了。但对其他患者来讲，这可能就不公平了。是的，这种不公平现象已经存在很久了，并不是因为老六指出来才存在的。

但问题是那个医院里的熟人也不一定能帮你做出最合适的选择，相反，你有可能因为过于相信这个人而做出错误的选择。所以，我就来做每个人都希望拥有的那个医院里的熟人，帮你分析清楚什么才是最适合你的选择。这样就算你没有医院里的熟人，也能做出相对合适的选择。

好了，这部分内容就讲到这里。

胎儿的发育过程是怎样的

很多孕妇都想了解胎儿的发育过程，但是这事儿很难让人直观地感知到，所以老六尽可能让大家对胎儿的发育过程有清晰的认知。

在开始之前，先帮大家纠正一个小错误，即我们肚子里怀的并不是在任何时候都可以被叫胎儿。在卵子受精后的2周内，其被称为受精卵；在卵子受精后的3~8周内，其被称为胚胎；再之后，其才会被称为胎儿……但是有时候大家会统一称之为胎儿。

接下来说说胎儿发育过程中的几个重要节点。

孕8周

你很难想象仅几周的时间受精卵就从一个细胞长成一颗草莓那么大。若在此时做B超检查的话还能看到原始心管搏动。肚子里的胚胎已经初具人形，小鼻子、小眼睛、小手、小脚都在生机勃勃地发育呢！但此时还只能称之为胚胎。

孕 12 周

胎儿身长约 9 cm，体重约 14 g，外生殖器已经发育了，小家伙正在长大呢！

孕 20 周

胎儿身长约 17 cm，体重约 320 g。这个时候胎儿有了吞咽和排尿的功能。注意，从现在开始，胎儿进入发育高峰期。

孕 22 周

胎儿身长约 19 cm，体重约 350 g。这个时候胎儿的小鼻子、小眼睛已经基本成形。

孕 24 周

胎儿体重约 500 g。这个时候胎儿逐渐有听觉，并开始对声音做出一些反应。父母与胎儿的互动可以从这个时候开始。

孕 31 周

胎儿处在发育高峰期，其身体各部分都日趋成熟，脑部和肺部是现阶段的发育重点。眼睛可以睁开了，甚至可以感知到光源。孕妇可以有意识地培养胎儿对明和暗的感知能力。

孕 32 周

胎儿身长约 40 cm，体重约 1700 g。这个时候孕妇可以很明显地感觉到胎动，胎儿会有转动头部、伸展四肢等动作。

孕 37 周之后

胎儿足月。

产检项目有哪些

产科医生很容易跟孕妇成为朋友，因为孕妇从发现怀孕开始，在大约40周的孕期里，要跟产科医生见十几次面。

一般来讲，孕28周之前，孕妇应该每4周进行一次产检；孕28～37周期间，应该每2周进行一次产检；孕37～40周期间，应该每周进行一次产检；孕40周以后，应该每3天进行一次产检。仔细算一下，孕妇在整个孕期要做的检查可能多达十余项。你说说，怀孕本身就已经够费劲的了，其间孕妇还要做这样那样的检查，而且每项检查好像都挺重要的，仿佛少做一项，孕妇或胎儿就会有问题似的，真是愁死人了。接下来老六就跟大家把这些检查给说清楚。

体格检查

作为医院必查项目，体格检查却经常会被大家忽略。很多人都觉得测身高、称体重、量血压、数脉搏很简单，没啥必要。

其实，这些体格检查虽然简单，但绝对不可被忽视！例如，你的体重指数（BMI）较高，往往意味着你可能是妊娠期糖尿病、妊娠期高血压疾病的高危人群；不少年轻、从不体检的高血压女患者，正是在产检时首次发现自己患有高血压。

胎儿颈后透明层厚度检查（NT检查）

胎儿颈后透明层厚度检查（图4）是一项很重要的畸形筛查项目，主要通过超声来测量胎儿颈后透明层的厚度。其正常值应该小于3 mm，如果超过6 mm，那么胎儿患唐氏综合征等染色体异常疾病和心脏病的风险较高。

NT检查时间要求很严格，应该在孕11～14周完成。若在孕14周后进行，其结果将失去参考价值。

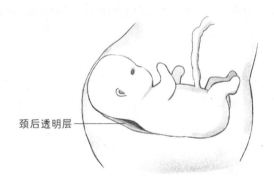

颈后透明层

图4 胎儿颈后透明层厚度检查

唐氏筛查

唐氏筛查简称唐筛，是针对唐氏综合征进行的一项检查。唐氏综合征又称21三体综合征，是一种先天性染色体疾病。患有此病的孩子智力低下，生活不能自理。健康的父母也可能生出唐氏综合征患儿，所以唐氏筛查是孕期非常重要的一项检查。怎么说呢？在发生问题之前大家都觉得自己离问题很远，可一旦出现这类问题，就知道事实并非如此。

唐氏筛查是指在孕早期或孕中期通过化验孕妇的血液，判断胎儿发生染色体异常可能性的检查，可以用来预测胎儿患21三体综合征、18三体综合征以及开放性脊柱裂等的风险。需要注意的是，唐筛只是一项判断胎儿发生染色体异常可能性的检查，其结果是胎儿患染色体疾病的概率，并不是诊断结果。之后，还要结合生化标志物、孕龄、B超检查（如NT检查）等信息才能做出诊断。

唐筛分为早期唐氏筛查（简称早唐）、中期唐氏筛查（简称中唐）和晚期唐氏筛查（简称晚唐），其检查时间和内容也不尽相同。

早唐　检查时间在孕12周左右，一般在孕11～13周进行。其间孕妇不仅要做血液检查，以检测血液中的妊娠相关血浆蛋白A（PAPP-A）、人绒毛膜促性腺激素（hCG）等，还可以做NT检查，即胎儿颈后透明层厚度检查。将这两项检查报告结合后得出的检出率比中唐高，简单地说，早唐的结果更准确一些。

中唐与晚唐　由于NT检查对机器和医生的技术，甚至胎儿体位的要求比较高，所以大部分孕妇选择做中唐或晚唐。一般中唐安排在孕16周左右，晚唐安排在孕18～20周。通过抽取孕妇血液，检测血液中的甲胎蛋白（AFP）、hCG、游离雌三醇（uE₃）、抑制素A（inhibin A），并结合孕妇年龄、孕龄等得出一个数值。将这个数值和临界数值进行对比，以此判断胎儿是否为高危儿。

如果有条件，请同步做NT检查及早唐，这样准确度会更高一些；如果孕龄超过14周，错过了做早唐的时间，那还是有必要做中唐或晚唐的；如果是高危孕妇，或家族中有染色体异常遗传史的孕妇，可以直接考虑做无创产前筛查或羊膜腔穿刺术。

唐筛结果一般有两种：低风险、高风险。唐筛结果是一个校对值，也就是报告上的MOM值，我们会将它与临界值作对比。低风险一般意味着胎儿发生染色体异常的可能性较小，但不代表胎儿完全没有染色体异常的风险。高风险意味着胎儿发生染色体异常的可能性较大，但不代表胎儿一定会发生染色体异常。唐筛结果是高风险时，医生会给出下一步建议，让孕妇做无创产前筛查或羊膜腔穿刺术。有时候如果唐筛结果不是高风险，但是刚好处在"灰区"，也就是临界风险（概率一般大于1∶1000），医生也会建议孕妇做无创产前筛查或羊膜腔穿刺术。

通常不建议再次做唐筛，因为无论结果是什么都没有太大意义。

有的姑娘关心做唐筛的费用。唐筛之所以能得到这么广泛的应用，就是因为检测过程比较简单，抽次血就行，风险不大，更关键的是费用不高，一次也就几百块钱。唐筛的缺点在于检出率只有60%～85%，而且其中还有一定的假阳性率。尽管如此，我们依然鼓励大家去做唐筛，不要犹豫。

无创产前筛查（NIPT）

无创产前筛查中的"无创"是针对羊膜囊或胎儿而言的。这项检查同样需要抽孕妇的血液，一般在孕12～24周进行，其原理是在孕妇的血液里寻找到来自胎儿的DNA，再通过高通量测序及生物信息学技术进行分析。是不是不太好理解？它使用的是最新的技术，你可以这么理解：把血放到一个小盒子里，再进行化验，然后喊里咔嚓地计算一通，最后你就可以知道胎儿有没有患染色体疾病的风险了。同样，算出来的也只是胎儿患染色体疾病的可能性，并不能据此做出最后的诊断。注意，无创产前筛查只能筛查21三体、18三体和13三体这三种染色体异常，这是它的局限性。

既然它使用的是新技术，其准确率自然也比较高，NIPT对这三种染色体异常的检出率高达90%以上。显然，其费用也相对比较高。各地费用不等，基本上在2000～3000元，但几乎所有待检血液都是被送到那么几家机构去检测的，所以费用波动不会太大。

每项检查都有优点和缺点，此事古难全。拿无创产前筛查来讲，因为技术新，所以并不是每家医院都有条件做这项检测；又因为费用比较高，所以不是每个孕妇都能负担得起。若你是唐筛结果处于灰区（就是临界风险）的孕妇或高风险的孕妇，医生会建议你做无创产前筛查或羊膜腔穿刺术。羊膜腔穿刺术是一种有创手术，如果孕妇不能接受，可以选择无创产前筛查。需要说明的是，如果之前的 B 超检查已经发现胎儿有异常或畸形，就不建议孕妇做无创产前筛查。

羊膜腔穿刺术

羊膜腔穿刺术是直接进入胎儿的"领地"，获取胎儿细胞的手术。这种不绕弯子的操作简单直接、方便快捷。采用羊膜腔穿刺术检测的染色体数目或范围要比唐筛及无创产前筛查更多、更广，羊膜腔穿刺术的结果还可以作为最终诊断结果。作为有创手术，羊膜腔穿刺术存在一系列风险，如感染、流产、羊水泄漏、创口愈合不良等。说得这么吓人，其实真正操作时，只是在孕妇的肚子上打一针，其间医生的动作干净利落。唉，我知道就算这样，你还是会害怕。

那为什么还要做这种手术呢？对于高危孕妇（尤其是分娩时年龄大于 35 岁的孕妇）而言，当她的唐筛结果为高风险时，只有羊膜腔穿刺术结果可以作为最后的诊断结果；对于既往有不良孕产史或本身存在染色体异常的孕妇而言，羊膜腔穿刺术的结果更有指导意义。在没有更好的技术之前，我们只能接受这种无法两全其美的检测方式。

现在来简单总结一下。

检出率：羊膜腔穿刺术＞无创产前筛查＞唐筛。

检查风险：唐筛＝无创产前筛查＜羊膜腔穿刺术。

虽然羊膜腔穿刺术有风险，但其风险依然可控且容易接受。无论唐筛和无创产前筛查的结果是高风险还是低风险，它们都只表明了胎儿发生染色体异常的可能性；只有羊膜腔穿刺术的结果是"金标准"。

很多人在事后才发现，那些事前的选择恐惧感都是因为太闲而产生的。请把这句话记到脑子里，你如果记不住，就让先生一起记。

血常规检查

血常规检查的重要性在于它可以让医生了解你的健康状况以及预测你可能在孕期出现的问题。这个有如此平凡的名字的检查项目是检查界中最质朴、最纯真的一员。

血常规检查的目的主要是了解白细胞、红细胞、血小板这三项的情况。

白细胞

通过白细胞检测，可以判断体内是不是有炎症。如果怀孕前白细胞计数就很高，且孕妇有发热、身体部分区域疼痛等症状，那就意味着孕妇体内很可能存在感染病灶。此时需要及时确定感染部位，并给予相应治疗。这里要提醒的一点是：怀孕后白细胞计数往往会比怀孕前高，这是生理性的，所以如果你没什么不适，即便整个孕期血常规报告单上白细胞计数后面都有个向上的小箭头，你也不用太慌张。如果你真的有问题，医生一定会单独跟你讲的。

红细胞

通过红细胞检测，可以了解孕妇血红蛋白的含量。我们还可以根据血红蛋白含量的高低来诊断孕妇是否贫血，以及是否为缺铁性贫血，也就是说如果哪个孕妇怀疑自己贫血的话，那就别废话，赶紧去验血。孕妇血红蛋白含量 < 110 g/L，就说明其贫血，贫血可能会增加低体重儿、早产，以及围产儿死亡的风险。孕妇血红蛋白含量过低，可能会造成胎盘营养不足，以及妊娠期高血压疾病、心脏病发作，甚至会造成胎儿大脑血管舒张、胎死宫内等严重后果。

注意：①由于胎儿的生长、发育和母体血容量的增加，孕妇对铁的需求增加，所以推荐自孕16周开始，即便血常规正常，孕妇也可以补充一定剂量的铁剂，以预防贫血。②如果孕期持续贫血，食用动物内脏、红肉、铁剂均无效，而且贫血愈发加重，建议去血液科好好查一查，因为有的贫血并不是由缺铁造成的。这里需要补充一点：广东、广西、湖南、湖北、河南、四川、重庆等地区的孕妇需要进行地中海贫血筛查。

血小板

通过血小板检测，可以评估孕妇的凝血功能。孕前血小板计数就低于正常值的女性必须引起重视，要确认自己是否合并有特发性血小板减少性紫癜等疾病。产检时如果发现孕妇的血小板计数下降了，相信接诊的医生会直接建议孕妇到内科就诊，所以老六在这里就不多说了。如果孕期血小板计数呈下降的趋势，那么孕妇可能患上了妊娠（特发性）血小板减少、妊娠期高血压疾病（子痫前期、HELLP综合征[①]）、妊娠期并发肝脏疾病等。除了定期复查以外，必要的时候孕妇可能还需要接受相应的治疗。

血生化检查

血生化检查的目的主要是了解体内电解质、空腹血糖、肝肾功能、血脂等的情况。这是一项在怀孕前也需要做的检查项目，重点关注身体的营养情况以及重要脏器的功能，尤其是肝脏和肾脏的功能。如果怀孕前身体本身就存在问题的话，那么怀孕后原发病很可能会由于身体负荷增加而加重。

怀孕后，孕妇和胎儿两个生命都在不停地进行着新陈代谢，

---

①HELLP综合征：是一种以溶血、肝酶升高和血小板减少为特点的子痫前期的严重并发症，本书会在妊娠期高血压疾病的章节中详细讲解。

孕妇体内的毒素、废物自然会比怀孕前增加许多。这些毒素、废物会被全部送入母体肝脏进行处理，然后通过肾脏排出体外。如果肝脏功能异常，那么身体就会出现一系列问题：①解毒能力下降，造成母体和胎儿中毒；②不能产生身体所需的各种蛋白质，从而影响其他器官的功能；③无法产生足够的凝血因子，分娩时孕妇极易发生大出血，有生命危险。如果肾脏出现问题，那么身体自然也会出现一系列问题，如尿素等身体不需要的物质的排出会受到影响。

如果肝肾功能、血脂等有问题，孕妇应去相关科室就诊，查明原因，及时治疗。如果孕前空腹血糖较高，那意味着你可能是一个糖尿病患者。一旦确诊，怀孕之后你就属于糖尿病合并妊娠[①]患者，对于血糖的控制就需要从孕早期开始。

血型检测

这一项是入院患者都要做的，其目的是为输血治疗做准备，因为手术或治疗的时候患者可能需要输血，同时通过检测确定患者的血型是不是稀有血型。如果发现孕妇的血型是Rh阴性，就要提前做一些处理，如孕妇至少应注射一次Rh免疫球蛋白，以预防

---

①糖尿病合并妊娠：并不是妊娠期糖尿病。两者很容易混淆，糖尿病合并妊娠患者在怀孕前就有糖尿病，而妊娠期糖尿病患者是在怀孕后才患上糖尿病的。两者的主要差异在于糖尿病出现的时间。

新生儿溶血症。

A、B、O血型 夫妻双方血型不合是非常常见的，但其实由这种血型不合导致的新生儿溶血症通常相对较轻，而且主要多发于母亲为O型血以及自身为A或B型血的新生儿。这种疾病的发生过程是这样的：胎儿的部分血液进入母体之后，由于胎儿和母亲的血型不同，母体内会产生一些抗体。这些抗体就像士兵一样，只知道保护O型血，消灭与O型血不相同的血，借此来保护母体。但不幸的是，这些士兵一不小心通过脐带到了胎儿体内，恰巧胎儿的血型不是O型，然后惨剧就发生了。这些士兵继续消灭与O型血不相同的血，进行大肆破坏，从而引起新生儿溶血症。

Rh血型 相信大家都听说过"熊猫血"，那就是指Rh阴性血。这种血型的女性第一次怀孕时，如果胎儿的血型是Rh阳性，那么她体内可能有Rh抗体。之后每次怀孕，她体内的Rh抗体都会通过胎盘进入胎儿体内，从而导致胎儿发生Rh血型不合溶血症。

我国《孕前和孕期保健指南（2019）》推荐A、B、O和Rh血型为必查项目，而且建议Rh血型阴性者尽早检测自身抗体滴度，必要时需要注射Rh免疫球蛋白来预防Rh血型不合溶血症。

心电图检查

心电图检查结果反映心脏兴奋性的电活动过程，对心脏功能及病理的研究具有重要的参考价值。有些疾病可以直接通过心电图看出来，但是这需要专科医生来解读，可不能自己琢磨。正因为心电图有这样的作用，再加上孕妇的血容量有所增加，心脏负担也有所增加，所以孕妇有必要做心电图检查，其目的就是确认孕妇有无心脏病变，能否承受住此次妊娠。注意，当出现呼吸困难、胸闷憋气、劳累乏力、咳嗽等症状时，孕妇需及时就诊，完善检查，必要时接受治疗。

尿常规检查

这里说的不是在孕早期进行的尿妊娠试验。尿常规检查涉及很多项目，其中重要的一项是尿蛋白。这是整个孕期都要关注的项目。蛋白尿[①]是一种潜在的且很严重的疾病的临床表现之一，这种疾病就是先兆子痫。当然，先兆子痫还有其他征兆，如肢体浮肿和高血压等。

若是妊娠剧吐患者，建议做尿常规检查，应重点关注尿酮体。还可以通过尿常规检查了解孕妇的尿糖水平，从而判断孕妇是否患有妊娠期糖尿病。此外，尿常规检查还涉及其他很多项目，可用于辅助诊断泌尿系统感染、泌尿系统结石等。当然，老六建议女性在怀孕之前就做一下尿常规检查，以免一些原发病影响妊娠进程。

[①]蛋白尿：即蛋白含量超过正常范围（每日排出量超过150 mg）的尿液。

凝血四项

这是怀孕前就要做的检查。由于孕妇的血液处于高凝状态，凝血指标如活化部分凝血活酶时间（APTT）、凝血酶时间（TT）、血浆凝血酶原时间（PT）、血浆纤维蛋白原（FIB）等较怀孕前有所改变。这种改变将导致弥散性血管内凝血（DIC）（患此病的孕妇占 0.03%～0.13%），直接危害孕妇、胎儿的生命安全。因此，孕妇进行凝血四项指标的检测，有助于DIC的早期发现和及时治疗。

优生四项

这也是一项在怀孕前就应该做的检查。

优生四项，从其字面意思去理解就可以了，为了优生优育必须检查的四个项目，筛查是否感染了弓形虫、风疹病毒、巨细胞病毒、单纯疱疹病毒。

孕妇感染上述病原体中的任何一种后，自身症状轻微，大多数孕妇甚至都没啥症状，但有经验的人一看到这里就知道这事儿不好办……老六之前讲过，最令人头疼的就是没症状，但凡有点儿症状，孕妇也不至于就这么放任不管。同样，备孕期女性也面临这样的问题，平时她们都没症状，但可以通过垂直传播将病原体传染给胎儿。你说它们四个是不是太坏了？感染之后准没好事儿，会造成宫内感染，使胚胎或胎儿出现严重的发育问题，甚至直接导致流产、死胎、死产。孩子即使出生后幸存，也可能有中枢神经系统障碍等严重先天缺陷。

既然后果这么严重，直接关系到孩子的健康问题，那么做优生四项的目的就很明确。我们就是通过这项检查来判断女性是否感染了上述四种病原体，但是这项检查的结果不太好解读。经常有人拿着这项检查的结果来咨询老六。

简单来说，咱们前面讲的那四种病原体跟身体接触之后，体内一般会产生两种抗体——IgM与IgG。别看这两种抗体长得差不多，但其含义是不一样的。

如果你的检查结果当中出现IgM阳性的话，就表明你在近1~2个月内感染了相应的病原体，并且具有传染性。这个时候你是不适合怀孕的，需要等其转为阴性后才能考虑怀孕。通常的处理办法是免疫治疗，靠增强自身免疫力来清除体内的病原体。但在这里我得说句实话，免疫治疗时其实最终靠的还是自身的免疫力，也就是说你可以通过积极锻炼、健康饮食、调整作息等，使IgM转为阴性，一般医生会建议你半年后复查。

如果你的检查结果当中出现IgG阳性的话，就表明你曾经感染过相关的病原体，注意，你只是感染过，现在已经不具有传染性了。同时，这也说明你现在的身体对相应的病原体具有一定的免疫力。当出现风疹病毒IgG阳性时，可以认为身体对风疹病毒具有终身的免疫力。

因此，看到这里的时候，你如果刚好做了优生四项的话，就完全可以对照上面的分析来判断自己是否适合怀孕。

但是这还不够，我们还要具体说说这四种病原体。

弓形虫　这是一种会引起人畜共患疾病的病原体，猫与其他某些动物是传染源。后天感染轻型者常无症状，但可在血清中查到抗体；重型者可出现各种症状，如高热、肌肉或关节疼痛、淋巴结肿大等。宫内感染的孕妇会发生胎死宫内或早产，孩子出生后可表现出一系列中枢神经系统症状，以及眼、内脏的先天损害。孕妇感染弓形虫，会引起流产、早产、胎死宫内、婴儿脑积水及神经发育障碍等。这是很多养猫的人主要在意的问题，之前我们也已经重点讲述过这方面的内容。

风疹病毒　孕妇感染风疹病毒后可能会在孕早期发生流产，幸存下来的婴儿可能患有先天性风疹综合征。如果优生四项的结果中出现风疹病毒IgM阳性，则提示你近期感染了风疹病毒，必要时应终止妊娠。成人及儿童感染风疹病毒，会引起皮疹、淋巴结肿大的症状。孕妇感染风疹病毒，会造成胎儿损伤，如新生儿畸形、肝脾肿大、神经发育障碍、先天性心脏病等。

巨细胞病毒　成人感染巨细胞病毒，可引起肝炎、肺炎。孕妇感染巨细胞病毒，会造成胎儿损伤，最终胎死宫内。新生儿感染巨细胞病毒，会引起黄疸、血小板减少性紫癜、溶血性贫血、脑损伤。

单纯疱疹病毒　感染部位可以是皮肤黏膜、生殖器、肛门、中枢神经系统和极少数的内脏。孕妇感染单纯疱疹病毒，可引起疱疹性口腔炎、湿疹样疱疹、单纯疱疹性角膜炎、单纯疱疹性结膜炎、疱疹性外阴阴道炎等。生殖器官以外的感染多由单纯疱疹病毒1型引起，而生殖器官的感染多由单纯疱疹病毒2型引起。优生四项检查不能区分单纯疱疹病毒1型和单纯疱疹病毒2型。孕妇感染单纯疱疹病毒，可使胎儿发生先天性感染，会诱发流产、早产、胎死宫内、胎儿畸形。新生儿感染单纯疱疹病毒后死亡率高，幸存者常有后遗症。

看到这里的时候，你如果已经怀孕了，但是之前从来没有听说过这么一项检查或干脆就没查过，那必须尽快去做这项检查，因为结果直接关系孩子的健康和去留的问题。如果孕妇在孕早期发生感染，那么胎儿发生感染的概率极大，孕妇需要接受针对性的治疗，必要的时候得终止妊娠。终止妊娠的情况也分两种。

（1）若胎儿已感染，并出现了内脏器官异常。医生通常会建议孕妇终止妊娠。

（2）虽然胎儿已感染，但其内脏器官未见异常。这种情况的孕妇要到优生门诊接受规范治疗，治疗后可能会产下健康的孩子。当然，没有完美的治疗方案，这种情况的孕妇就算接受了治疗，其孩子仍然可能会有神经和心血管系统等方面的先天性疾病，只能通过后天的治疗和干预尽可能恢复其正常功能。

当然，我们都希望，就算孕妇感染了，胎儿也能幸运地未被感染。孕妇要积极接受治疗，以免胎儿发生感染。

关于优生四项的内容就讲到这里，你可能看着就感到心累。这也是老六一直在担心的事情。有时候把所有内容都讲出来的确会让人担心，反而不如不去讲其中的原理和可能存在的风险，只告知结果就好。可是，这种处理方法只适合临床医生，老六作为既在临床上干过，又在网上做科普的工作者，真心希望通过自己的努力，让大家从过去糊里糊涂地放心变成明明白白地放心。

白带常规

这是一项在怀孕之前就应该做的检查，检查目的就是明确当前阴道分泌物的状态，重点关注的是阴道炎的情况。定期检查也是为了及时发现炎症并尽快进行治疗，如果治疗不及时有可能导致症状加重，甚至可能发生炎症逆行感染，有可能会影响宫腔环境。

检查通常包括5个项目，虽然各家医院关于这5个项目的叫法不同，但是其基本含义类似。

pH 青春期后由于卵巢分泌的性激素的刺激，黏膜上皮细胞内含有丰富的动物淀粉。动物淀粉经阴道杆菌分解作用后变成乳酸，导致阴道分泌物（白带）呈弱酸性，这样可以防止致病菌在阴道内繁殖。这体现了阴道的自净作用。化验时常用pH来表示酸碱度，正常女性的白带的pH为3.8～4.5，滴虫阴道炎或细菌性阴道病患者的白带的pH较高，可大于5。

阴道清洁度 可分为4级，其中Ⅰ～Ⅱ级为正常的；Ⅲ～Ⅳ级通常会提示阴道可能存在异常，其异常可能是短暂的，注意清洗就好，也可能是阴道炎。有些人的阴道内常有阴道毛滴虫、霉菌等，因此做清洁度检查时应同时做阴道毛滴虫、霉菌检查。

阴道毛滴虫或霉菌　将处理过的白带放在显微镜下，根据其形态可以发现其中有无阴道毛滴虫或霉菌，如存在阴道毛滴虫或霉菌，不论其数量多少均用"＋"来表示。"＋"这一符号只说明该女性感染了阴道毛滴虫或霉菌，并不说明其感染的严重程度。

胺试验　细菌性阴道病患者的白带有鱼腥味，这种气味是由白带中的胺被氢氧化钾碱化后挥发出来而导致的。

线索细胞　它是一种阴道脱落上皮细胞。其特点是细胞边缘黏附着大量杆菌，致使细胞边缘呈颗粒状或点画状，边界模糊不清。它是细菌性阴道病患者最显著、最特异的体征，临床医生可根据胺试验阳性及有线索细胞做出细菌性阴道病的诊断。

TCT、HPV检查

液基薄层细胞学检查（TCT）是一种通过宫颈细胞学检查来判断宫颈有没有病变的手段，而人乳头状瘤病毒（HPV）检查用来检测女性有没有感染HPV。这两项检查一般在孕12周进行，其目的也很简单，就是排除宫颈病变，确保孕期不用担心宫颈的问题。

如果在怀孕的时候发现宫颈病变，就要衡量宫颈病变的程度。一般来讲，如果宫颈病变程度是宫颈上皮内瘤变（CIN）Ⅰ～Ⅱ级的话，孕妇可以考虑继续妊娠，等到产后再复查，并依据结果安排接下来的治疗。

如果宫颈病变程度是CINⅢ级或孕妇得的是宫颈癌，那么孕妇就需要考虑终止妊娠。当然，具体情况具体分析，要跟医生沟通。

B 超检查

B 超检查是一种非手术的诊断性产前检查。在这里我就不讲它的原理了，你只需知道通过 B 超检查可以得到胎儿、胎盘、孕妇子宫及其他骨盆器官的图像。虽然这些图像你也不一定可以看明白，但是你可以知道那些部位就在那里，其中一部分最终会发育成一个可爱的孩子。当然，在整个孕期孕妇会被要求做多次 B 超检查，不同时间做 B 超检查的目的也不尽相同。因为它非常重要，所以老六要在这里详细讲解一下孕期 B 超检查的安排。

孕早期（孕 12 周之前）

这一次检查并不是必需的，但在出现以下情况的时候必须做 B 超检查：①怀孕前月经不正常——需了解胚胎发育情况，估计孕龄，排除多胎；②下腹部疼痛——需排除宫外孕或妊娠合并肿物；③有先兆流产现象，且阴道出血时间长——需了解胚胎是否还存活着，以判断是否有必要保胎，还需排除葡萄胎的可能性；④存在明显的胎儿畸形，如无脑、缺肢等（可能在孕 12 周左右可以通过 B 超检查发现）。

孕中期（孕13～27周）

一般情况下，这是孕妇在怀孕后第一次做B超检查，需要检查的项目有：

胎位 确定胎位是头位、臀位或横位，做到心中有数。孕28周以后，如果胎位不正的情况未能得到解决，就应在医生指导下设法予以纠正。

羊水 羊水与胎儿的宫内状况密切相关，羊水过多或过少都会影响胎儿的发育，甚至引起畸形。

胎盘成熟度 胎盘在孕9周左右出现，孕16周以后持续增厚，孕36周以后又轻微变薄。此次检查的目的是了解胎儿在子宫内的生活环境。如果孕37周以前出现Ⅲ级胎盘，就可能会对胎儿造成不利影响，故应将此类孕妇作为高危孕妇，定期观察。

脐带 看有无脐带缠绕、脐先露、脐带脱垂、脐带肿瘤等异常情况。

胎盘位置 检查胎盘的位置，以及有无胎盘早期剥离、宫颈机能不全等。

胎儿畸形情况 在这个时期可以发现的畸形有无脑、脑积水、小头畸形、脊柱裂等神经系统畸形；食管狭窄或闭锁、幽门梗阻或闭锁、十二指肠闭锁、无肛门、唇裂等消化系统畸形；先天性房间隔与室间隔缺损、法络四联症、单心房、单心室等心血管畸形；肾不发育、肾积水、多囊肾等泌尿系统畸形；肺部囊性病变等呼吸系统畸形或异常；软骨发育不良、成骨发育不全等骨骼系统畸形等。

孕晚期（28周之后）

这一次B超检查的目的是了解胎儿的发育情况，进一步确认胎儿有无畸形；判断胎儿的大小以及羊水量的多少——确定是否需要对羊水量进行跟踪监测。同时，还可以进一步确定胎盘的位置，确定是不是前置胎盘；获得脐带以及胎儿体内重要脏器的血流信息，间接了解胎盘功能。一旦发现问题，就可以及时处理。此外，B超检查结果还能用来判断胎位是否正常，还可以用来预测胎儿的体重，初步确定分娩方式。

虽然这部分内容有点儿长，但是希望你能认真地看完。

口服葡萄糖耐量试验（OGTT）

口服葡萄糖耐量试验的目的是筛查妊娠期糖尿病，筛查时间一般在孕24~28周。患有妊娠期糖尿病的孕妇生出巨大儿的风险较高。由于这类孕妇血糖过高，身体会分泌出更多的胰岛素来降血糖，这可能会影响胎儿。所以，OGTT也是孕期一项很重要的检查。做OGTT时一般先测空腹血糖，然后测口服葡萄糖后的血糖。在去医院检查之前至少需要空腹8小时，到了医院之后先空腹抽血，然后将300 ml溶解了75 g葡萄糖的水迅速喝掉，之后正好1小时和2小时时再次抽血，检查血糖情况。

正常孕妇的血糖情况：

①空腹血糖不超过5.1 mmol/L；

②餐后1小时血糖不超过10.0 mmol/L；

③餐后2小时血糖不超过8.5 mmol/L。

如果上述结果中有一项不正常，则可认为该孕妇患有妊娠期糖尿病。如果血糖出现异常，孕妇首先要做好血糖的监控工作，不要迷信"生完孩子就好了"而疏于监测。老六通常会建议患有妊娠期糖尿病的孕妇在家中常备快速血糖仪，这样就可以省去不少跑医院的麻烦（医生也会教你具体使用方法的。因为血糖仪各有不同，而且每个人的情况不一样，所以这里就不展开来讲了）。

同时，孕妇还要调整生活习惯，控制饮食，适量运动，少食多餐，均衡营养。饮食建议低盐、少油、低脂、低能量、高纤维，同时减少糖的摄入量。如果控制饮食及增加运动量后状态还是欠佳，那么必要时可以考虑使用胰岛素。

患有妊娠期糖尿病的孕妇分娩之后，仍然需要复查。产后6～12周再做一次OGTT，再次确认血糖情况。

胎心监护

胎心监护应用胎心监护仪将胎心率曲线和宫缩压力波形记录下来供临床分析，是正确评估胎儿宫内状况的主要检测手段。可早期发现胎儿宫内急慢性缺氧、胎盘功能不全、脐带脱垂或隐性脱垂，并了解胎儿宫内的储备情况。目前有一些医疗器械厂商生产了家用型胎心监护仪，但具体有没有必要买一个就因人而异了，老六的态度是：不是必须买。当然，买了之后你就要好好学习怎么使用。同时，也要跟医生沟通胎心监护的图像，尤其是在自己拿不准的时候。

传染病检查

其实该检查通常指入院手术患者要做的常规检查中的术前八项，这里主要讲以下几个检查项目：甲型病毒性肝炎（简称甲肝）、乙型病毒性肝炎（简称乙肝）、丙型病毒性肝炎（简称丙肝）、艾滋病和梅毒。当然，希望性伴侣也可以一同检查这些项目。这几种病都是可能通过母婴传播的传染病，因此传染病检查的重要性就不用我再强调了！

乙肝病毒会导致严重的疾病，甚至致人死亡，所以确认你是否为乙肝病毒携带者有助于医生判断你是不是需要立即进行治疗，而这一治疗多半能防止孩子被乙肝病毒感染，还有助于确定你的分娩方式。

丙肝可导致肝脏慢性炎症坏死和纤维化，部分患者可发展为肝硬化甚至肝细胞癌（HCC）患者。

患有艾滋病和梅毒的孕妇需要关注母婴之间的传播，并要及时进行阻断和治疗。

还是得啰唆一下：一——定——要——查！这样才有助于医生在孕前、孕中、产前、产后对孕产妇和孩子做出及时、正确的处理及治疗，让孩子远离先天性传染病，毕竟可爱的孩子是无辜的。

甲状腺功能检查

这是必查项目，因为甲状腺功能亢进可能会导致流产、早产，还可能会导致胎儿甲状腺功能减退、甲状腺肿大。而甲状腺功能减退可能会影响孩子神经、智力发育，增加早产、流产、低体重儿、死胎、妊娠期高血压疾病等的风险。所以，孕前一定要搞清楚自己到底有没有这方面的疾病，如果有，则需要积极配合医生进行规范治疗。

甲状腺功能三项是反映甲状腺生理功能的指标，包括垂体分泌的促甲状腺激素（TSH），甲状腺分泌的游离三碘甲状腺原氨酸（FT_3）、游离甲状腺素（FT_4）。疾病不同，每种激素水平的变化不同。有条件的可以直接查甲状腺功能八项（包括甲状腺抗体），它对治疗的指导价值更高。当然，你每年的体检项目中可能已经包含了甲状腺的B超检查。如果甲状腺有占位性病变，建议在怀孕前就到相关科室就诊，搞清楚治疗方案。

脐血流检查

脐血流检查的目的是判断胎儿在宫内的发育情况，如判断胎儿是否存在宫内发育迟缓、宫内缺氧，以及孕妇是否有患妊娠期高血压疾病的风险。胎儿有染色体疾病、先天性畸形等时，脐血流就可能表现出异常。异常的脐血流还可能跟胎盘的发育缺陷、组织学异常有关。

胎盘功能检查

胎盘功能检查的目的是了解胎盘的功能，再通过胎盘功能间接判断胎儿状态。这是一种对胎儿进行宫内监护的手段。主要检查项目如下：

尿雌三醇水平　超过15 mg/24 h为正常值，10～15 mg/24 h为警戒值，低于10 mg/24 h为危险值。孕晚期，若连续多次测得尿雌三醇＜10 mg/24 h，则提示胎盘功能低下。

血清游离雌三醇水平　足月时该值的下限为40 nmol/L。若该值低于40 nmol/L，则提示胎儿、胎盘单位功能低下。

血清人胎盘催乳素（HPL）水平　若足月时该值＜4 µg/L，则提示胎盘功能低下。

血清催产素酶水平　5 mg/（dl·h）为警戒值，低于2.5 mg/（dl·h）为危险值。若测得的数值急剧下降，降低了50%，则提示胎盘有急性功能障碍。

催产素激惹试验　若无应激试验无反应（阴性），催产素激惹试验阳性，则提示胎盘功能减退。

阴道脱落细胞检查　若舟状细胞成堆、表层细胞无、嗜酸细胞指数（EI）＜10%、致密核少，则提示胎盘功能良好。

好了，已经讲了不少检查项目，基本上涵盖了你能遇到的大多数检查项目。当然，还有其他一些特殊的检查项目，但那些大多是医生依据你的实际情况开出的一些具有针对性的检查项目，在这里咱们就不一一展开了，具体情况可以跟医生进行沟通。

产检流程是怎样的

其实每个孕妇的产检流程基本上都是固定的，只要按照建档医院的安排一步一步进行就可以了。这相对还是比较容易的。只不过对于我来讲，要将这部分内容讲清楚就很难了，因为不同的医院有不一样的要求，不同的孕妇也就意味着不同的情况，其中就有可能改变产检流程的情况。

所以，我只能讲解大多数人可能要经历的产检流程。至于很多特殊情况以及无法预料的突发情况，我就没有办法一一讲解了，还请正在看书的你谅解。

好了，咱们一起来看看整个孕期你要经历的产检流程。

第一次产检

时间

孕12周左右。

须知

这次产检要做多项检查。注意，要空腹。

内容

听胎心 孕11周以后，就可以听到胎心了。其声音很像正在快速奔跑的小火车发出的声音。有不少孕妇在第一次听到胎心时，激动地将它录下来并发给家人。

常规检查 包括血常规、尿常规检查，血型检测，生化检查（包括空腹血糖和肝肾功能检查），乙肝五项检查，丙肝、梅毒、艾滋病抗体三项检查，凝血功能、风疹病毒、甲状腺功能、白带常规等检查。

预约NT检查 这是孕期的第一次排畸检查。孕11～14周用B超测胎儿颈后透明层厚度，从而可以初步判断胎儿神经系统的发育水平。

宫颈筛查 重点检查是否有息肉等赘生物或肉眼可见的宫颈病变。如果孕妇在一年内没有做过TCT和HPV检查，应选择做这两项检查。

填写产检表 涉及身高、孕前体重、既往病史、月经史、婚育史等一般情况。

第二次产检

时间

孕16周左右。

须知

距离第一次产检已经过去4周，是时候拿着第一次的检查结果去医院进行第二次产检了。如果有异常，需要尽早就诊。这次产检需要空腹。

内容

分析结果　分析上一次产检的检查结果。

听胎心　每次产检都会听胎心，正常的胎心率为110~160次/分。

量宫高①、腹围　自第二次产检开始，每次产检测得的数据都会被记录在产检手册的生长曲线表格内，据此可初步判断胎儿大小是否与孕龄相符。

量血压、体重　这也是每次产检的必查项目，有助于孕妇尽

---

①宫高：就是从下腹耻骨联合上缘中点到子宫底的长度，跟腹围一样，是判断子宫大小的依据之一。

早发现妊娠期高血压疾病等，指导孕妇做好体重管理。老六之前讲过，建议采用美国医学研究院（IOM）2009年推荐的足月单胎妊娠女性孕期增重指南的数据：孕前BMI<18.5的孕妇，孕期适宜的增重范围为12.5～18.0 kg；孕前BMI在18.5～24.9之间（18.5≤BMI≤24.9）的孕妇，孕期适宜的增重范围为11.5～16.0 kg；孕前BMI在25～29.9之间（25≤BMI≤29.9）的孕妇，孕期适宜的增重范围为7.0～11.5 kg；孕前BMI≥30的孕妇，孕期适宜的增重范围为5.0～9.0 kg。

复查血常规、尿常规 在整个孕期每个月都需要查一次血常规、尿常规，据此可以了解孕妇身体的一般情况，并尽早发现类似妊娠合并贫血、妊娠合并高血压等异常。

之后每一次产检都需要做以上五项，在这里就称之为"老五项"吧。

唐氏筛查 这是第二次产检项目中的重中之重。空腹抽血，化验，计算胎儿发生21三体综合征、18三体综合征和开放性脊柱裂这三种畸形的概率。假如结果有异常，孕妇需要尽快就诊。

第三次产检

时间

孕20周左右。

须知

这次产检不需要空腹。

内容

老五项 跟第二次产检基本一致。

大排畸B超检查 这项检查一般在孕18～24周做。对于这项检查，几乎每个孕妇都会既期待又担心。B超医生会对着孕妇的肚子看很久，仔细观察胎儿的颜面、四肢以及各个器官，看是否存在异常。做过这项检查后很多人才把悬着的心放下来，当然，也有人看到结果之后把心悬了起来。

第四次产检

时间

孕24周左右。

须知

如果你的产检号比较靠前，那不妨空腹就诊，一般当天就可以喝糖水（做OGTT）。要是产检号靠后，建议吃完早饭再去医院，第二天再空腹来做OGTT。空腹太久会存在风险。

内容

老五项 跟第二次产检基本一致。

喝糖水（做 OGTT） 这是本次产检的关键。喝糖水听起来很简单，可是想要顺利做完，还需要一些小技巧。希望下面的建议对你有用：

（1）检查前三天正常饮食，既不用节食，也无须暴饮暴食。

（2）检查前一天晚上10点后不建议再进食。

（3）检查当天早晨先抽血检测空腹血糖，然后将医生开的75 g葡萄糖溶于300 ml水中，并在5分钟内将糖水喝完。从喝第一口糖水开始计时，分别在刚好1小时以及刚好2小时时到抽血室抽血，检测血糖。注意，这2小时内不能额外摄入任何糖分，并应尽量保持安静，避免走动。

第五次产检

时间

孕28周左右。

须知

无须空腹，上午或下午皆可。

内容

老五项 跟第二次产检基本一致。

测骨盆 一般在孕28～30周检测。其主要目的是评估孕妇的骨盆条件是否适合阴道分娩（顺产）。注意，直到这个时候医生才能初步判断你是不是可以顺产。

复查阴道分泌物 看你是否有真菌或细菌感染，必要时你得接受药物治疗。

第六次至第九次产检

时间

孕30～36周，一共4次。

须知

从孕30周开始，每2周就要产检一次。产检时无须空腹。

内容

老五项 跟第二次产检基本一致。

小排畸B超检查 一般在孕30周左右进行，同时预约孕37周的B超检查。做B超检查的目的是评估胎儿的发育情况及大小，因为胎儿的大小也是决定孕妇能否顺产的重要因素。

胎心监护 从孕36周开始，每次产检都要做胎心监护（NST检查）。

第十次产检

时间

孕37周左右。

须知

这个时候胎儿已经足月，可以安心等待宫缩自然发动了。这次产检一般需要挂专家号，其主要目的是评估胎儿的大小以及孕妇的骨盆情况，再根据各方面条件确定孕妇是否可以阴道分娩。这次产检需要空腹。

内容

老五项 跟第二次产检基本一致。重点是生化全项和凝血功能检查。

第十一次产检及之后

时间

孕38～40周。

须知

产检频率达到每周一次，检查时无须空腹。这段时间的重点是在家好好数胎动。如果出现胎动异常、宫缩频繁、大于月经量的阴道出血或阴道流液等情况，孕妇就需要及时就诊。

内容

老五项　跟第二次产检基本一致。

其他　孕40周需要做B超检查，主要是为了看羊水是否偏少。如果怀孕已满40周但还没有临产，需要每3天去医院做一次产检，做胎心监护以评估胎儿情况。如果超过预产期6天，且你还没有临产，不要着急，医院会打电话通知你入院，并对你的宫颈进行评估，为你选择合适的分娩方式。

好了，完完整整地把这一套流程都讲出来了，基本上这就是孕期产检的全部内容了。可能各个地方的具体流程不太一样，医生的要求也可能不太一样，但应该大同小异，希望这些对你有用。

如何避免『丧偶式』产检

虽然标题有点儿夸张，但如果恰好你的先生常常缺席产检的话，那建议他读一读这部分内容，兴许他会有一些改变。

孕早期

生孩子算是件有点儿复杂的事情。要将孩子生下来，有不少手续需要办理，如已经反复提到的孕产妇或母子健康档案、准生证等。

就拿孕产妇或母子健康档案来说，各地有各地的要求，甚至同一个区的不同居委会的要求都不一样，这就免不了因为这样那样的问题而多次往返于医院和其他有关机构之间。

而且对于大部分女性来说，不可能一怀孕就全休在家。那就意味着你还要跟单位申请调休来办这些事情，很是辛苦。

好不容易手续都办好了，终于开始进入定期产检的流程，讨人厌的孕吐反应又来了。有的孕妇孕吐反应很严重，甚至发展为妊娠剧吐，她们就差抱着马桶过日子了。

由于产检免不了舟车劳顿，即便是孕吐反应比较轻的孕妇，坐车以后也会很难受。在这种极端条件下，还要一边坚持排队、抽血，一边强忍着恶心（还得担心吐到前面排队人的身上），不然去了趟厕所回来还得重新排队。其中的艰辛，想想便知。

在这个时候，相信每个孕妇都会想：如果先生能来，那该有多好。

孕中期

孕中期有几个比较重要的检查，分别是OGTT、唐氏筛查、大排畸B超检查。

OGTT，说白了就是喝糖水，而且是在空腹状态下喝浓糖水。喝下去的那一瞬间会让你怀疑人生，若你没有将糖水吐出来，那就说明你已经很优秀了。对于有的孕妇而言，这种折磨还会持续，其感受有可能从恶心转变为胃灼热，那就更难受了。

虽然唐氏筛查的过程很简单，但很多孕妇在得知结果不理想的时候，往往会担忧、恐惧。如果医生再建议她们做NIPT或羊膜腔穿刺术，那她们就更拿不定主意了。

做过大排畸B超检查的孕妇都知道，要想一次成功，除非天时地利人和，但这几乎不太可能。很多时候要不停地走动来调整孩子在肚子里的位置和姿势，这样B超医生才能看清楚孩子的各个重要部位。有时候一耗就是半天，再加上做B超检查的时候，万一医生在不停地念叨，你心里肯定会犯嘀咕：孩子是不是有什么问题？

在这种时候，相信每个孕妇都会想：如果先生能来，那该有多好。

孕晚期

随着子宫的增大，孕妇的身体负担越来越重，她们开始连自己的脚在哪都看不到了，更不用说产检路途中有多辛苦了。

有的孕妇会选择乘坐地铁出行。虽然可能会有好心人让座，但地铁里憋闷的空间，再加上人多、拥挤，不少孕妇会出现胸闷、憋气的情况。虽然说离开这个环境后这些情况就能得到缓解，但若孕妇身边没个照顾的人，也着实让人担忧。

挺着大肚子本就够累的了，还要排队等医生叫号；等医生检查完、开好单子，还要排队缴费、抽血、检查……有的检查需要空腹，孕妇就这么硬生生地饿了几小时，一不小心就可能出现低血糖的症状，更加难受。

同时，由于增大的子宫的压迫，孕晚期孕妇容易尿频，时不时就需要去一趟厕所。这也让孕妇感到很烦恼。

如果这个时候由先生去排队，你只需找一个地方安安稳稳地坐着，等轮到的时候再过去抽血、检查，那该有多好。

分娩

分娩是孕期最辛苦的环节，绝大部分孕妇都要经历撕心裂肺的阵痛。

每两三分钟阵痛一次，好不容易不疼了，想起来上个厕所，艰难地爬了起来，刚坐上马桶，还没开始拉，就又疼了起来；胎位不正的时候，每一次宫缩都可能伴有想大便却又不让拉的难受感；很多孕妇还会担忧自己究竟能不能顺产……如果再发现胎心减速，那心里就别提有多害怕了。

这个时候，如果先生能来，那该有多好。

哪些问题产检查不出来

老六说过很多次了，产检的目的只有一个——反复确认孩子和孕妇的健康状况。然而，还是有很多问题无法通过产检被发现。可能已有人跟你讲过一些，但我希望大家能在怀孕之前就了解清楚，不要等遇到了再后悔。

有时候，一后悔就是一辈子的事。

肢端畸形

在整个孕期，一般孕妇要做5～6次B超检查，有的人甚至做得更多，可为什么就发现不了问题呢？是的，就是发现不了。

这项检查无法做到细致入微的观察，这是由B超图像的清晰度决定的。就算是三维、四维B超检查，也受限于B超检查本身的缺陷（它只能用来判断胎儿结构是否存在畸形），再加上胎儿在宫内的形态和肢体的遮挡等因素，我们很难把细节观察清楚。

所以，类似多指（趾）、并指（趾）、指（趾）关节缺失或手脚外翻等畸形是没有办法被提前发现的，只有等孩子出生才能看清楚。

此外，腿部畸形，如一条腿长、一条腿短等问题，也不太容易通过B超检查看出来。

这时你们肯定要说：难道只能用B超检查吗？不是还有CT、MRI什么的吗？

CT本身的辐射可能会给胎儿带来更大的影响，所以没有明确指征时不推荐做CT。MRI的确可以帮助我们甄别出一些异常，但它有两个问题：一是费用比较高，二是检查过程中的体验不太好，有些人可能忍受不了。

视力异常

因为胎儿在宫内时基本上都闭着眼睛，到孕晚期他才会有一些光感，所以大多数时候我们无法了解胎儿眼睛的情况，只有等他出生才能做判断。然而，在这个时候发现问题，可能就已经晚了。

所以，失明、眼球缺失、眼眶畸形等问题也很难通过B超检查被发现。就算做MRI，也只能检查出一些明显的结构畸形，很难发现视力方面的问题。

那还有什么办法吗？

没有。只能在孕期多注意饮食、环境以及自身方面的因素，以减少对胎儿的影响。尤其是在孕早期，你需要特别注意，因为这个时期是胎儿视觉神经发育的关键期。

听力异常

听力是没有办法在孕期检查的。没有哪项检查可以提前发现孩子听力异常，至少现在还没有。即使孩子出生了，我们也只能通过听力筛查及耳聋基因检测来判断其听力情况。

当然，如果夫妻双方中有一方是耳聋患者，或有耳聋家族遗传史的话，那么我们建议其做孕前耳聋基因检测。即使夫妻双方的听力都没有问题，孩子也有耳聋的风险，因为约6%的正常人携带了耳聋基因。

皮肤异常

确实，每位妈妈都希望自己的孩子长得漂亮，所以很多孕妇都会格外重视大排畸B超检查给出来的那张孩子的图像。虽然我们会反复强调那张图像是电脑重构出来的，并不完全是孩子真实的样子。

比起孩子的脸部结构问题，孩子的皮肤问题是我们更加难以发现的。就连最简单的肤色问题我们都很难判断，更不要说胎记什么的了。

有的孩子出生后，其半张脸上有明显的胎记（胎记分色素型和血管型两种），这种情况的发生率在10%左右，基本上可以说胎记的发生是相当普遍的。有的胎记会逐渐消失，有的胎记则会持续很长时间，甚至合并其他器官发育异常，必要的话需及时带孩子去医院就诊。

消化系统异常

消化系统方面的异常主要指肠道闭锁或阻塞等问题。另外，对肛门闭锁、食管闭锁、十二指肠闭锁等，大家可能也有所耳闻。新生儿体检时必须查的一个项目就是看肛门有没有开口。说起来，检查时我们还遇到过一激动就直接拉出便便的小家伙儿……

之所以在孩子刚出生时就检查，是因为产检时很难查出这些问题。

如果胎儿出现消化系统异常，其吞咽羊水的能力就会受到影响，但在产检时我们最多只能看到羊水量有改变。

当然，如果有可疑迹象，可以考虑去做MRI，进一步确认是否存在问题。

代谢及发育异常

相对隐匿的异常，尤其是代谢和发育方面的异常，很难在产检时被发现。一般只有经过长期观察，才能发现这类异常。

代谢方面的有些问题确实只能在孩子出生后才被发现。

发育方面的某些问题也一样，如孩子的智力发育问题，它并不是孕期产检的重点，而且确实查不出来。产检顶多能看到孩子骨骼的发育情况，至于其智力的发育情况，恕当今科学技术暂时无能为力。这大概就是那么多人愿意相信什么天赋基因检测的原因吧。这类检测虽然没啥用，但是可能会给人一些心理上的安慰。

其实这些话我可以说，也可以不说，但我选择说出来。很多情况之所以让我们难以接受，主要是因为我们事先没有心理准备。当我们不知道要面对什么的时候，真的很难心平气和地接受一切可能到来的未知。

如果我们可以事先知道、有所了解，那么就算那些情况最终真的出现了，我们也能因为有一定的心理准备，冷静地思考下一步对策，而不只是焦虑不安、惊慌失措。

她们说

怀孕时就像在准备高考，每次产检是小考，分娩是最后的大考，但是考完并不等于解放了，真正的奋斗才刚刚开始。

——馄饨，宝宝4个月

做好准备，但其实准备永远都不够充分，一切都只能一步一步来。尽量保持情绪稳定，生命里多出来的这个小宝宝，会是很爱很爱你的人。你也会爱她的。

——肖，宝宝3岁

以前的生活很纯粹，伤心就是伤心，快乐就是快乐，而为人父母后，痛苦也是快乐，无可奈何的同时又乐在其中，前一秒还崩溃不已，下一秒就甜蜜无限。

——宁小小萱，大宝6岁，二宝2岁

生育对于我而言，是一次重生。伴随她的成长，我当然也经历了许多坎坷和挫折，但是我也重新认识了自己，以"带她看世界"之名见识到了更广阔的世界。

——美伢，宝宝17岁

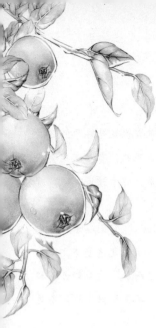

第五章
孕期可能出现的问题

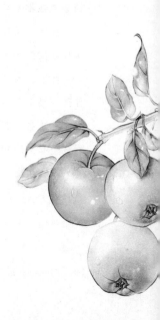

—果实寄语—

跨过去，就是幸福的彼岸。

孕期合并症，又称妊娠期合并症，简单来讲就是怀孕的同时还得了其他疾病。有些疾病是因为怀孕才出现的，有些疾病会在怀孕后加重，怀孕和疾病相互影响，如果不及时干预或处理，就极有可能出现不良后果。

在医院的时候，产房外面还有十几张病床，它们属于"高危病房"。是的，如果有必要住院的话，孕期合并症患者基本上就是在这里接受观察和治疗的。虽然住在"高危病房"的孕妇并不都是真的高危孕妇，但大多数都是有原因的，毕竟床位紧张，不是谁想住就能住的。

除了治疗患者外，医护人员还有很重要的一部分工作，那就是在"高危病房"对有特殊情况的孕妇进行宣教，尤其是那些不把自己的病当回事儿的孕妇，必须好好跟她们聊聊，因为很多孕期合并症都是可以防患于未然的。

当然，反过来说，你如果被医生建议留院观察，那就踏踏实实地在医院听医生的安排，因为医生不会平白无故地安排你住院。

好了，为了不让你在孕期住院，万一住院了也知道是因为啥住院，接下来咱们好好聊聊孕期合并症。

不过我还有一个愿望，我希望所有看这本书的人都不需要用到这一章里的知识点，且能顺顺利利地把孩子生下来。

但愿如此。

妊娠期糖尿病

妊娠期糖尿病（GDM）是糖尿病的一种特殊类型。GDM 的主要诊断手段是 OGTT，即在孕 24～28 周做的口服葡萄糖耐量试验。妊娠期糖尿病的诊断标准前面已经讲过了，你只需要记住三个值：空腹血糖 5.1 mmol/L，餐后 1 小时血糖 10.0 mmol/L，餐后 2 小时血糖 8.5 mmol/L。任何一个血糖值达到或超过上述标准，孕妇就可以被诊断为妊娠期糖尿病患者。即使血糖值只超标一点点，哪怕只超过 0.1 mmol/L，你也不能忽略那超出的 0.1 mmol/L。作为医生，我们对你和你的孩子都有义不容辞的责任，此时不能对你网开一面，否则会害了你和你的孩子。

为了避免误诊、漏诊，老六再次强调一下 75g 口服葡萄糖耐量试验的方法：试验前至少禁食 8 小时，且在此之前的连续 3 天正常吃饭（每天吃的碳水化合物不能少于 150 g，切忌自己美化数据，否则坑的是自己和孩子），同时切记检查期间要静坐。

具有妊娠期糖尿病高危因素，首次 OGTT 结果正常，但孕晚期出现羊水过多、胎儿生长过快等情况的孕妇，必要时还需再做 OGTT。

妊娠期糖尿病的高危因素

妊娠期糖尿病的高危因素包括肥胖（尤其是重度肥胖），有患2型糖尿病的一级亲属、妊娠期糖尿病病史或巨大儿分娩史，多囊卵巢综合征，孕早期空腹尿糖反复阳性等。

妊娠期糖尿病的危害

孕期（特别是孕早期）血糖过高，容易影响胎儿的正常发育，甚至导致胚胎畸形、停止发育，最终导致流产。

妊娠期糖尿病越严重，发生妊娠期高血压疾病的可能性就越大。我们常说的子痫、胎盘早剥、颅内出血等，都是由妊娠期高血压疾病导致的严重并发症。此外，患有妊娠期糖尿病的孕妇羊水过多的概率较高，这会导致胎儿早产、脐带脱垂等并发症。患有妊娠期糖尿病的孕妇早产的发生率明显高于妊娠期血糖正常的孕妇。患有妊娠期糖尿病的孕妇容易得阴道炎、泌尿系统感染等疾病。

如果妊娠期糖尿病得不到很好的控制，孕妇的血糖居高不下，胎儿就像被泡在糖水里一样，因而体重容易超标。这不仅会加重孕妇的顺产产伤，而且容易导致新生儿损伤，同时还会提高剖宫产率。

如果妊娠期糖尿病特别严重，会导致糖尿病酮症酸中毒。一旦孕妇发生糖尿病酮症酸中毒，孕妇和胎儿的健康状况就会受到严重影响，甚至可能会导致新生儿死亡。

如何应对孕期高血糖

营养治疗

孕早期应保证摄入的能量不低于每天1500 kcal，孕晚期应不低于每天1800 kcal。其中碳水化合物占50%～55%，蛋白质占20%左右，脂肪占20%～30%。

少量多餐、定时定量进餐对血糖控制非常重要。早、中、晚三餐的能量应分别占10%、30%、30%，每次加餐的能量占10%。可选用富含膳食纤维的燕麦片、荞麦面、糙米等粗粮，还要保证新鲜蔬菜、水果、藻类食物等的摄入量。应适当限制动物油脂、红肉、椰奶、全脂奶制品等饱和脂肪酸含量高的食物。

在这里分享一下我的一位妇产科同事帮自己妻子控制血糖的心得，仅供参考。

主食： 混有糙米的米饭。

蛋白质： 主选牛肉、鸡胸肉或里脊肉，每周吃1～2次鱼和虾。

加餐： 粗粮饼干或无糖苏打饼干，木糖醇酸奶或脱脂牛奶。

水果： 严格限制。

很多孕妇可能会这样想：糖尿病嘛，我就少吃主食，多吃点儿水果。这种想法完全错误！水果会提升血糖水平，而且我认为水果是胎儿体重增加的有力助攻神器，所以我的这位同事基本上每天只给他妻子准备200 g水果以解解馋。

运动治疗

用餐结束30分钟后可以进行低等到中等强度的有氧运动，如步行这种常见又简单的运动方式。你如果平时就有散步的习惯，那可以适当延长运动时间、增加次数。

如果有心脏疾病及大血管或微血管的病变，运动需谨慎。

有以下情况的孕妇严禁运动：1型糖尿病合并妊娠、心脏病、视网膜病变、多胎、宫颈机能不全、先兆早产、先兆流产、胎儿生长受限、前置胎盘、妊娠期高血压疾病等。

用餐结束30分钟后再运动，每次运动时间控制在30～40分钟，运动后休息30分钟。血糖低于3.3 mmol/L或超过13.9 mmol/L时要停止运动，可以随身携带饼干或糖果，以便在出现低血糖征兆（头晕、乏力、恶心、四肢酸软无力、肌肉颤抖等）时可以及时食用。

其他控制血糖的方法

如果饮食和运动治疗的效果都不理想，那就首选皮下胰岛素注射。剂型、剂量、使用方法请遵医嘱，在开始注射胰岛素以控制血糖的时候，一定要严格监测血糖，以防发生低血糖。

目前国际上对口服降糖药物的研究越来越多，但我国还缺乏相关研究，而且口服降糖药物并未纳入我国妊娠合并糖尿病诊治指南，所以老六也不推荐孕妇使用口服降糖药物来控制血糖。

血糖的监测方法

刚被检测出高血糖、血糖控制不稳定以及妊娠期应用胰岛素治疗的孕妇，每天都应该监测7次血糖，包括三餐前30分钟、三餐后2小时和夜间的血糖。

血糖控制稳定和不需要胰岛素治疗的妊娠期糖尿病孕妇，每周至少应该检测几个最佳时间点的血糖，包括空腹和三餐后2小时的血糖。

敲黑板了！不管你用什么方法，把以下内容抄下来，贴墙上也行，复制下来，存记事本里也可以，总之要将它们记住！

妊娠期糖尿病患者孕期血糖

（1）餐前血糖≤5.3 mmol/L，餐后2小时血糖≤6.7 mmol/L，如果没有好好听医生的嘱咐而测了餐后1小时的血糖，那么血糖≤7.8 mmol/L。

（2）夜间血糖≥3.3 mmol/L。

（3）糖化血红蛋白应该控制在5.5%以内。

糖尿病合并妊娠患者孕期血糖

（1）餐前、夜间血糖应该控制在3.3～5.6 mmol/L。

（2）餐后的峰值血糖应该控制在5.6～7.1 mmol/L。

（3）糖化血红蛋白应该小于6.0%。

产后应该注意什么

高血糖孕妇产后血糖控制目标以及胰岛素的应用都需要参照非妊娠期血糖控制的标准。

孕期应用胰岛素的女性，一旦产后恢复正常饮食，就应该及时监测血糖，根据血糖水平调整胰岛素剂量。一般来说，产后胰岛素的用量都会比孕期明显减少。而孕期不需要应用胰岛素治疗的女性，产后可以恢复正常饮食，但应该避免食用高糖、高脂食物。

高血糖孕妇所生的孩子容易发生低血糖，所以妇产科医生或儿科医生会在孩子出生后30分钟内检测孩子的血糖情况，并给孩子喂糖水或奶粉，以免孩子出现新生儿低血糖。这是常规操作。喂孩子时，最好不要用奶瓶，要用小勺子，这样不会影响孩子吸吮乳头。

妊娠期糖尿病患者及其孩子都是糖尿病的高危人群，所以推荐所有妊娠期糖尿病患者于产后6~12周复诊，并要求她们改变生活方式，合理饮食，适当运动。

患过妊娠期糖尿病的女性再次怀孕时，发生妊娠期糖尿病的可能性高达30%~50%。因此，这类女性再次怀孕时，可以在孕早期就做OGTT，即使这个时候血糖正常，也仍然需要在孕24~28周再做OGTT。

好了，关于妊娠期糖尿病就讲到这里。如果你确诊了，不要埋怨自己或有什么焦虑情绪，只要好好控制血糖，定期监测，基本上是没啥大问题的，放心吧。

妊娠期高血压疾病

曾经我在急诊室收过这样一位患者：孕32周，因血压突然升高前来就诊，整个人肿得水汪汪的，双下肢一按一个坑，眼皮浮肿，导致她看不清这个世界，血压180/110 mmHg，心率120次/分，心脏彩超结果提示心力衰竭。

各个科室及时会诊，调整用药，硬是把她的血压降了下来。其血压降到140/90 mmHg左右的时候，我们长舒了一口气。没想到我在听其胎心的时候又发现孕妇阴道开始出血，这是胎盘早剥的表现，唯一的处理方法是紧急行剖宫产术。孕妇一直处于蒙的状态，到做完手术，她都还没有反应过来。她只依稀记得自己前一天因觉得腿肿了来医院看看，怎么就莫名其妙地做了手术，孩子也出来了，并被送进了新生儿重症监护病房（NICU），自己想看都看不到……

好了，我知道你也很想了解为什么一个小小的血压问题会引发这么大的问题。咱们一起来学习一下妊娠期高血压疾病。

为什么会得妊娠期高血压疾病

先来聊聊妊娠期高血压疾病患者的表现，其主要表现是孕20周后出现高血压、水肿、蛋白尿等症状。轻者无症状或轻度头晕，血压略有升高，伴轻度水肿或轻度蛋白尿。重者会出现头痛、眼花、恶心、呕吐、持续性右上腹疼痛等症状，血压升高明显，水肿严重，尿蛋白增加，极为严重的患者甚至会出现抽搐，乃至昏迷。

妊娠期高血压疾病的病因主要有如下几点：

（1）胎盘滋养细胞侵入子宫肌层小动脉，导致小动脉狭窄，不能很好地给胎盘供血、供氧。

（2）母体对父源性的胎盘和胎儿抗原的免疫耐受缺失或失调。

（3）各种因素导致的血管内皮损伤。

（4）有研究表明，妊娠期高血压疾病有一定的家族遗传性，但其遗传模式尚不清晰。

（5）孕期维生素A、维生素C缺乏，或维生素E过剩。

简单来说，妊娠期高血压疾病患者分为两类：一类是在孕20周以后才表现出高血压的，另一类是在孕20周之前甚至怀孕前就患有高血压的。所以，每次产检都有必要测量血压，这有助于我们及时发现问题。对于那些孕前就有高血压的孕妇来说，孕期更需要关注血压的变化。

妊娠期高血压疾病的危害

妊娠期高血压疾病的基本病理变化是全身小动脉痉挛。了解了这一点，我们就容易理解妊娠期高血压疾病的危害。

对大脑的影响

大脑中的小血管十分丰富，孕妇如果发生小动脉痉挛，会导致脑水肿、充血、局部缺血、血栓形成及出血等。主要表现可能有头痛、感觉迟钝、思维混乱，也可能只有脑袋发蒙。

对肝脏、肾脏的影响

肝脏和肾脏的血供也很丰富，小动脉痉挛会影响肝脏、肾脏的功能，导致肝功能异常、蛋白尿等。因此，妊娠期高血压疾病患者千万别觉得每次产检要抽血、验尿很麻烦。如果不做这些检查，我很负责任地告诉你——这是不对的！

对心血管系统的影响

心脏就像一个大水泵，血管就像自来水管。正常情况下，水泵可以自如地向每家每户供水。如果水管过细、水压过高，水泵就需要更多的力量来完成工作，久而久之，便会出现问题。一旦心脏出现类似的问题，那就是所谓的心力衰竭。

对胎盘的影响

胎盘是孕妇和胎儿交换营养物质的重要器官。胎盘中的小动脉出现痉挛，不利于孕妇给胎儿提供营养和氧气，可能会使胎儿因为缺乏营养而生长受限，或因为缺氧发生胎儿宫内窘迫。假如孕妇血压出现波动，一定要加以重视，因为这有可能导致胎盘早剥，危及孕妇和胎儿的生命安全。

得了妊娠期高血压疾病怎么办

一般治疗

如果得的是单纯的妊娠期高血压疾病，血压在140/90 mmHg以下（这个标准会随着指南的更新而发生改变，所以如果它跟新指南的标准有出入，要以新指南的标准为准），孕妇可以去医院或在家里监测血压。一旦出现蛋白尿，孕妇就得乖乖地听医生的话，住院，配合治疗。

降压

这是治疗妊娠期高血压疾病的一大法宝。目前，最常用的药物就是拉贝洛尔，它不仅有较好的降压效果，而且对胎儿没什么影响。各位孕妇不必担心，不是一吃降压药就得终身服药的。妊娠期高血压疾病只是妊娠期特有的疾病，一般到产后12周，血压即可恢复正常。这类患者可以在孩子出生后继续监测血压并逐渐减药。

缓解血管痉挛

这是治疗妊娠期高血压疾病的另一大法宝。对于子痫前期患者，我国主要使用的药物是 $MgSO_4$，它可以通过缓解小动脉痉挛降压，减轻各个脏器的负担。剧透一下，静脉滴注 $MgSO_4$ 的过程颇为痛苦，所需时间起步就是 8 小时，且要持续 3 天！治疗之后，小动脉痉挛消失了，大脑血供更加丰富，孕妇反而可能会有点儿头痛。

镇静

如果孕妇因为妊娠期高血压疾病而休息不好，医生可能会每晚给予安定针以帮助睡眠。只有得到充分的休息，才能控制好血压。

妊娠期高血压疾病患者的分娩方式

这应该是孕妇比较关心的问题。首先需要明确的是，妊娠期高血压疾病患者并不一定非得剖宫产。如果血压控制得理想、临产过程顺利，这类患者可以顺产。但是假如血压控制得不理想或临产过程中血压突然升高（会导致病情加重，短时间内无法顺产），为了患者和孩子的安全，剖宫产不失为一种明智的选择。

最后，再强调一下妊娠期高血压疾病患者的注意事项：

（1）适度锻炼，合理休息，杜绝卧床，保持身体健康。

（2）合理饮食，适量吃盐，要保证充足的蛋白质和能量。

（3）补充维生素。随着怀孕时间的延长，孕妇需要的维生素越来越多。平时不爱喝牛奶、吃肉的孕妇，还得适量补钙。

（4）重要的事情说三遍：产检很有必要！产检很有必要！产检很有必要！如果患有妊娠期高血压疾病，不必过分担心，听医生的话，自己在家好好监测血压。要是出现蛋白尿，该住院就得住院。为了自己和孩子的健康，千万别讳疾忌医。

孕期血压是医生非常重视的一项检查指标，希望孕妇和医生都能重视血压变化。

痔疮

关于痔疮有很多说法，有的人说"十男九痔"，有的人说"十人九痔"……这些都是用来突显痔疮的普遍性的，但事实上其发生率没有这么高。如果真是这样的话，估计医院啥也不用干了，只开一个肛肠外科就足够了。

不过，关于痔疮的真正靠谱的说法是"十孕九痔"。

孕妇很容易得痔疮，有痔疮的孕妇占70%以上，不过痔疮的轻重程度不同。下面咱们就来说说孕期痔疮的问题。

孕期痔疮的不良影响

孕妇本身就容易贫血，如果再合并痔疮出血，贫血程度就会加重。这不仅会危害自身健康，而且会影响胎儿的正常发育。

一旦痔疮脱出肛门，人就无法正常工作。别说工作了，坐着都难，这无疑会增加精神和身体负担。

由于痔核脱出及肛门括约肌松弛，流出的黏液会刺激肛周皮肤，容易引起瘙痒，甚至湿疹。

痔疮水肿、感染、坏死后，局部疼痛剧烈。无论是坐、走，还是排便，都会加重疼痛，严重时甚至会导致孕妇流产、早产或患上其他疾病。

看完这些，你应该能意识到孕期痔疮的严重性，千万不要盲目处理，否则很有可能会对脆弱的胎儿及劳累的自己造成不良影响。

孕期痔疮因何而来

孕期，为了保证胎儿的营养供应，孕妇盆腔动脉的血流量增多。随着胎儿的发育，日益增大的子宫会压迫盆腔，使肛周的血液回流受阻，造成直肠下端及肛周静脉丛血液淤积，从而诱发痔疮或使已有的痔疮加重。

与此同时，孕期活动量减少，胃肠蠕动减慢，粪便在肠内停留的时间较长，粪便内的水分被重吸收，从而导致粪便干燥、排便困难。排便的时候，粗硬的粪便会使痔黏膜受损，导致出血，甚至会使原有的痔核脱出肛门外，引发肛门剧烈疼痛、行走不便等一系列症状。更严重时，还会引起痔疮急性发作，如发生痔核嵌顿，进而导致水肿、坏死等。你说吓人不吓人？

怀孕阶段不同，处理方式也不同

别怕！总的来讲，在孕期处理痔疮时，应该尽可能少地进行临床干预，确保痔疮不成为孕期的负担即可。产后，随着腹压的降低及静脉回流障碍的解除，产妇体内的孕激素含量降低，痔核一般会在4个月内缩小或萎缩。此时，相关症状有所减轻，甚至消失，患者可以免受手术之苦。

总结一下，处理孕期痔疮的基本原则是：①无症状时不治疗；②有症状时首选保守的且刺激性小的疗法；③症状极为严重时，将手术治疗作为最后措施。

下面简单介绍一下各个时期的治疗措施。

孕早期

此时如果出现痔疮，应注意休息，减少站立，尽可能避免重体力劳动。特别是便秘者，建议多进食富含膳食纤维的蔬菜和水果，养成定时排便的习惯。如痔疮在肛周并有轻度脱出，可以用温水坐浴。注意，当痔核脱出，形成嵌顿乃至坏死时，如果保守治疗无效，建议及时采取手术治疗，必要时终止妊娠。

孕中期

此时胎儿已经趋于稳定，治疗也相对安全。除了保守治疗，还可以考虑手术治疗，因为此时手术的禁忌范围有所缩小。在临床处理中，这一时期最宜手术治疗，而且流产、早产等的概率极低。

孕晚期

症状轻者，尽可能选择保守治疗。如果患者临近预产期，症状重、反复发作且保守治疗无效，可以考虑适时分娩，尽早采取手术治疗。倘若孕妇因痔疮急性发作而发生早产、难产等，可就得不偿失了。

孕期如何预防痔疮

终于写到这篇的核心部分了。老六做了如下简单的总结，请在饭前便后大声朗诵！

生活规律　养成定期排便的习惯，把排便时间控制在10分钟之内。上厕所时不要带手机，也别带其他厕所读物。

厕纸尽量绵柔　这事儿就不多说了，只要用过绵柔的厕纸，就再也受不了那些粗糙的厕纸。当然，如果家里有可以直接冲水的智能马桶就更好了。

积极地与便秘作斗争　多吃富含膳食纤维的水果与蔬菜，多饮水，这样有助于粪便软化及排出。此外，还可以喝酸奶。

坚持运动　提肛运动每天做30～40次，避免久坐、久站、久蹲。便后花一两分钟时间按摩肛门，促进肛门血液循环（记得洗手）。

管住嘴　忌烟酒，这我就不多说了。此外，还应忌辛辣，忌油腻，忌食坚硬和不易消化的食物。

注意卫生　养成良好的卫生习惯，保持肛门清洁，减少对直肠、肛门的刺激。

这是有味道的一个章节。虽然孕妇或多或少都会遇到一些问题，但我希望你都能将它们大而化小，小而化无。

妊娠期甲状腺功能减退症

说起甲状腺，大家可能或多或少都有些印象。前些年有过不少关于甲状腺疾病的宣传，不过它们都主要集中在甲状腺功能亢进（简称甲亢）方面，也因为这个问题，很多人才开始吃加碘盐。

但是对于孕妇来讲，更应该关注的反而不是甲亢，而是妊娠期甲状腺功能减退症（简称甲减）。因为怀孕本身对甲状腺功能提出了更高的代谢需求，所以甲状腺需要加班加点地工作。

只不过，很多时候甲状腺功能并不能完全满足身体对甲状腺素的需求，而甲状腺素对怀孕来讲至关重要，所以孕妇需要非常警惕甲状腺功能减退症，否则可能会出现一系列不良妊娠结局，如流产、早产、妊娠期高血压疾病、产后出血、低体重儿、死胎和胎儿智力发育损伤等。可能有人听说过呆小病，患这种病的孩子出生后身体和智力发育水平都明显滞后。而这种病就跟妊娠期甲状腺功能减退症相关。

好了，接下来我们分情况讨论。

甲减合并妊娠

甲减合并妊娠患者在怀孕之前就已经患有甲减。通常引起甲减的原因主要是桥本甲状腺炎。桥本甲状腺炎碰巧在年轻女性群体中高发，这导致很多女性在怀孕前就已经患有甲减，而且有不少人正处于治疗过程中。根据第2版《妊娠和产后甲状腺疾病诊治指南》，建议未怀孕的甲减患者使用药物将血清促甲状腺激素（TSH）控制在正常参考范围的下限至2.5 mIU/L后再备孕。

如果已经怀孕了，则需要把药物剂量增加20%～30%，但具体得由临床医生根据实际的TSH数值变化来调整。

这种情况相对比较好接受，因为孕妇可能本来就知道自己甲状腺的情况，所以对于检查或用药都比较熟悉。

妊娠合并甲减

妊娠合并甲减患者是在怀孕之后得的甲减。通过甲状腺功能检查，可以发现这类患者的TSH、血清游离甲状腺素（FT₄）、甲状腺过氧化物酶抗体（TPOAb）等指标异常，如TSH超过2.5 mIU/L等。

通常这类患者在怀孕前并没有或有很轻微的甲减症状，但是其甲状腺本身还是有一些小问题的，甲状腺功能仅勉强可以满足日常生活的需要。之后，怀孕对甲状腺功能提出了更高的要求，导致甲状腺需要加班加点地工作，原先的小问题很容易就变成大问题，从而引起甲减。

面对这种情况，找出具体原因是次要的，关键是及时发现并尽快纠正妊娠合并甲减。当然，严格来讲，依据具体的检查结果，妊娠合并甲减可以分为妊娠期临床甲减和妊娠期亚临床甲减，以及单纯的低甲状腺素血症。其诊断标准我就不讲了，毕竟这是医生该掌握的内容，而且近些年指南也在不断改变，也许当你拿到这本书的时候指南又发生了改变，所以你能做的就是根据医生的诊断和建议进行积极治疗。

目前主要用左甲状腺素（L–T₄）来治疗。治疗方法的逻辑也比较好理解，就是人体缺什么，咱们就补什么，但具体用量需要根据孕期检查结果的变化来灵活调整，大原则就是坚持用药，谨遵医嘱。

好了，关于妊娠期甲状腺功能减退症的讨论就到这里，希望能够引起大家足够的重视。只要我们心里都知道这种情况的存在，它就很难从我们眼皮子底下溜走。

妊娠期皮肤瘙痒

有不少孕妇会出现皮肤瘙痒的情况，而且这种情况还不是那种小范围的短暂瘙痒，往往是那种大面积、大范围、长期持续的瘙痒。接下来，咱们来讲讲两种可能会引起皮肤瘙痒的疾病。

妊娠期肝内胆汁淤积症

妊娠期肝内胆汁淤积症（ICP）是一种常发生在孕中期或孕晚期的特有并发症，最早可出现于孕12周，多见于孕28周。

妊娠期肝内胆汁淤积症的症状

最常见的症状是皮肤瘙痒、血清总胆汁酸水平升高，有时还会有黄疸、恶心、食欲下降、呕吐等症状。

皮肤瘙痒经常是首发症状，一般自手掌、脚掌开始，然后逐渐向肢体近端延伸，白天还好一些，到晚上要睡觉时，瘙痒开始加剧。虽奇痒无比，但皮肤上并没有疙瘩、痘痘、疹子等。在老六听过的患者描述中，有说痒得百爪挠心的，有说痒得肝肠寸断的，有说痒得让人恨不得把皮肤挠掉一层的……总之，就一个字——痒！

除了痒，部分患者还会有不太明显的黄疸或尿色加深。这是由血清胆红素水平升高造成的。通过检查可以发现这类患者的血清总胆汁酸水平、总胆红素水平升高了，有时还伴有转氨酶水平的轻度或中度升高。接着孕妇的胃口受到影响，原来喜欢吃的菜也不爱吃了。

妊娠期肝内胆汁淤积症的影响

ICP对胎儿的影响非常大，容易引起胎儿宫内窘迫、低体重儿、早产、死产或新生儿窒息。其中最凶险的是无法预测的胎儿死亡。初次分娩痊愈后，再次妊娠时仍然可能会复发。

如果有上面类似情况的孕妇，千万不要大意，赶紧去医院检查血清总胆汁酸水平，看看有无异常。

血清总胆汁酸水平真的高了怎么办

当然是治疗啊！毕竟ICP是十分凶险的疾病。

遗憾的是，对于ICP并没有一劳永逸的特效药。我们能做的是缓解瘙痒症状，保护肝脏功能，尽可能地让孕妇安全度过妊娠期。重中之重是胎儿宫内监护，时时刻刻避免胎儿宫内缺氧。

孕妇不要劳累，多注意休息。睡觉时多采取左侧卧位以增加胎盘血流量，必要时应间断吸氧。在分娩前补充维生素C、维生素 K 和维生素 B₆，预防产时和产后出血。肝功能出现异常时，使用保肝药物。但具体还是要先咨询产科医生，然后遵医嘱使用药物，这样一般不会对孕妇及胎儿造成不良影响。

妊娠痒疹症

既然说到痒的情况，咱们就顺便说说另外一种痒的情况：妊娠痒疹症。

这种情况一般在孕早期出现，通常对称出现在四肢的局部。瘙痒症状也挺明显的。经常可以看到在猛挠四肢的孕妇，那四肢就跟不是她自己的一样。尤其是到晚上，瘙痒症状会明显加重。曾经有同学跟我反映，他的妻子怀孕之后经常在半夜醒来并疯狂挠自己的腿，恨不得把皮肤挠破。

这里要提醒一下，抓破之后，伤口的地方会有色素沉着。瘙痒症状虽然对胎儿没啥影响，但是会严重影响孕妇的生活。

当然，还有一部分人可能到孕中期或孕晚期才出现这种情况，其表现也是疯狂地挠。

对于妊娠痒疹症，通常没啥太好的办法，一般会推荐用炉甘石洗剂，但是经常有孕妇说效果不太理想。在临床上，我们还会推荐用氧化锌软膏，它也可以起到止痒的效果，但只能缓解症状，只有在孕妇生完孩子后症状才有希望在数周内自行消退。

好了，关于痒的事儿就讲到这里。

高度近视

我偶尔会收到这样的咨询：

"医生，我今年23岁，高度近视，1000度，听人说高度近视的人顺产会发生视网膜脱离，那么我是不是只能选择剖宫产啊？"

"医生，听说高度近视的产妇在自然分娩时会因突然用力过猛，导致角膜脱离！有这回事儿吗？"（喂喂，啥是角膜脱离）

这些传言是不是真的？这里咱们认真讲讲。

怎样算高度近视

高度近视，通常是一种病理性近视，指近视度数达600度及以上，容易合并很多眼部并发症。因此，高度近视患者在孕期除了要注意用眼卫生外，还要定期进行眼科检查，如眼底检查。定期进行眼科检查十分有利于监测眼底情况，尤其对合并有高血压或糖尿病的患者来说，具有至关重要的意义。所以，高度近视患者一定不能轻视眼科检查，要谨遵医嘱，定期复查。

高度近视患者顺产会导致视网膜脱离吗

回到文章一开始的话题：高度近视的孕妇是不是只能剖宫产？当然不是，她们也有顺产的可能。

能否顺产，多与孕妇的自身条件、胎儿的大小及位置等因素相关，与孕妇是否高度近视并没有直接关系。那么传说的"高度近视患者顺产会导致视网膜脱离"是真的吗？

关于这个问题，我们要从高度近视容易造成视网膜脱离的原理讲起。

首先，我们要知道眼球壁分为外、中、内三层，外层包括角膜和巩膜，中层包括虹膜、睫状体、脉络膜，内层为视网膜。其次，我们要知道近视与眼轴变长、晶状体变凸相关，高度近视患者的视网膜与脉络膜之间可能会有缝隙。因此，在外力作用下，高度近视患者容易出现视网膜脱离的现象。

简单来讲，其实妊娠是视网膜脱离的诱因，但也只是诱因，不是绝对的病因，由分娩造成视网膜脱离的病例可以说微乎其微。虽然这种病例客观存在，但高度近视并不能成为分娩方式选择中最关键的因素。

这里多说一句，合并有妊娠期高血压疾病的孕妇，更应重视和防范视网膜脱离。妊娠期视网膜脱离多为妊娠期高血压疾病导致的继发性改变。据报道，由妊娠期高血压疾病导致的视网膜脱离的发生率为 0.6%～2%，产前、产后均可能发生视网膜脱离，多数是因为重度高血压导致的重度子痫前期，小动脉痉挛，视网膜水肿、渗出。通常，出现眼部并发症的孕妇一定要积极接受治疗，有必要时要终止妊娠，平复视网膜，以恢复视力。

虽然高度近视并不是影响分娩方式的关键因素，但是高度近视的孕妇不能对自己的眼睛状态掉以轻心，毕竟怀孕的时候哪都很脆弱。孕妇对自己眼睛的爱护程度只能提高，不能降低，多一些关注，多一些安全，多一些幸福。

哦，对了，有人问孕期能不能去做近视矫正手术。不推荐。一方面，孕期本身就不是适合矫正视力的时期，因为矫正度数可能会发生偏差。另一方面，手术后还会用到抗生素或激素，它们可能会影响胎儿发育。如果一定要做近视矫正手术的话，建议在备孕前或哺乳期结束后做。

希望这部分内容对你有帮助。

贫血

为了适应怀孕，孕妇的身体会出现各种各样的改变，以便胎儿在宫内健康生长。孕期孕妇会出现血容量增加、对铁的需求增加、孕吐、食欲减退、消化道疾病等情况，它们并不是改变的全部，但都造成同一个结果——贫血。

世界卫生组织规定，只要在孕期查血常规，发现血红蛋白值低于110 g/L，就可以认为孕妇贫血。下面咱们就来讲讲贫血相关的问题。

贫血的种类

根据贫血的具体原因，我们将贫血分为三类。

缺铁性贫血

这种类型最常见。怀孕后身体对铁的需求要比怀孕前高出一倍左右，一般在孕前检查时就应该关注缺铁的情况，及时发现问题，及时纠正。怀孕后更应该注意缺铁导致的血红蛋白减少（血红蛋白由珠蛋白和血红素组成，而铁是血红素的主要成分）。

巨幼细胞贫血

这是由叶酸及（或）维生素B_{12}缺乏导致的。备孕期间若没有及时补充叶酸，外加孕期叶酸摄入量不足，就会导致DNA的合成过程缺乏原料，令红细胞难以成熟，从而引起贫血。

再生障碍性贫血

这是由骨髓造血能力出问题导致的。建议这类孕妇去医院就诊，在专科医生的指导下积极接受治疗。

贫血的症状

轻度贫血

血红蛋白值在100～110 g/L之间。没有明显的症状，但可以通过检查得知贫血。应该开始补充铁剂、叶酸和维生素。

中度贫血

血红蛋白值在70～100 g/L之间。最早出现的症状有疲惫、困乏、全身无力等，之后脸色和黏膜日益苍白。当然，要排除天生皮肤白皙的情况。黏膜苍白才是贫血的真正表现，可以主要看嘴唇和眼睑的情况。头痛、头晕、眼花、注意力分散等症状也比较常见，消化道方面的症状有食欲下降、腹胀、恶心、呕吐、便秘等。

重度贫血

血红蛋白值在70 g/L以下。这个时候会出现一些心脏和呼吸方面的问题，如心悸、心动过速、呼吸困难等。重度贫血患者应该及时就诊，避免转变为极重度贫血患者。

孕期贫血对胎儿的影响

轻度贫血不会对胎儿造成影响，故这类孕妇只要及时就诊、消除贫血即可。

但是严重的贫血不可逆，届时血液循环系统无法给胎盘提供足够的氧气，会导致胎盘发生退行性变、出血坏死、梗死等，进而导致胎儿宫内窒息、早产、死产等大家不愿意看到的后果。就算这类孕妇可以足月分娩，其孩子通常也较正常孩子要小、轻，且体质差。

如何改善贫血

改善贫血的原则是缺什么，补什么；按时查，提前补。

饮食补充

主要是补充富含铁的食物，如动物肝脏、血豆腐、瘦肉等。同时，也要注意补充叶酸，多吃富含叶酸的新鲜蔬菜。这里多嘴提醒一句：挑食很有可能导致贫血，进而影响胎儿发育。

药物治疗

如果贫血较为严重，仅靠饮食已经没有办法及时纠正的话，就需要使用药物来治疗。口服铁剂和小剂量的叶酸都很有效，还可以预防先天性神经管畸形、先天性心脏病等。如果贫血很严重，则不排除输血治疗的可能。

如何预防贫血

做到均衡饮食

孕妇一般不会出现营养不良，但也不容易保持营养均衡。推荐孕妇多吃富含铁的食物（如动物肝脏、血豆腐、瘦肉、豆类等）和富含水溶性维生素及叶酸的食物（如绿叶蔬菜、西红柿、柑橘、萝卜、桃等）。

选择健康的生活方式

充足的睡眠、适量的运动和良好的作息都至关重要。平时活动时要小心，如起立时要缓慢，以免出现体位性低血压。如果感觉晕眩，应立即坐下或躺下，防止跌倒。此外，戒烟酒，切莫把零食当正餐。

保持情绪稳定

情绪是一种很重要的机体保护机制。每天心情愉悦，不仅可以增强免疫力，而且可以增强机体功能（如增强骨髓的造血功能），从而预防贫血。

好了，关于孕期贫血的内容就讲到这里。孕期贫血完全可以预防，努力防范才是正经事。

孕期出血

很多女性自从开始来月经，就对出血很熟悉，但还是很容易因为在不该出血时出血而紧张，尤其是孕期出血，任何人看到都会心头一紧，然后开始进行各种不好的联想……

观察出血情况

不管在什么时候发现出血，都请先静一静，仔细从以下几个方面观察自己的具体情况。

出血时间　出血是孕几周后出现的？是在活动后、睡醒后还是上厕所后出现的？当然，肯定会有人说自己啥也没干，就出血了……

血液状态　血液是鲜红色的还是深褐色的？是黏稠的还是清澈的？……

血流速度　是持续不断地出血，还是间断地出血，抑或是偶尔出血？

出血量 观察出血量，以日常的月经量为参照，相当、偏少，还是过多？

伴随的症状 希望你冷静下来，在清醒的状态下闭上眼睛，用心感受自己的身体，看身体有没有其他不适，如腹痛、头痛、头晕、恶心、呕吐等。

你如果逐一完成了上述观察步骤，那么基本上就对自己的出血情况有了初步的了解。在此过程中，有些人可能已经停止出血了。接下来，我们分不同阶段来讲讲孕期出血的原因。

孕早期及孕中期出血

正常出血

有时候，你们遇到的很可能就是这种情况。在怀孕的过程中，子宫不断增大，但是宫颈并不会同步增大，所以位于两者之间的内膜就出现了问题，导致极少量的出血。但这是怀孕的正常现象，等子宫变得更大一些，出血的状况就会消失，一般要10天左右。

着床出血

有些人会通过孕早期的出血状况来推测自己有没有怀孕。虽然这种方法很不可取，但的确有人在排卵期过后1周左右出现少量的出血。这很有可能是在受精卵着床过程中的内膜少量出血，一般这种状况会持续两三天，而且身体没有其他明显的症状。当然，没有着床出血不代表受精卵没有着床，要知道，绝大多数人都不会出血。

绒毛膜下出血

随着受精卵的发育，绒毛膜逐渐形成。它的主要功能是包裹胎儿和羊水，和子宫内膜紧密贴合，但在某些情况下它们会分离，导致出血。有些孕妇在孕7～8周做B超检查的时候会发现孕囊旁边有血肿，通常她们会有肚子发紧或其他轻微不适的症状。一般来说，随着胎儿的发育，这种状况会逐渐消失。

生化妊娠

这是一种优胜劣汰的方式。正常女性的自然流产率大概是15%。更少一部分女性会出现生化妊娠，简单来讲，就是各项检查结果都提示怀孕了，但是受精卵并没有着床。通常表现为月经推迟1周左右，之后下身才开始慢慢悠悠地出血，出血量跟月经量差不多。这个时候如果发现hCG水平下降了或验孕试纸上的两道杠变为一道杠了，那基本上就需要"再来一次"。

宫颈病变

一般建议各位在备孕期间就把宫颈的毛病都查明白，如果有问题就及时处理，如果没有问题就安心备孕。虽然这样建议，但依然有不少人在怀孕之后才想起这茬儿，补做检查时才发现有宫颈病变。由于宫颈病变发展很缓慢，有时候你可以等生完孩子再说，只不过整个孕期你有可能会出现不同程度的出血，而且没有其他症状。

宫颈息肉及宫腔息肉

息肉本身不是什么大事儿，但很烦人。因为出血量很少，或出血淋漓不尽，不管怀孕与否，出血总是雷打不动，所以通常建议大家在怀孕前解决这个问题，不然孕期出血几乎是分分钟的事儿。宫颈息肉还好办，将它一口"咬"下来即可。宫腔息肉就比较麻烦，一般医生不敢动它，担心将它贸然摘除可能会引发更严重的问题。

先兆流产

等你把前面那些情况都排除了，再来考虑先兆流产。之前有提到正常女性的自然流产率是15%，因此希望大家有平常心。毕竟孕早期流产的原因多半是胚胎本身质量不好，胚胎存在不同程度的染色体异常及发育异常。通常先兆流产的出血量跟月经量差不多，同时孕妇有下腹阵痛的症状，其感觉跟平时来月经的感觉相似，原理就是子宫通过收缩把胚胎排出来。

异位妊娠

受精卵在子宫以外的地方着床、生长。这听上去不是什么大事儿，但是生命的发展需要足够的空间，除了子宫之外，其他地方都没有足够的空间。受精卵在狭窄的输卵管或没多少空间的卵巢里停下脚步并开始生长，最终会出现两个结局：孕囊破裂之前，少量出血；孕囊破裂之后，大量出血。总之，它们都会导致出血，还伴有剧烈腹痛。这个时候就别求助网络了，尽快去医院吧。

葡萄胎

这里只作简单讲解。绒毛膜是受精卵发育的一部分，要是绒毛膜发育旺盛，而胚胎根本不发育，这些绒毛膜就会长成一串一串类似葡萄的组织，称为葡萄胎。其典型表现就是出血。B超检查提示宫腔内有雪花状回声，这听上去似乎挺浪漫，可一旦发现这种情况，孕妇就得立即终止妊娠，要么清宫，要么化疗。

前置胎盘

一般来讲，胎盘的位置是不固定的。也就是说，在孕28周之前，胎盘的位置会不断改变，其整体变化趋势是胎盘不断向远离宫颈口的宫底移动。胎盘如果已经覆盖在宫颈口上，那么有可能就移不动了，这个时候宫颈口和胎盘之间会有剥离面，会出现不同程度的出血。要是有这种情况，那整个孕期都要严密监控、限制活动。一旦出血量增多，孕妇应及时就诊。

生殖器官畸形

不同的人畸形的程度不一样。随着胎儿的增大，胎儿对空间的需求也不断加大，畸形的子宫很难提供相应的空间。较量的结果就可能是子宫出血。

尿路感染

这算是一个小小的补充说明。很多人上完厕所后发现纸上有血，并把以上可能原因都想了一遍，最后经检查才发现是尿路感染。血是从尿道口出来的，虚惊一场。现在你知道"静一静"的必要性了吧？

孕中期出血跟孕早期出血差不多，你只需要记住一个原则：孕中期只要出血，并且出血持续存在，出血量不断增多，就要尽快去医院，千万不要擅自处理。

写到这里，我突然发现这部分内容很可能会让各位感到恐慌。发现出血之后，如果脑子里一下子出现这么多种情况，换成我也会崩溃。请注意，一定要先冷静地观察自己的具体情况，再找可靠的医生咨询，必要时尽快就诊。

孕晚期出血

先讲一个真实的案例。那是一个极其安静的夜晚，老六正趁着夜班中的空闲时间写科普文章。突然，急诊电话急促地响起："喂，妇产科吧，120送来一个孕8月阴道大出血的患者，赶紧过来！"一放下电话，我就赶紧做抢救的准备。

到急诊室一看，120的救护平车上躺着一位年轻女性，她全身被小毛毯包着，面色苍白，表情十分痛苦。掀开毯子，纵横江湖数十载的老六愣住了：患者的屁股下面有一大片血迹；患者的肚子隆起，能看见其明显的子宫轮廓；用手摸能感觉到患者强烈的宫缩，稍稍触碰其腹部，她就疼痛难忍。见其胎心率只有70 bpm（正常的胎心率应该是110～160 bpm），老六心里咯噔了一下，马上给她做阴道检查，发现其宫口还没有开。但就在老六的手指撤出其宫口的一刹那，体积将近300 ml的血凝块随之而出。

我二话没说，将毯子一盖，直接将患者推入手术室，行剖宫产术。孩子出生时没有任何生命体征，没有心跳，也没有呼吸，四肢绵软，皮肤苍白。麻醉科和儿科的医生马上对孩子进行气管插管和胸外心脏按压。经过18分钟紧张的抢救，孩子的心跳、呼吸、肤色和反应终于恢复了正常。

到底是什么原因导致这位患者的情况如此凶险？为什么孩子出生后连呼吸和心跳都没有了？请允许老六卖个关子，先讲讲孕晚期阴道出血的原因。

见红

相信"见红"是每个孕妇都耳熟能详的词语。见红主要是因为宫颈内口附近的胎膜与子宫壁剥离，这会导致一部分毛细血管破裂，从而引起少量出血。大多数情况下，见红意味着孕妇会在接下来的24～48小时内分娩，但见红1周还不分娩的案例也不少。

所以，孕晚期少量出血时，孕妇不用过分紧张和焦虑，可以先观察自己有没有宫缩，有没有液体（羊水）从阴道流出来。如果有明显且有规律的宫缩，或有阴道流液，就要及时就诊。当然，如果出血量很大，甚至超过了平时的月经量，就需要特别注意：这是相当不正常的情况，一定要赶紧就诊。

前置胎盘

胎盘通常应该附着在子宫的前壁、后壁或侧壁。但是如果到了孕28周，胎盘还附着在子宫下段，胎盘的下缘紧挨着（甚至覆盖了）宫颈内口，导致胎盘的位置低于胎儿的先露部①（头部或臀部），我们就称之为前置胎盘。

前置胎盘的典型表现是孕妇在孕晚期或临产时发生反复的、无疼痛性的阴道出血。因为这个时候子宫的下段会逐渐伸展，但是附着在子宫下段的胎盘却不能相应地伸展，从而导致胎盘附着的地方分离、出血。当剥离面过大时，开放的血管会迅速出血，一方面可能会导致孕妇大出血而休克，另一方面可能会导致胎儿宫内缺血、缺氧，甚至胎死宫内。

知道为什么孕期的B超检查这么重要了吗？如果孕早期B超检查提示胎盘位置偏低，那么一定要定期做B超检查，观察胎盘位置的变化。如果到了孕晚期，B超检查仍提示前置胎盘，就应该重视起来，警惕孕晚期出血。

胎盘早剥

在孕20周后或分娩的过程中，处于正常位置的胎盘在胎儿出

①先露部：指胎儿经产道最先出来的部分。

生之前就部分或全部从子宫壁剥离，我们就称之为胎盘早剥。

胎盘早剥的典型表现是在孕中期、孕晚期或分娩过程中，突然发生持续性腹痛，伴有或不伴有阴道出血，严重时也会出现休克、弥散性血管内凝血，从而威胁孕妇和孩子的生命安全。

前置血管破裂

这是一种十分少见的产科疾病。

首先，让我们来了解一下什么是前置血管。正常的胎盘就像荷叶一样，一个圆圆的胎盘连着一根脐带。当胎盘、脐带发育异常的时候，会出现一些特殊形式，如脐带并没有直直地连接胎盘，而是从侧面连接胎盘，并且在还没跟胎盘连接之前出现了一根分支血管；还有一种情况，就是出现副胎盘，主胎盘通过血管与副胎盘相连。当这些血管刚好挡在胎儿先露部的前面时，情况就相——当——凶——险！一旦诱发宫缩，胎儿先露部就会将血管挤破，这个时候流失的就全都是孩子的血液，后果可想而知。

以上就是几种常见的孕晚期阴道出血的原因。你猜到开头那个案例是哪一种情况了吗？提示一下，手术过程中发现胎盘的位置基本正常，但取胎盘时可以看到胎盘和子宫之间有不少大血块，所以她的情况是——对了，是胎盘早剥。

总之，不管是什么原因造成的孕晚期阴道出血，你只需记住老六为你总结的八字方针——定期产检，及时就诊！相信你能平安、顺利地生下孩子。

双胎妊娠的问题

虽然我知道双胎妊娠的概率并不会太高，但万一读者中有人是双胞胎孕妇呢？所以，咱们还是简单讲讲双胎妊娠的问题吧。希望自己将来怀双胞胎的人也可以提前了解一下。好了，咱们先从产检开始。

产检

说起双胞胎孕妇的产检，肯定要先说B超检查，因为B超检查是判断孩子是否健康的最简单、最直接的方法。尤其是怀了双胞胎的孕妇，孕期出现并发症的概率相对较高，所以需要适当增加产检次数。至少每个月要做一次B超检查，看看孩子们的发育情况以及脐带血流情况，有时还需要每2周检查一次。

这只是B超检查而已，还有很多其他检查项目，如需要在孕6～14周进行绒毛膜型的诊断。这部分你可能不太熟悉，简单来讲，就是我们听说过的单绒单羊（一个胎盘、一个房间、两个孩子）、单绒双羊（一个胎盘、两个房间、两个孩子）和双绒双羊（两个胎盘、两个房间、两个孩子）。这个诊断关系到双胞胎的生死问题和孕期的管理决策。因为在孕24周前单绒双羊流产的风险是双绒双羊的10倍，单绒双羊胎死宫内的风险是双绒双羊的4倍左右，所以刚刚说的每2周做一次B超检查是针对单绒双羊的情况而言的。

唐氏筛查也会因为孕妇怀的是双胞胎而不太适用。因为抽血化验的结果不太准确，很容易出现假阳性。羊膜腔穿刺术是有创手术，有风险，对医生的操作要求很高。所以，双胞胎孕妇一般主要依靠前面提到的排畸B超检查来排查胎儿结构畸形。

除此之外，双胞胎孕妇还必须时刻关注血压和血糖，因为双胎妊娠对孕妇来说，无论如何都会带来更高的挑战，所以在血压和血糖方面也面临更高的风险。

孕期有多难

如果说双胎妊娠的产检折腾人的话，那么孕期各种各样的不适症状就会雪上加霜，让人非常痛苦。

本来单胎妊娠就给身体增加了不少负担，大大的肚子可以理解成身体上的违章建筑。现在一下子怀了两个孩子，身体面临的挑战可想而知，腰酸背痛、行动不便……有时候在门诊看到怀双胞胎的孕妇，我都替她们难受。坐不下、站不稳、扶不住……唉，不仅如此，她们还会出现食欲不振、胸闷憋气、胀气坠痛、阴道出血等情况，让人操碎了心。

当然，单胎孕妇也会遇到这些问题，只是双胞胎孕妇的情况可能更严重罢了。

还有一点，双胞胎孕妇的体重更容易失控，原因大家都知道，很多人都认为一个人要吃三个人的量，所以双胞胎孕妇必须胡吃海塞……

美国医学科学院（IOM）推荐：孕前体重指数正常的双胞胎孕妇孕期增重量应为17～25 kg，孕前超重的双胞胎孕妇孕期增重量应为14～23 kg，孕前肥胖的双胞胎孕妇孕期增重量应为11～19 kg。

记住这些数值，让自己心里有点儿数。

顺产还是剖宫产

在分娩方式方面，不同的绒毛膜型会有不一样的决策。

从双胞胎孕妇的相关数据来看，目前已有的证据不足以证明剖宫产一定比顺产好。但是吧，这事儿真得好好权衡，甚至需要考虑多方面的因素。确保孩子和孕妇都没有问题才是我们的最终目标。

怀双胞胎时如何选择分娩方式？分三种情况。

单绒单羊　建议妊娠到32～34周。建议剖宫产。

双绒双羊　建议妊娠到38周，如无异常可以考虑阴道试产。如有异常，在孕38周前处理，可考虑剖宫产。

单绒双羊 建议妊娠到35～37周，如无异常可以考虑阴道试产。如有异常，在孕37周前处理，可考虑剖宫产。

你看看，双胞胎孕妇要考虑的问题更多一些，也更复杂一些。有人觉得一次怀两个孩子省劲儿，其实双胞胎孕妇面临的风险比单胎孕妇高出数倍，这才是我们真正需要关注的地方。

好了，这部分内容就讲到这里。

脐带的问题

仅从人类角度局限地讲，脐带就是连接胎盘和胎儿的管状结构，长30～70 cm。此结构内有两根动脉、一根静脉。脐带可呈螺旋状，长度不一，形态各异，看上去就像一根麻绳，但是其横切面呈一个"品"字（图5）。

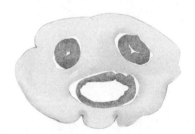

图5 脐的横切面

下面重点说说脐带中这几根血管的功能。当然，你也知道，脐带中除了这几根血管之外，也没别的了。两根动脉负责将胎儿体内的代谢产物以及缺氧的血液带到胎盘，而母体的子宫动脉也会把饱含氧气和营养物质的血液带到胎盘这里，然后这两股血液进行物质交换。接着脐带里的静脉把交换得到的氧气和营养物质运送到胎儿体内，以维持胎儿的生长发育。

脐带的重要性不用我多说了吧？

现在咱们来讨论一下脐带可能出现的问题。请在脑海里准备好一根数据线，跟随我的语言去想象。

脐带长度异常

一般情况下，脐带长短不是那么重要，但是出现一些并发症的时候需要引起注意。当脐带过长的时候，你就想象：你的数据线特别长，被放在包包里，每天随你颠簸、翻腾，最后它可能出现缠绕、打结、脱垂等并发症。这个时候若有个集线器，就好多了。但是我们不能在孕妇肚子里放一个集线器，只能依靠B超检查来查看脐带的情况。如果脐带长度超过80 cm，我们就要考虑上面这些问题。如果脐带长度短于30 cm，那么很难通过B超检查发现脐带过短，而且胎儿活动范围会很小，孕妇常常可能因为胎儿的活动出现胎盘早剥、脐带破损、出血、胎儿缺氧或产后子宫外翻等情况，从而导致自然分娩的风险大大增加。因此，一旦发现脐带过短，通常会建议孕妇选择剖宫产。

脐带缠绕

最常见的就是脐带绕颈。脐带绕颈的发生率为20%～25%，其中脐带绕颈1周的发生率约为89%，脐带绕颈2周的发生率约为11%，而脐带绕颈3周及以上的很少见，当然也有极少一部分脐带缠绕在肩部或身体其他部位。通常通过普通产科B超检查就可以发现脐带绕颈的情况。之所以大家比较了解脐带绕颈，是因为它可能会引起胎儿宫内窘迫，尤其是在自然分娩过程中。专业的知识我就不放上来了。你想想看，孩子的命脉勒在脖子上，勒得越紧，脐带供应氧气和营养物质就越困难，这等喉之束缚想想就挺让人窒息的，所以一旦发现脐带绕颈，就要严密监测胎心变化。如果产程一开始，胎儿就已经有缺氧的表现，那么请选择剖宫产；如果已经在产程中，那么可能需要用到产钳。这都是医生的事儿，你了解一下就行了，到时候该签字就签字，该配合就配合，该使劲儿就使劲儿！

哦，对了，胎儿窘迫与脐带绕颈的周数没有直接关系，但与脐带绕颈时的松紧程度和剩余的长度有关。比如说发生率较高的脐带绕颈1周，其实大多数都绕得不太走心，脐带松松垮垮地搭在脖子上，脖子上就像戴了一串大大的毛衣链儿。这种大概率没啥问题，胎儿能绕进去，也能绕出来。

脐带脱垂

这个相对比较好理解。在胎儿出来之前，脐带就率先从宫颈脱出到阴道里。这是一种非常危险的并发症，因为脐带脱垂意味着脐带弯折了。这就像我们喝酸奶时吸管发生弯折了，导致我们喝不到酸奶。发生脐带脱垂时，血液无法供应给胎儿，仅需要 0.5 小时胎儿就会在宫内死亡，所以这个时候就需要争分夺秒的抢救。如果孕妇出现胎膜早破，则医生会要求她无论如何都要平躺着，以免发生脐带脱垂；若遇到已经发生脐带脱垂的孕妇，医生会非常紧张，同时叮嘱孕妇抬高臀部，以免脐带进一步脱垂。这个时候孩子的生命就掌握在医生手里。

这里面还有一种叫作脐带先露的情况，就是在胎膜还没有破的时候，通过阴道检查可以发现突出在宫颈口的羊膜囊内有动脉搏动，手指可以感觉到一个长条状结构，这就是脐带。这个时候要小心，一旦胎膜破开，紧接着就会发生脐带脱垂，不过好在孕妇可以通过改变体位来避免。

脐带扭转

胎儿在母亲肚子里的时候像是一条自由自在的小鱼，可以上下游，可以左右游，也可以转圈游，可以正转三圈后再反转三圈。这都没事儿，但是如果胎儿正转三圈后反转了好多圈，并且不转回来的话，那就麻烦了。扭转过多或过密都会导致血供中断、脐带破裂等情况，这个时候胎儿就会有生命危险。

孕妇能做的就是感受胎动，如果出现了一阵频繁、剧烈的胎动，然后一切动作突然都消失了，那就要引起注意了。当然，如果这种情况发生在孕早期或孕中期，那么大多是生理性扭转，不是很要紧。

单脐动脉

正常应该有两根动脉的脐带内偏偏只有一根动脉，就称为单脐动脉。显而易见，这种情况下胎儿获得的氧气和营养物质就比较少，胎儿生长迟缓、宫内缺氧及早产等的可能性就比较高。而且有接近一半的单脐动脉患儿会发生其他畸形，且这些畸形一般可以通过B超检查被发现。

脐带打结

说实话，这个真的挺难被发现的。脐带打结一般分为真结和假结。脐带假结是由脐带内的血管扭曲导致的，看上去像打结了，其实没有打结，而且一般无害。脐带真结是胎儿在游来游去时系上的，也不知他怎么搞的，就把自己的脐带给系上了。只要不将它拉紧就没事儿，如果一不小心将它拉紧了，那么一幕幕不好的场景就将开始上演。

其他

包括脐带与胎盘的连接位置异常，这会导致脐带根部的血管保护性较差，且血管容易在分娩过程中因为牵拉而破损。如脐带帆状附着，这种情况常见于双胎妊娠，单胎妊娠时一般很少见。

还有脐带囊肿，这也是很少见的情况。如果囊肿比较大的话，会影响胎儿的宫内发育情况。

　　说了这么多有关脐带的问题，其中很多情况并不多见，大多数最后是母婴平安的，只有极少数会发生前面说的那些不良后果。老六的本意并不是引起各位盲目的紧张，而是想告诉各位：孕期一定要严格进行产检，认真听取医生的建议。很多糟糕的情况其实可以提前预防，你就算真的有什么问题，也要放心地把孩子和自己交给医生，因为保证母婴平安是医生的使命。

胎盘的问题

人类在怀孕的时候会有胎盘，这事儿大家都知道。

我们可以把胎盘理解成胎儿的体外器官，因为它同时具有肺、肝和肾的功能。母体血液和胎儿血液在胎盘汇聚并进行营养物质和代谢产物的交换。令人惊讶的是，这些复杂的代谢过程竟然是在一坨红色的组织中完成的。我们不得不感叹生命的脆弱——人之初，不得不依靠胎盘存活。

与此同时，胎盘还具有一定的分泌功能。孕期所需的很大一部分激素都是在这里分泌的，如你很熟悉的 hCG。当然，还包括雌激素、孕酮。由此可见，孕期的激素水平几乎全仰仗胎盘罩着。

胎盘的另一大功能就是免疫功能，这里涉及一个新词——胎盘屏障。我们可以把胎盘理解成一张大网，其网眼儿的大小是固定的。只要外来物质（如病原体）的个头大于网眼儿，它们就没办法通过胎盘。胎盘就是通过这种方式来抵御外界侵害的。

按照故事的发展套路来讲，越是重要的角色，针对它的研究就越多，相应的问题也就越多。孕妇平时可以在 B 超检查报告单上看到胎盘的相关信息，如胎盘的成熟度、位置、形态结构、发育情况等。如果其中任何一项出现问题，就会给胎儿造成巨大的影响。

接下来我们具体讲讲。

胎盘的成熟度

孕妇通常能在B超检查报告单上看到胎盘的成熟度，虽然大都一知半解，但也能大概看个明白。胎盘的成熟度一共分为四级：0级、Ⅰ级、Ⅱ级和Ⅲ级。在孕期的不同阶段，胎盘的成熟度不一样，所以我们有时候会通过分级来评估胎盘的状况。

孕13～28周 胎盘0级。这一阶段的胎盘还不成熟。

孕30～32周 胎盘Ⅰ级。这一阶段的胎盘基本成熟。

孕36～37周 胎盘Ⅱ级。这一阶段的胎盘比较成熟。如果在此之前胎盘就达到Ⅲ级的话，就要考虑胎盘早熟的情况，警惕胎儿是否有发育障碍。

孕38周 胎盘Ⅲ级。这一阶段的胎盘已经成熟。从这个时候开始，胎盘逐渐老化。由于钙化或纤维素沉积，胎盘的功能较之前有明显的下降。

需要说明的是，有时候不同医院、不同医生对于胎盘成熟度的评估标准并不一致。受主观因素影响，其结果没有那么准确，因此孕妇无须太过担心。

胎盘的位置

胎盘的位置一般也能从 B 超检查报告单上看出来。虽然很多人对此并不了解,但大概都听说过"前置胎盘"这个词。正常情况下,胎盘位于子宫底部,其最大的好处就是不碍事儿,因为胎盘离宫颈口很远,所以问题不大。但如果胎盘离宫颈口很近或干脆把宫颈口堵上了,就会影响孩子的娩出。这样的情况就是前置胎盘,往往会引起一系列母婴疾病,有时候甚至需要切除孕妇的子宫。孕晚期前置胎盘的发病率是 1/200,所以这一时期的产检很有必要。一旦发现这种情况,医生就会及时告知孕妇。

此外,有一部分孕妇会在孕中期出现前置胎盘。这个时候完全不必紧张,因为随着妊娠的继续,胎盘会不断生长、迁移,逐渐远离宫颈。研究表明,绝大多数在孕早期发现的前置胎盘都会消失,孕 20 周发现的前置胎盘中只有 10%～20%会持续到孕晚期。前置胎盘发现得越早,在孕晚期消失的可能性就越大。

胎盘发育异常

从外观看,胎盘很像埋在地下的树根,有无数血管分支,它们汇合成脐带与胎儿相连。所以,如果胎盘发育异常,那么胎儿的发育就会受到影响。

异常胎盘类型

常见的异常胎盘有球拍状胎盘、帆状胎盘、轮状胎盘、双叶胎盘、多叶胎盘等，各式各样，奇形怪状。这些异常都会导致血管破裂、出血、胎儿缺氧及失血等问题，需要多加注意。在这里老六要跟你讲讲前两种常见的异常胎盘（图6）。

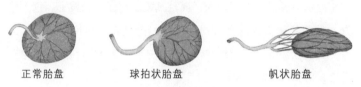

正常胎盘　　　　　球拍状胎盘　　　　　帆状胎盘

图6　正常胎盘与异常胎盘

球拍状胎盘　脐带附着于胎盘边缘，脐带和胎盘整体看起来就像网球拍，这种情况下的胎盘就被称为球拍状胎盘。球拍状胎盘比较少见，属于脐带附着异常。在孕期，这种异常胎盘一般不会造成太大影响；在分娩过程中，它一般也不会影响产妇和孩子的生命安全，而且常常于产后检查时才被发现。但是，也有意外情况。如果脐带附着位置位于胎盘下缘，距宫颈口较近，那么胎盘功能可能会由于胎儿先露部的压迫而受到影响，从而造成胎儿宫内窘迫，甚至死亡。

帆状胎盘　脐带不是附着在胎盘的中心或偏中心位置，而是附着在胎盘之外的胎膜上。原本被包裹着的脐带血管分成数条分支，呈扇形往外延伸，最终与胎盘的边缘部位相连。这些呈扇形分布的血管分支分布在羊膜和绒毛膜之间，形成一种像船帆的膜状结构，所以称这种胎盘为帆状胎盘。

这些血管如果位于胎先露的下方，接近或覆盖住宫颈内口，那么可能会发生破裂，引起大量、快速出血，造成胎儿缺氧或死亡。

帆状胎盘的风险比球拍状胎盘更高。球拍状胎盘脐带内的三根血管至少被包裹着，并且脐带附着于胎盘胎儿面；而帆状胎盘脐带内的血管"跑"了出来，而且其附着点还在胎膜上。打个比方，球拍状胎盘的地基打得还可以，但是其工程设计出现了偏差；而帆状胎盘，不仅地基没打稳，还用豆腐渣材料逞强盖摩天大楼，可见其危险性更高。

异常胎盘形成的原因

这俩让人头疼的"异常兄弟"——球拍状胎盘与帆状胎盘是如何出现的呢？目前还没有定论。在各种派别中，支持"营养学说"的人比较多。在胚胎发育早期，脐带附着在胎盘上的位置很可能是正常的，后来由于胎盘附着部位的子宫内膜出现炎症或发育不良，血供不能满足胎盘的生长需要，胎盘便向血供更丰富的方向"跑"去，从而导致脐带逐渐偏离至边缘，甚至"跑"到了胎盘的外面。另外，有研究指出，多胎妊娠等是帆状胎盘的危险因素。

异常胎盘如何诊断

目前，用于诊断球拍状胎盘和帆状胎盘的主要检查方式是超声检查。随着超声技术的不断成熟，球拍状胎盘和帆状胎盘的产前检出率逐年上升。通过超声检查，我们可以观察到脐带附着在胎盘上的位置；通过阴道超声检查，我们可以更清楚地观察到宫颈内口及其周围的结构、胎膜上前置血管的走行情况等。

研究发现，做产前超声检查时有目的地观察脐带附着在胎盘上的位置，可以提高帆状胎盘的检出率，其准确率可以在90％以上。但是，超声检查的准确率也受限于许多因素，如孕龄过大或过小、羊水过少、胎盘位于后壁以及胎儿位置不佳等，所以超声检查也有失误的时候。

一般来说，单胎孕28周前、双胎孕20周前，是诊断是否存在胎盘异常的最佳时间。虽然孕11～14周就可清晰地观察到脐带的附着点，但随着孕龄的增大，胎盘会因子宫增大而发生移位，这也是为什么有的在孕早期正常的胎盘到孕中期却变成了帆状胎盘。孕晚期，受羊水量、胎儿和胎盘位置的影响，脐带的附着点会显示不清或被胎儿遮挡，异常胎盘容易漏诊。

无论是球拍状胎盘还是帆状胎盘，一经确诊，就应对胎儿加强监测。如果你比较幸运，脐带血管位于胎先露的上方，那么一般胎儿不会受到明显影响。若未出现明显的胎儿缺氧征象或母体并发症，可等到孕37周以后再择期剖宫产。万一出现胎心异常或胎儿窘迫，就要及时剖宫产以终止妊娠。

关于胎盘的问题就讲到这里。

羊水的问题

对于羊水，大家也都不陌生，但是对于羊水的成分，有些人还不是很了解。怎么说呢，其实孕期的阶段不同，羊水的来源或成分也不同。孕早期，羊水主要来源于孕妇的血清；孕中期，羊水的主要成分是胎儿的尿液；孕晚期，羊水的成分除了胎儿的尿液之外，还包括肺泡的分泌物，羊膜、脐带以及胎儿皮肤的渗出液，但其主要成分还是尿液。

下面再来聊聊关于羊水的其他问题。

羊水的吸收

近一半羊水的吸收是通过胎膜完成的，剩下部分的吸收主要靠胎儿自己的吞咽功能，即胎儿将尿排出来，再吞进去，又将尿排出来，又再吞进去……写到这里，我忍不住咽了一下口水，默默地放下了手中的咖啡。

羊水的功能

羊水有两大功能，一是保护胎儿，二是保护孕妇。

首先，羊膜腔内是恒温的！其次，适量的羊水对胎儿有保护作用，能够避免胎儿受到挤压，既可以防止胎儿肢体粘连，又可以避免子宫壁或胎儿压迫脐带导致的胎儿缺氧。特别是在临产的时候，羊水能够将宫缩的压力均匀分布到胎儿身上，避免胎儿局部压力过大。最后，胎儿吞咽羊水可以促进消化道和肺的发育。

对孕妇而言，适量的羊水能够减少胎动引起的不适感；分娩时，羊膜囊可以起到扩张宫颈口及阴道的作用；破水后，羊水会从阴道里流出来，起到冲洗阴道的作用，这样可以降低感染的风险。

与羊水相关的问题

了解上述基础知识后，接下来我们聊聊在整个孕期孕妇可能会面临的与羊水相关的问题。

羊水过多

相信很多孕妇都已经研究过自己的B超检查报告单，那么肯定都搜索过羊水指数（AFI）吧？在临床上，当B超检查报告单上出现AFI≥25 cm时，就可以诊断为羊水过多。

羊水过多的原因有很多，包括胎儿畸形、多胎妊娠、胎盘病变、脐带病变、妊娠期糖尿病、妊娠期高血压疾病、重度贫血、新生儿溶血病等。同时，也有近三分之一的患者病因不明。

那么，羊水过多对孕妇和胎儿有什么影响呢？羊水过多，会导致子宫张力增大，从而提高妊娠期高血压疾病、胎膜早破、早产的发生率。胎膜突然破裂的时候，宫腔内压力急剧变小，容易导致胎盘剥离和脐带脱垂，这都会对胎儿的生命造成威胁。此外，羊水过多还会导致产后子宫收缩乏力，从而引起产后出血。

遇到这种情况该怎么办？

如果是由胎儿畸形引起的羊水过多，那么只有终止妊娠。在这种时候，孕妇的心情会很沉重。如果不是由胎儿畸形引起的羊水过多，那么孕妇就要配合医生，积极寻找原因，对症治疗。要是孕龄已经满34周，且经过积极的治疗，羊水量还在持续增加，则说明胎儿继续待在自己的小单间里已经不再安全。这个时候，用合适的方式终止妊娠不失为一种明智的选择。

羊水过少

当AFI＜8 cm的时候，就可以诊断为羊水偏少；当AFI≤5 cm的时候，就可以诊断为羊水过少。羊水过少的原因也有很多，包括胎儿畸形、胎盘功能减退、羊膜病变、妊娠期高血压疾病，以及孕妇脱水和服用了某些药物等。

那么，羊水过少对孕妇和胎儿又有什么影响呢？羊水过少会造成胎膜与胎体粘连，导致胎儿畸形，甚至肢体的缺如。由于缺少羊水的保护作用，子宫外部的压力还会造成胎儿肌肉、骨骼畸形。此外，羊水过少会明显提高胎儿缺氧的发生率，令新生儿病死率大幅上升。

当羊水过少的时候，又该怎么办呢？

如果是由胎儿畸形引起的羊水过少，那么具体的处理方法与羊水过多是一样的。要是胎儿很健康，医生往往会通过输液和要求孕妇多饮水来增加羊水。一般来说，如果胎盘功能正常的话，多数人的羊水过少状况都可以得到改善。倘若经过积极的治疗，羊水量不增反减，那就需要采取其他更有效的干预措施。

医生会通过静脉滴注催产素，模拟宫缩的环境，评估胎儿对宫缩的耐受能力，这就是所谓的催产素激惹试验（OCT）。假如试验结果为阴性，说明胎儿可以耐受；反之，或许孕妇只能选择剖宫产了。

说一句题外话，现在医疗资源短缺，很多孕妇为了做B超检查，大早上不吃不喝就到医院排队，结果发现羊水少。很多时候，医生会建议她们多喝点儿水后再进行复查，复查的时候往往很多人就没事了。所以，以后孕妇再做B超检查时，记得一定要提前喝水哦（前提是已完成其他需要空腹的检查）。

B超检查提示羊水浑浊或内有絮状物

羊水浑浊或内有絮状物的情况并不少见。这些絮状物到底是什么？

有一种可能是胎脂、脱落的上皮细胞，甚至毛发等；另一种可能是胎粪。如果是前者，那么不用过分担心；如果是后者，则可能提示胎儿宫内缺氧，胎儿肛门括约肌舒张，进而排出胎粪，这时必须高度重视。

你可能会说：我又没有神眼，怎么可能知道那些絮状物到底是啥。其实我也不知道！所以，我们能做的只有重视数胎动！

再插一句题外话，如果B超检查后医生告诉你羊水浑浊或内有絮状物，且你觉得胎动不如以前多，那就一定要找产科医生继续做检查。要是产科医生觉得你应该住院，请你一定要乖乖听话。以往有不少血的教训，而且它们大都是悲伤的故事，老六就不讲给你听了。

保大人还是保孩子

相传古时候医疗条件极其恶劣，生个孩子不容易……唉，算了，不故弄玄虚了，其实不用推到古时候，几十年前的医疗条件就相当恶劣。很多孩子是生在家里、路上，甚至水里的，于是被取名为家生、路生、水生……

这看似玩笑，却表明过去医疗水平低下。那时，很少有孕妇进行产检，孕期及产后出现各种并发症的风险可想而知。妊娠期高血压疾病、妊娠期亚临床甲减、妊娠期糖尿病、羊水栓塞、胎盘异常、脐带异常、胎儿发育畸形、胎儿宫内缺氧、早产、产后出血等问题几乎都没有办法处理。

在整个孕期，孕妇和胎儿的生命牢牢地绑在一起。若孕妇情况不好，那么必然会影响胎儿，如造成胎儿缺氧、感染等。在医疗物资匮乏的年代，集中全部医疗力量很可能也只能救助一个人。同时，手术水平很低，医院不一定具备行剖宫产术的条件。若孕妇出现滞产、难产等问题，面临子宫破裂或大出血的风险，则结果要么是两条命都没了，要么是其中一条命被保了下来。

在那个年代,"保大人还是保孩子"是个很实际的问题。但现在,再问这个问题就会让人觉得有点儿滑稽可笑了。

"保大人还是保孩子"还是问题吗

得益于医疗水平的进步,"保大人还是保孩子"已经不再是问题,更多时候这只是一句玩笑话,或被用在个别影视作品中以营造紧张氛围。现在,孕期保健和产检机制在不断完善,每个孕妇都有建档医院,孕期会进行多次产检,以评估自己和胎儿的状况。孕妇如果存在风险,会得到及时干预。

这让我想起一位患者,二胎高危产妇,孕晚期有出血、头晕眼花的症状。我判断她的情况是子痫前期,建议她立即去医院。检查结果显示其血压 160/90 mmHg,情况非常严重,医生立即要求她进行解痉降压治疗、眼底检查、24 小时尿蛋白定量检查、24 小时动态血压监测等。

现在的条件允许我们做这些补救措施,以尽可能保证大人和孩子的安全。过去,很可能就任由其血压一路飙高,最后大人和孩子都陷入危境。

医生会怎么做

无论什么时候,医生首先考虑的都是孕妇。孩子在母亲肚子里时,跟母亲同命运、共患难。比如前面那位患者,医生会在第一时间处理孕妇的血压问题，然后检查其眼底和尿蛋白，这些都是为了评估孕妇的风险。当孕妇的病情稳定在可控范围之后，医生才会考虑早产的相关问题，并会尽量让孕妇继续妊娠，再寻找良好的手术时机。但凡孕妇有一点儿风险，医生都会立马行剖宫产术。如果孕妇没有什么问题，但是胎儿存在缺氧、窒息等情况，那么医生也会对孕妇做紧急处理，必要时急诊行剖宫产术。以上这些都须仰仗较高的现代医疗水平才能实现。

现在，医生都是怎么跟家属沟通的？在保证大人和孩子都安全的情况下，医生考虑的是如何尽可能依照规范和指南达到最好的效果。医生不仅不会问家属"保大人还是保孩子"的问题，甚至还会帮助家属消除这种疑问。

有时候，孕妇的先生会在情急之下说："医生，无论如何都要保大人。"听完之后我会忍不住笑出声来："说真的，只保一个的期望值太低了，连我都看不过去了。我们现在要做的是两个都要保，而且两个都要好好的，明白了吗？"

当然，无论是顺产还是剖宫产，都不能保证没有丝毫风险，我们还是会跟孕妇和家属反复沟通分娩过程中可能会出现的问题。当问题出现时，所有医护人员都会全力以赴，争取最完美的结果，力求不让任何一条生命从自己手上消失，更不会把决定生死的"二选一"问题抛给家属。

因为，有时候人性经不住考验。

她们说

孕期要开心，产后要多出去放风，长期待在家里是会让人抑郁的。孩子需要一个开心的妈妈，而不是全能的妈妈。

——张，宝宝2岁半

正视产前、产后抑郁，不要觉得抑郁是不坚强的表现。相反，因为激素的变化，抑郁是最正常不过的。即使当妈妈了，你还是你自己，不要忽略自己的真实感受，要积极地向亲人朋友求助，只有把自己照顾好，才能更好地去育儿。

——灯灯妈妈，宝宝1岁

爱自己。没有"完美"的孕产经历，每个人都独一无二，发现一路上的美好吧。

——月白，大宝12岁，二宝10岁，三宝7岁

我和丈夫，从在花前月下你侬我侬、时而闹闹别扭的小情侣，晋级成了携手打怪的亲密战友。最重要的是，我有了一个与自己血脉相连的宝贝，只要一看到她，我的心底就会涌出无尽的爱意，自己也变得更温柔、更强大了。

——麦麦，宝宝4岁

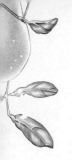

第六章
一定要做好分娩的功课

—果实寄语—

沉淀过后，便是晶莹。

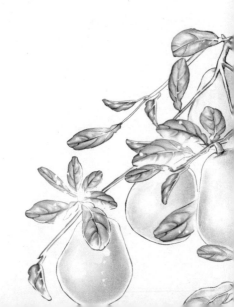

终于到了分娩这个环节，很多人打从怀孕开始就在盼着这个环节。有人恨不得自己先休眠几个月，等一觉醒来刚好到了分娩的时候，这样就可以直接生了。

其实怀孕和分娩根本没有那么容易，不仅整个孕期很难熬，而且分娩也没有你想象中那么简单。在分娩这个环节，你也要面临很多重要的选择。事先对这些事情有充分的了解，才能在关键时刻有条不紊地做出适合自己的选择。

关于分娩的很多你好奇的、想弄明白的、悬而未决的问题都将会在这章涉及，希望你可以有更加全面的认知。

好了，你准备好了吗？

开始看吧！

入院前要准备什么

前面讲了那么多，基本上都是为了做好心理准备，接下来就要做实打实的物质准备了。当然，我说的物质不是钱，而是入院前要准备的东西，一般大家习惯称之为待产包。待产包里的东西并不是越多越好，要根据实际情况来合理安排，一般建议在产前3个月做好准备。

待产物品清单

相信我，阵痛发作的时候，产妇除了拼尽全力生孩子，顾不上其他什么事儿，所以家属要更细心、更认真地提前准备好这部分东西，以免到时丢三落四，留下遗憾。

以下物品请各位家属好好记住。不过具体要看医院规定，有的医院允许带，有的医院不允许带，建议提前去医院了解清楚，有必要的话最好还是提前备上，以免到时手忙脚乱。

证件和病历

生孩子并不简单，尤其是在我国，为了让孩子的出生合法，需要很多证明和手续。请各位在办理住院手续的时候准备好以下物品：身份证（夫妻双方）、医保卡、准生证、病历档案、母子健康手册等（具体依据医院要求，有可能各地存在差异，同时这些物品也受政策影响）。哦，对了，千万别忘了带上银行卡和现金。

日用品

住院期间就跟在外旅游一样，虽然病房里并没有什么风景，但是生活用品一样都不能少。孕妇牙刷、牙膏、毛巾、折叠脸盆、一次性餐具、卫生用品（卫生纸、湿巾、产妇卫生巾、成人纸尿裤等）、换洗的衣服、符合季节的拖鞋等，这些都是最基本的，不细说了。

请为产妇准备一包吸管。她们在不得不平躺的时候，要靠吸管来喝水。此外，还要准备矿泉水、运动饮料和其他能迅速补充体力的食物，以便随时投入战斗。

新生儿用品

孩子出生后所需的物品，包括小衣服、小帽子、小毯子、小被子、小毛巾、纸尿裤、湿巾、奶粉、奶瓶、奶瓶刷、奶嘴、宝宝霜、护臀油、婴儿沐浴露等，也应在入院之前准备好。其中有些东西，如孩子的抱被、衣服等，医院可能会提供，但是可能会收费，大家可以提前问清楚。

对这些东西只有一个要求——安全舒适、无刺激，其他都不重要。可以优先选择知名的大品牌，有时候贵也有贵的道理。

手机和充电器

之所以把它们单独列出来，是因为它们很重要。有些医院是允许先生进入待产室陪产的。通常产妇入院后并不会立马就生，手机不仅可以用来自娱自乐，排遣无聊的时光，还能用来记录胎动次数、宫缩时间等。此外，你还可以通过手机学习或复习分娩要领，在孩子出生后拍照，并将照片发布在社交平台上……

小电饭锅

如果在医院待的时间比较长，那么可以带一个小电饭锅，因为无论是产前还是产后，产妇都需要补充足够的营养。正餐、水果什么的自然不必说，有时候产妇可能还需要在夜里加餐。如果带了一个小电饭锅，家属就可以为产妇做简单的营养粥、煮鸡蛋、烧开水，或给餐具消毒等（但是要看医院的规定，有些医院跟学校的寝室一样，不允许带这种小家电）。

产后物品清单

母乳相关物品

这类物品很多，如吸奶器、溢乳垫（产后探望者中难免有男性，溢乳垫可以让产妇避免尴尬）、装母乳的瓶瓶罐罐……

产后衣服

这里特指为了方便哺乳和吸奶而在胸前开口的衣服，或哺乳内衣，建议购买稍微宽松点儿的。此外，衣服的透气性要好，质地要绵软、无刺激。

婴儿用品

在这里就不一一细说了。我们要认真对待新生儿，你能想到的所有东西他可能都需要，上到奶嘴儿，下到纸尿裤，大到婴儿床，小到指甲刀。将它们一一罗列出来，未免显得太过啰唆，而且会涉及很多品牌，所以你若想详细了解这部分用品，那么就去请教那些"过来人"吧！

配方奶粉

绝大多数新妈妈都可以母乳喂养。一般来说，我们也会按照世界卫生组织所提倡的母乳喂养给产妇提供建议，三早一晚（早接触、早吮吸、早刺激和晚断脐，后面会单独讲）中的"三早"也是为了更好地进行母乳喂养而做的措施。

如果母乳足够孩子生长所需，那么就不必给孩子添加配方奶粉。不过，也有个别人不得不使用配方奶粉，或在孕期因担心母乳不够而提前准备了配方奶粉。这个时候，如何选择配方奶粉就是一个大问题。国内的、国外的、含有各种添加因子的……从技术上来讲，配方奶粉是以模拟母乳的各种成分为基础而设计的。与母乳的相似度越高，配方奶粉就越安全、越合适。配方奶粉可以不用，但是有备无患总没错！

婴儿药品

直接推荐药品风险很大，我只帮大家指明方向。一般来说，可以准备以下几种药：补充维生素D的药、退烧药、止泻药、抗过敏药等。注意！一定要在专业医生的指导下使用。

好了，差不多就是这些东西。不要求一次性准备齐全，可以慢慢地一点点地准备。

如何识别宫缩

宫缩，顾名思义，即子宫收缩。这里提到的宫缩指有规律的宫缩。虽然有时候在月经期间和同房过程中也会出现宫缩，但这不是我们这里要讲的。这里讨论的特指分娩过程中出现的有规律的宫缩。通常孕妇会在预产期前后出现伴有腰背部及下腹部疼痛的宫缩，这被认为是分娩的先兆。换句话说，如果出现这种症状，孕妇就快生了。

此时，子宫已经开始为分娩做准备，基本上进入了终极状态。子宫肌层上纵横交错的三层肌肉开始增加缩宫素受体，这些受体时刻准备着，随时听命于缩宫素的指挥。一旦缩宫素的量达到要求，不管它是孕妇体内自己产生的，还是由医生注射入孕妇体内的，子宫肌层都会开始有节律地不断收缩，由两侧向中间，又由中间向下方挤压和收缩。目的是啥？目的就是把孩子挤出去。这个时候，孕妇会感觉肚子一阵阵发紧、发硬，然后放松下来，之后再发紧……

当然，除了缩宫素，前列腺素、雌激素、孕酮、内皮素等激素也会影响宫缩，它们都能导致有规律的宫缩。

总的来说，起初宫缩肯定是不太有规律的（这就像一辆刚刚开上高速的汽车，起步时速度不太稳，也不怎么快），但是之后宫缩会逐渐增强。两次宫缩之间的间隔时间越来越短，每次宫缩持续的时间越来越长，最后宫缩变得很有规律，可能3~5分钟一次，之后又变成0.5~1分钟一次，这时宫缩已经很频繁了。想象一下，你刚歇了2分钟，宫缩就又来了，而且像热浪一样，一波一波地由上腹部推向下腹部。这时你会感觉腰背部要裂开似的，下腹部要爆炸似的，自己随时都可能崩溃……这个时候，你的发型也乱了，眼神也涣散了，嘴唇也干了，嗓子也哑了，指甲也劈了，大便也失禁了……

终于，孩子出生了，他的哭声拯救了这狼狈不堪的一切。

等等，你别光跟着紧张和激动，记住有规律的宫缩的特点了吗？接下来，我们再来聊聊假性宫缩。

什么是假性宫缩

从字面意思看，假性宫缩自然不是有规律的宫缩。它在出现时间、间隔时间、强度等方面都跟真性宫缩即有规律的宫缩有着明显的差别。不过，这种差别对于经验丰富的医生和产科护士来讲，算是显而易见的。但对于孕妇而言，可不是这样的，因为孩子在谁的肚子里谁紧张嘛！所以，有时候还真的不是很好判断。

贴心的老六精心制作了一张表格（表4）。闲话少说，一起来看。

表 4　真性、假性宫缩

项目	真性宫缩	假性宫缩
出现时间	预产期前后开始出现	孕 28 周左右开始出现
规律程度	有规律	不规律
间隔时间	缩短	延长
持续时间	延长	缩短或无变化
宫缩强度	增强	减弱或无变化
疼痛范围	腰背部及下腹部	局限于下腹部
症状改变	无法停止	休息或予以镇静剂后停止

根据上表，我们基本上可以自己判断出真性、假性宫缩。

如果你看了这张表格后还是无法做出判断，那么我建议你别犹豫，直接去医院找医生。虽然大半夜折腾很麻烦，有时候还会遇到带着起床气的医生，但鉴别真性、假性宫缩是医生的工作，也是我们的需求。可以通过做胎心监护来观察宫缩的强度、间隔时间和持续时间，据此做出的判断就相对比较准确。

可以做哪些努力

既然宫缩出现的目的是尽快把孩子生下来，那么孕妇就应该积极配合宫缩来完成生孩子这项光荣的任务。如果方法得当、做法科学，孕妇就能相对安全、高效地完成任务，否则时间一久，宫缩乏力，会增加孩子和孕妇的风险。

要学会判断去医院的时间

一旦出现有规律的宫缩，或胎膜早破、胎动异常、出血超过月经量等情况，就要尽快去医院。可以依据家与医院间的距离来判断出发的时间。如果距离较远，那么在宫缩刚刚开始变得有规律时就可以出发了。这里说得很笼统，你可以在产检的时候咨询医生，相信他们会提供靠谱的答案。

你到了医院之后，医生如果发现你谎报军情，可能会把你放回家。如果医生判断你离分娩还有一段时间，那么你也可以回家等着。这里需要强调一下，经产妇的分娩过程相对较快，所以经产妇需要提前动身。

应当调整好身体和心理状态

这非常关键，甚至关系到你的分娩方式（是顺产还是剖宫产）。宫缩出现后，随着宫缩频率越来越密集，产妇濒临崩溃，需要助产士和医生的引导，需要纾解情绪，需要安慰和鼓励，需要专业的呼吸方法（拉玛泽呼吸法），需要家人的帮助。这显然不是一个人的事情。这些内容一般能在孕妇学校里学到，实在不行，你也可以来问我。

这里多嘴说一句先生应该做的事情。有的先生陪产时，看起来比产妇还要紧张和焦虑。产妇刚开始疼，先生就绷不住了，哭着大喊："咱不生了，咱不生了……"如果是这种先生，建议他在产房外面候着，没必要进去添乱。先生的正确做法是当产妇出现宫缩的时候，给她安慰和鼓励，让她正视和接受宫缩带来的痛苦，同时帮助她完成翻身、上厕所、活动等一系列事情，最好能引导她呼吸和使劲儿。

生孩子这件事不像剪辑电影，我们没法儿将中间的过程"咔嚓"一下剪掉而只留下孩子呱呱坠地的画面。基本上每位产妇都会经历生产过程中的痛苦，除非她因为某些原因选择了剖宫产。当然，那是另外一回事儿了，我们到后面再讲。

关于宫缩，就讲到这里。

什么是胎膜早破

简单来讲，胎膜早破是指胎膜在正常分娩前破裂。在正常情况下，破水并不会在分娩前发生，一般发生于第一产程宫口接近开全或开全的时候。随着产程的进展，宫缩持续增强。当羊膜腔内的压力达到一定程度时，胎膜会自然破裂，然后羊水会流出来。

如何识别胎膜早破

胎膜早破等于提前拆开了礼物。按照这个解释来推理的话，你不难发现，孕37周前胎膜早破就意味着早产，其发生率为6%～12%。通常胎膜破裂之后会有羊水流出来，这时孕妇才会有所察觉，之前基本上很少有明显的征兆。至于羊水的流出量，就要看开口大小以及腹压等。

但是大白天发生胎膜早破而没有一点儿预兆的可能性很小，因为一般几小时前就会出现宫缩。相反，在夜里，不少孕妇会因感觉不到宫缩而发生胎膜早破。因此，孕妇在大街上或在其他公共场所时一般不会有胎膜早破的危险，胎膜早破一般都发生在家里。这就存在一个问题：如何确定是胎膜早破，而不是尿失禁？

有的孕妇会在孕晚期出现尿失禁，再加上有时候流出来的羊水比较少，孕妇很容易把羊水误认为是尿液。那么，应该怎么快速分辨流出来的是羊水还是尿液呢？

看流出的部位

羊水是从阴道里流出来的，尿液则是从尿道里流出来的，它们流出来的部位是不一样的。当有液体流出来的时候，我们要会判断这些液体到底来自尿道口，还是阴道口。

看流出物的性状及味道

一般来说，羊水会稍微有点儿黏稠，有时还会带有胎儿的胎脂和粪便。羊水一般没有什么特殊气味，如果用鼻子闻的话，有的可能会有点儿甜甜的味道。而尿液比较稀，像水一样清冽，如果用鼻子闻的话，会有一股尿骚味。

看流出时的感觉

孕晚期出现漏尿时，孕妇可以通过收缩肌肉、增加腹压来控制尿液，让其不再继续流出。但若流出来的是羊水，这样做就不行。若在努力收缩肌肉、保持憋尿的状态下，仍然有液体继续流出来，那么流出来的就应该是羊水。

看流出量

孕晚期出现漏尿时，流出来的尿液一般比较少，常常仅内裤部分位置被打湿。而胎膜破裂后流出来的羊水常常不只一股，有可能在孕妇活动或改变体位后再来一股，甚至一股接一股。所以，如果流出来的液体比较多，那么流出来的就很可能是羊水。

看流出后的感觉

液体流出来后，如果本来有点儿憋尿感的膀胱变得轻松了，那么可能是漏尿；如果感到肚子开始酸酸胀胀的、不舒服，或伴有少量出血，那就要考虑胎膜早破。

看pH

如果以上这些还不能让你做出判断，那就借助pH试纸吧。羊水偏碱性，pH为7.0～7.5，而尿液的pH一般为5.5～6.5。拿一片pH试纸测试一下，如果结果为碱性，那么流出来的大概率是羊水。

胎膜早破的危害

胎膜早破后，阴道内的病原微生物容易上行，导致感染。如果胎膜破裂时间超过24小时，那么发生感染的概率就会比之前高5～10倍。胎膜破裂、羊水流出有时还会引起凶险的胎盘早剥。

如果发生羊膜腔感染，那么容易导致产后出血。

胎膜早破引起的围产儿死亡的发生率为2.5%～11%。胎膜早破还可能引发早产、脐带脱垂，从而导致胎儿窘迫。如果胎膜早破合并绒毛膜羊膜炎，那么容易引起新生儿吸入性肺炎，严重的还有可能引起败血症和颅内感染。

所以，一旦出现胎膜早破，就应该尽快采取相应的措施。

胎膜早破的应对方法

很多时候，胎膜早破突然出现，没有任何征兆。面对突发的胎膜早破，我们应该怎么办？

在家里

首先肯定是尽快去医院。可以选择拨打120叫救护车或打车。总之，甭管怎么去，这会儿孕妇不要再来回走动了。其次，建议平躺在沙发或床上，在屁股下面放置枕头或被子，将屁股垫高，保持臀高头低位，避免羊水继续流出。这样做也可以避免脐带脱垂。

此时，家人要收拾并带上住院所需的物品。如果孩子已经足月，那么在胎膜破裂、羊水流出后，孕妇一般会在12小时内出现宫缩，继而分娩。如果孕妇肚子没有动静，那么医生也会应用一些药物来诱发宫缩以促进分娩。

在外面

如果发生胎膜早破的时候不是在家里，而是在外面（虽然概率很低，但这种情况确实存在），首先也是应尽快拨打120并通知家人，然后找一个平坦的地方让自己躺下来，并尽量抬高臀部。

羊水可以说是孩子的生命之水，如果在孩子出来之前羊水就流光了，那么孕妇和孩子会面临非常大的风险。因此，在到达医院之前，一定要尽量避免活动，尽可能为孩子多留一些羊水。

胎膜早破的原因

孕期同房

这里的孕期主要指孕晚期。孕晚期子宫的敏感性增强，同房过程中的机械运动不断刺激敏感的子宫，很容易诱发子宫收缩；精液中有大量的前列腺素，它们作用于子宫，会引起宫缩；在同房过程中，由于姿势受限，孕妇的腹部很有可能受到来自不同方向的挤压、碰撞，从而出现羊膜腔内压力增加以及受力不均等情况。在以上这些因素的作用下，这个装满水的"气球"随时可能会给你点儿颜色看看。值得注意的是，同房过程中难免会有爱抚和身体其他部位的刺激，它们同样会对胎膜造成影响。

老六曾经跟孕妇说过一个词"前三后三"，其意思就是不建议在孕早期的3个月内和孕晚期的3个月内同房（虽然在这期间同房不是绝对不行的，但的确需要多注意一些），尤其是在孕晚期，应尽可能不同房，以免发生意外。无论如何一定要同房的话，你们最好先签一份责任书（请注意，这话是开玩笑的，后面才是正经该做的事情）。尽量采取合适的体位，同时控制频率及时间，动作尽量轻柔。

不过我听说有人靠同房来催产。不着急，后面我会好好讲的。

阴道炎症

阴道炎、宫颈炎容易引起胎膜感染，导致胎膜破裂。引起胎膜感染的病原体较复杂，有细菌、真菌、支原体和衣原体等。支原体和衣原体感染常常没有明显的症状，所以通常建议育龄期女性在怀孕前就把必要的检查做一下，排除危险因素之后再积极备孕。

一项关于胎儿胎膜早破的研究指出，由生殖道感染导致的胎膜早破的发生率为59.3%。另外一项研究发现，在995例胎膜早破病例中，587例有不同程度的支原体、衣原体、溶血性链球菌、金黄色葡萄球菌、真菌和滴虫感染。

请允许我再强调一遍，孕早期和孕中期都要进行常规的检查。如果发现危险因素，请务必尽早处理，以免发生不良后果。此外，在孕晚期同房也会增大感染的概率。

压力异常

这里主要指孕期宫内压力不均。由这种原因引起的胎膜早破比较常见于多胎妊娠、羊水过多的孕妇。这类孕妇由于羊膜腔内压力过大，容易发生胎膜早破。同时也有胎位不正导致的胎膜早破，如臀位、横位及头盆不称的孕妇会因为宫内压力不均而发生胎膜早破。当然，类似提重物、剧烈运动、剧烈咳嗽、用力排便等会增加腹压的行为，也会引起由压力异常导致的胎膜早破。

营养不良

有的孕妇营养不良，其胎膜薄而脆弱，缺乏弹性，所以这类孕妇发生胎膜早破的风险较高。孕妇的饮食应该是先生负责的范畴吧？这里提到的营养不良，指的是缺乏维生素C和铜、锌等微量元素。

其他

还有一些原因，这里就简单说一下。一种是宫颈的功能问题。宫颈本身需要托住整个子宫，但是当宫颈的功能出现问题时，它就很难把上面逐渐胀大的"气球"托住。另外一种是医源性因素，包括多次羊膜腔穿刺术、阴道检查和剥膜引产等。对了，还有一种——抽烟，孕妇抽烟也会增加胎膜早破的风险。

了解这些原因后，你就能在很大程度上避免胎膜早破的发生。

什么时候需要催产

催产，从字面上理解就可以。如果懂英文的话，就可以去查查词根，也能知道它是"促进快速分娩"的意思。大家想快点儿生的愿望我们都能理解，可总要按规矩来吧？把大象装进冰箱里还得分三步呢，别说生孩子了。

何时需要催产

通常情况下，临床上在产妇超过预产期1周左右还没分娩时才会考虑催产。为了让你能依靠自身分泌的激素来发动宫缩，这时应该算已经给足了时间，因此孩子如果能自己发动的话，应该早就出生了。假如这个时候孩子确实发动不了，你也别硬扛着；你怀的不是哪吒，不用拖那么久。医生建议打催产素的时候你也不用太担心，毕竟这是用了几十年的方法，安全、可靠。

不过，很多人还是担心催产素会对孩子造成伤害。对于这个问题，我总会这么说：产妇自己也会分泌催产素，孩子对它也不陌生。在产妇自己分泌的催产素不够的情况下，我们才会考虑人为增加产妇体内的催产素，以尽快引起宫缩，促进产程进展，否则即使产妇想让我们打，我们也会拒绝。

还有人说打催产素会导致肚子疼。其实逻辑就错了，生孩子这件事本身就会导致肚子疼，催产素只是让这种疼早点儿出现罢了。疼痛不早点儿来，产妇怎么生呢？毕竟预产期过了之后，孩子在产妇肚子里多待一天，就要多承受一天的风险，不然我们推算预产期干吗，干脆让产妇想怀多久就怀多久好了。

了解完催产之后，咱们再来看一个专业术语——Bishop宫颈评分（表5）。不少人在住院生产或准备催产时，经常能从主管医生的口中听到这个词。它到底是什么意思呢？

表5　Bishop宫颈评分表

指标	0分	1分	2分	3分
宫口开大（cm）	0	1~2	3~4	≥5
宫颈管消退（%）（未消退时宫颈的长度为2 cm）	0~30	40~50	60~70	≥80
先露位置（坐骨棘水平=0）	-3	-2	-1~0	+1~+2
宫颈硬度	硬	中	软	
宫口位置	后	中	前	

表5中的"宫颈管消退"由医生估算宫颈长度后得出。一般而言，正常的宫颈长度为2~3 cm，随着宫颈的逐渐成熟，其长度会逐渐缩短。估算宫颈长度是妇产科医生的一项基本功，"金手

指"的称号可不是浪得虚名的哦。当然，医生的手感不同，检查结果也可能不同。

先露位置是根据孩子的头顶与坐骨棘间的距离推测出来的。一般来说，当孩子胎先露浅定时，哦，抱歉，用大白话来说就是刚刚有一点点入盆的时候，这个值为-3。

医生通过检查宫颈，计算出 Bishop 宫颈评分。如果评分大于6分，就意味着宫颈成熟了。评分越高，催产的成功率越高。反之，则应先促进宫颈成熟，再催产。

催产的方式都有哪些

前列腺素制剂

可控释地诺前列酮栓　这是临床上最常用的促进宫颈成熟的药物。医生把它放置在阴道后穹隆处，它会吸水而膨胀，缓慢地释放出前列腺素，在促进宫颈成熟的同时诱发宫缩。这类药物的优点在于可以控制释放速度，而且它自带一个小尾巴。当宫缩频率过快或胎心异常时，这个小尾巴有助于及时将这种药物取出。

米索前列醇　这是另一种常见的放置于阴道后穹隆处以促进宫颈成熟的药物。与可控释地诺前列酮栓相比，米索前列醇更易保存，且"能见度"较低，作用时间较长，性质相对稳定，价格较低，在基层的医疗机构比较常见。但这是一种片剂，将它放入阴道后，如果宫缩频率过快或胎心率有所改变，我们不仅无法及时将它取出，而且难以控制作用时间。因此，使用时一定要小心谨慎，时刻关注宫缩情况，随时与医生沟通。

机械性刺激

如果待催产的产妇出现了自发性宫缩，那就不能使用上述药物来促进宫颈成熟，这时候该怎么办呢？可以考虑用机械性刺激的方法。

不要被小标题吓坏了，用机械性刺激促宫颈成熟并不是生拉硬拽，而是使用一些小水囊、小导管、小海藻棒（加上"小"字是不是瞬间感觉它们萌萌的）来刺激宫颈，促进产妇体内前列腺素的合成与释放，从而使宫颈软化、成熟。

与药物相比，这种方法导致宫缩频率过快的风险较低。但它属于机械性操作，因此可能会引起感染、胎膜早破以及宫颈损伤等后果。

静脉滴注缩宫素

静脉滴注缩宫素就是大家熟知的催产素催产。临床上静脉滴注缩宫素时，从小剂量开始，逐滴增加，直到产妇在10分钟内出现3次宫缩，每次宫缩持续30~60秒。通过刺激宫缩，达到扩张宫颈的目的。

人工破膜术

人工破膜术适用于头先露且孩子的脑袋已经进入骨盆之后的

情况（临床上叫"衔接"，但是专业术语的解释实在太复杂，咱们也不考试，这里你只要大致明白就好），通过刺激内源性前列腺素和缩宫素的分泌，诱发宫缩（看过前面"胎膜早破"内容的你应该大致了解这个意思）。

临床上只要出现"术"字，就意味着存在一定风险，如出现脐带脱垂、感染、前置血管破裂以及胎儿损伤等。虽然这听起来很恐怖，但只要操作得当，益处还是很大的，毕竟它能促进内源性激素的分泌。自己的永远是最好的！

同房催产

我做科普工作不是一天两天了，各种各样的问题我几乎都领教过了。我本以为自己早已练就了金刚不"笑"之身，但终究还是道行太浅，我又被一些问题逗"笑"了。关于如何催产的问题一直以来都是焦点，花样翻新，种类繁多。让我印象深刻的一个是同房催产。

首先，同房催产是一件很不安全的事情。虽然全世界都认为这种方法在理论上有效，但同房过程中孕妇可能会出现胎膜早破、宫内感染、胎盘早剥等情况，弄不好，孩子的小手会伸出来抓你一把，这恐怕会把你吓得魂飞魄散！

其次，从原理上讲，同房过程的确会促进催产素的分泌，提升催产素受体的敏感性，同时精液里的前列腺素还可以促进宫颈成熟和软化……

你瞅瞅，就是这些原理蒙蔽了你的双眼。我们说的只是理论上的可能性，但是你想过实际能产生多少催产素，能提升多少敏感性，精液里的那点儿前列腺素到底有多大作用吗？不谈剂量只说效果，都是"耍流氓"！

坦率地讲，为了同房产生的那点儿催产作用，真的不值得去冒那么大的风险。接受医生的催产建议才是正确的。

爬楼梯

爬楼梯可以帮助胎头下降，增加胎儿先露部与宫颈之间的摩擦刺激，还可以促进宫颈成熟和诱发宫缩。但是，注意：这种方法有一定的风险。如果有家人陪同，那还说得过去。如果孕妇自己一个人，那就不要爬楼梯了。孕妇要是摔倒了，你说咋整？

怀孕本就增加了身体负担，爬楼梯更会增加膝盖损伤的风险。不过，散步倒是可以的。

所以，就算爬楼梯有点儿用，也不值得你冒风险。

捏乳头

原理很简单，通过刺激乳头来促进催产素的分泌，从而产生催产作用。以15分钟为限，左右交替。这种方法在理论上没啥问题，可是其中的不确定性太多，毕竟不是每个人的乳头都十分敏感。有的人左右交替捏了十几小时，但肚子还是没动静；也有的人捏了一会儿就出现宫缩了。

所以，这种方法可能有用，你试试也无妨，不过不管用时别怪我，毕竟个体差异太大。

催产饮食

很多人心怀幻想，总觉得吃点儿什么就能收到立竿见影的效果。这可能是中国人的通病，也是很天真的想法。

喝覆盆子叶茶 广告说喝这种小浆果的茶可以软化宫颈，诱发宫缩。它还"善意"地提醒：孕足月时才能喝哦！这明显是在骗人，足月之后孕妇随时可能会出现宫缩，怎可说这是茶的功劳？我去翻了各种资料，没有发现这种茶中有可以直接软化宫颈或诱发宫缩的成分。那些说管用的，其实不喝也可以自己生。

吃辣椒 吃辣椒就是个坏招。照这种吃法，川贵地区的人该咋办，是不是都得早产？其实这都是巧合，有人吃了辣椒后腹泻了，这一腹泻不要紧，但引起宫缩了。于是人们就据此总结——吃辣椒可以催产。真是荒谬、可笑。

吃蓖麻油炒鸡蛋 真是什么招数都上了。鸡蛋大概只是为了让蓖麻油更好下咽吧。因为在过去，蓖麻油是一种泻药，通过让孕妇腹泻来刺激子宫收缩。这种方法最大的缺点就是风险不可控，严重时还可能出现脱水、胎儿宫内窒息、羊水栓塞。你瞅瞅，这都是些什么鬼扯的招数啊？还是相信前面那些规范的操作吧！

好了，这部分就讲到这里。

自然分娩还是剖宫产

相信这个问题是每位产妇都会关心和在意的问题，不少人应该很早就已经做好了自己的选择。但是，关于这个问题，我也有自己的一些想法想要分享给大家。

但是不着急，我们不妨把这个问题放一放，先来看两个我在临床上遇到的小故事。

故事一

某一天我在产房值夜班，估摸着大多数产妇都不太可能有动静，我就在办公室里写科普文章。晚上九点多，护士来电话，说高危病房里有位怀双胞胎的孕妇要求剖宫产。这一下子可把我整蒙了，值夜班的一共就三个医生，我在产房里守着，另外两个医生在急诊室处理一个腹痛待查的患者。我的第一反应就是：别闹了，大半夜的谁给你做啊？

我让护士跟产妇说：明天等主任来，医疗力量齐备的时候再做也不迟。但是产妇及其家属要求必须当晚剖，而且这个决定完全不容置喙。然后我就给三线老师打电话，说了这个情况，三线老师也惊了，说："这太胡闹了吧？我这边刚刚做完后穹隆穿刺，急诊的这个是宫外孕患者，估计得手术！谁有工夫给她剖啊？大半夜的！要不让她跟科主任说吧！"我跟家属转述了三线老师的意思，然后家属暂时不找我了。过了半小时，科主任打电话来了：

"小六，给手术室打电话，安排麻醉，等会儿给那个怀双胞胎的产妇做剖宫产术。"

"啊？领导，这是啥情况？"

"别问了，跟护士说做术前准备吧！"

"哦，可是谁给她做啊？"

"咱俩做，我在路上了，还有十分钟到医院……你跟我做完这台手术后，再去帮忙处理宫外孕。"

"哦，行，我这就去准备。"

……

那一宿忙得我凌晨五点多才回到病房。后来我问领导具体是咋回事，领导说这个产妇的村子要拆迁，他们按照家里的人头分房子，所以她必须在那个时间将孩子生出来，只要孩子一出生，每个孩子就有一套房子，否则就没有。

唉，有很多事不是我们这种小角色能想到的。

故事二

病房里一位怀二胎的产妇坚持要顺产，她的第一胎是剖宫产的（第一胎是女孩）。二胎选择顺产不是不行，但存在风险。B

超检查提示其子宫最薄的地方就像一张纸那么薄。如果稍微有点儿受力不均匀，子宫说破就破，而且她还有胎盘植入的情况，顺产真不是好选择。

领导反复给她做工作，让她再考虑考虑。但产妇很坚决，她在网上看到说剖宫产的孩子不聪明，顺产的孩子会更聪明，所以家里都希望二胎顺产（知道这次怀的是男孩）。这把领导气得够呛，网上瞎写也就算了，家属也跟着起哄，不把产妇的命当命……关键产妇也这么认为，我们真没辙。

最后还是让她去产房试着顺产，但是当天值班的所有医生都全神贯注地盯着她，就怕她出现异常情况……可没曾想，宫缩还没有规律呢，孩子的胎心就不好了，最终她还是被拉到手术室做了剖宫产术。

剖宫产时产妇是醒着的，她一边哭一边问将来孩子会不会不聪明。唉，我们感觉既无奈又心疼……然而在取出孩子之后，她的子宫一直在出血，血怎么止也止不住，而且她的子宫收缩力很差，胎盘植入的情况比预想的还要严重。原本 1 小时就能做完的手术，愣是从半夜做到了凌晨。

后来领导说，最后跟家属商量，把她的子宫切除了……这才把血止住。

唉，有很多事不是我们这种小角色能决定的。

不知道你们看完这两个故事之后是什么感受，至少对于我来讲，我对标题上的那个问题有疑问，它既是一种选择，又不是一种选择。

因为每一位产妇都可以选择自然分娩（顺产）或者剖官产，但是当面临具体处境时，每个人又没有了选择权，比如想要自然分娩的，最终因为各种风险或问题不得不选择剖官产，比如想要剖官产的，可能也会因为种种现实原因或突发情况而接受了自然分娩。事情常常不能如你所选的那般顺利进行。

因此，从专业的角度来讲，临床上常常出现医生的建议跟患者的选择不一致的情况，这里有生理层面的不同考虑，也有心理层面的不同思考……总之，无论最终按照哪种方式进行，都不是产妇一个人就可以完成的，都需要在身体情况、医护人员以及医疗资源等多方的协调下找到一个平衡点。

这里需要额外指出一点，有不少人会把医生放在自己的对立面，有时候会埋怨医生不让自己选择剖官产，或者医生不允许自己顺产，好像这些都是医生可以独自决定的。事实上，并非如此，医生要给产妇进行剖官产是要有明确手术指征的，同时如果患者和胎儿的情况不允许自然分娩，医生也会建议采用剖官产来终止妊娠。理性地讲，医护人员始终是站在产妇这边的，力求以最合适的方式以及最小的伤害和代价，确保母亲和孩子都平安无事。

所以，关于这个问题，我最终的答案就是：请看后面几节内容。

接下来的几节内容，我会分为自然分娩和剖官产两方面来讲解，或许这些内容可以帮你做出适合自己的选择，但也希望你可以跟医生沟通、交流你内心的选择，让医生帮你评估这个选择对于你是否真的是最合适的。

最后，不管你们最终达成共识的选择是什么，我都希望你们可以顺利。

如何才能自然分娩

很多人觉得分娩是一蹴而就的事情，虽然跟整个孕期相比，分娩确实顶多只能算是其中一个环节，但是因为在整个分娩过程中要经历的事情非常多，你会感觉几乎所有关于生孩子的事情都被压缩在这几天发生，这几天会给很多人留下非常深刻的印象。甚至很多年后，你可能已经忘记孕期经历了什么，但一定会记得分娩时发生的一些事情。

所以，咱们不妨在亲身经历之前先来认识一下自然分娩（顺产）这件事情。

影响自然分娩的因素

影响自然分娩的因素主要是产道、产力、胎儿以及产妇的态度。这四个因素共同决定产妇是否可以自然分娩。而其中一些要求，说实话，并不是通过努力就能达到的。所以，咱们先来讨论这些因素。

产道

产道，其实就是一条很窄的通道，是胎儿娩出的那条通道，很像上台表演前从后台走向台前的那条黑黑长长的通道。看到这里你就该明白，怀孕前这条通道就在那里了，并不会因为怀孕而改变。在整个孕期里，你动或不动，吃或不吃，它都是固定的，几乎不会改变。产前检查时测量骨盆就是为了掌握产道情况。产妇自然分娩时，孩子需要努力通过这条通道。可以想象一下，一个胖子若想通过一条很窄的通道，只能使尽浑身解数。如果非让一个胖子从与鞋盒一样窄的通道挤过去，那么肯定没戏。所以，假如你的骨盆天生相对狭窄，那么医生就可能采用产钳助产；要是你的骨盆绝对狭窄，那么即使你和医生都灌了一箱红牛，你也没戏，基本上得考虑剖宫产。

产力

提醒一下各位，接下来我要讲的内容既带画面感又带味道，因为生孩子其实很像用力排便。有生育史的读者肯定记得，产房里的"拉拉队"真不是浪得虚名的，他们全程都在跟产妇喊："拉，对，往下拉，对，使劲儿，拉……来，换口气，接着拉！"

对，没错，这个"拉"，正是拉粪便的"拉"，因为分娩过程中整体感觉和调用的肌群几乎跟排便差不多，产力主要来自腹肌、盆底肌群和子宫肌层的收缩。在整个分娩过程中，这些肌肉每隔两三分钟就要收缩一次，每次持续25～30秒。在这段时间里，这些肌群都处于紧绷状态，其目的只有一个——把孩子挤出去。

由此你不难发现，女性可以通过自己的努力来为顺产做一些准备，如平时要锻炼腹肌和盆底肌群。虽然不要求你像模特那样既有八块腹肌又有马甲线，但适当的运动还是很有必要的。此外，请注意，即便练好了腹肌和盆底肌群，也只是杯水车薪，因为产力中最重要的是宫缩。这也是医生和助产士最关注的问题。目前并没有什么锻炼办法可以促进宫缩，只能靠自身产生缩宫素或人为增加缩宫素来促进宫缩。

胎儿

胎儿的大小和位置是我们要关注的重点。咱们中国的老传统认为孩子越大越好，要是孩子大到无法通过正常的骨盆，那么家里的老人就会喜笑颜开。其实这是愚昧无知的言论。现在我们已经知道，孩子大小适中最好，这样一方面便于分娩，另一方面可使会阴裂伤或侧切的概率相对小一些，从而更有利于产妇产后恢复。

还要说说胎位的问题，胎儿的胎位大多是头位，也有臀位、肩位、横位、斜位……总之，孕妇的肚子是圆的，胎儿想怎么待着就怎么待着。如果胎位确实不好，你也别较劲。一般医生会帮你评估顺产的可能性，然后给出顺产或剖宫产的建议。你需要做的就是冷静及理性地听医生的话。

产妇的态度

这要结合"为什么产房里的助产士的脾气都那么不好"一起来讨论。在分娩过程中，很多产妇都会被助产士呵斥、批评，这是为什么呢？助产士的脾气真的不好吗？

并不是。这些助产士都很好，只是她们需要用最简单、最直接的办法激发出产妇的"洪荒之力"，点燃其心中愤怒的火焰。一般到了这种时候，产妇的脾气会随着产力暴发。已经分娩了十几小时的产妇通常已疲惫不堪，宫缩乏力，这时急需有人帮助她们战胜痛苦和恐惧，一鼓作气地把孩子生出来。

所以，产妇在分娩时对于顺产的执念很重要。老六的确见过很多各方面条件都合适的人，但她们就是生不下来。对于这样的产妇，只能通过建立她的信心、讲述顺产的优点、畅想生二胎的场景等方法让她重燃斗志。

分娩过程中的努力方向

看到这里，你应该已经了解影响自然分娩的因素了。那么当产妇躺在产床上的时候，该如何有效努力，让整个过程更加顺畅呢？其实这部分内容应该由助产士老师来讲。考虑到我不能把你带到产床上，且不希望你被助产士呵斥，所以我在这里把她们常常讲的话写下来。等你以后真的上了产床，就可以冷静地对助产士老师说："您别说，我都懂。"你看看，这样多炫酷！

来，双腿分开

上了产床，一切选择都是为了让孩子尽早出来。双腿尽量分开、屈曲，为孩子打开出来的大门。如果夹着双腿，那就给孩子关上了门，最后不得不在肚子上开一扇窗。

好，憋住气，使劲儿拉，对，使长劲儿

一般是在宫缩的时候使劲儿。这会儿你的宫口可能已经开全了，医生可以看到孩子的头尖儿，但需要你继续努力，让孩子通过骨盆最窄的位置。这时候你需要使出持续、绵长、稳定的力量，这很重要。

现在别使很大的劲儿，慢慢来

这个时候孩子的头部或先露部可能马上就要出来了。要是你猛使劲儿，可能会导致会阴裂伤，你要听助产士的指挥。

好了，现在别动，马上就缝完了

通常在胎盘娩出之后，助产士会根据产妇会阴裂伤或侧切的情况进行缝合。这时需要产妇全力配合，以完成最后的"面子"工程，如果产妇老是来回动的话，伤口真的会被缝得很难看的。相信你也不想这样，对吧？

如何陪产

上述这些就是需要你配合和完成的部分，剩下的那些产程内容主要都是给医生或助产士看的，产妇没有必要去琢磨，更不需要学习。但是，有一件事情是现在必须说的，那就是陪产。是的，临近分娩时产妇是需要有人陪着或帮忙完成很多事情的。

具体有哪些呢？咱们挨个儿说说。

在家里

在宫缩刚刚开始时 不提倡产妇过早入院，产妇应尽可能长时间地留在家里，尽量放松心情，自由活动，照常进食，观察宫缩的间隔时间及持续时间。如果胎膜未破，则产妇可以用温水盆浴，以减轻疼痛感。产妇可以自由行走，并要经常改变体位，如站、蹲、跪、坐等，避免平卧位。如果胎膜已破，则产妇需马上就医，并可用大的热毛巾温敷腹部和大腿内侧。鼓励产妇补充易消化的食物，多饮水，每小时排尿1次。

当宫缩比较有规律（3～5分钟1次时）或胎膜破裂时 需要马上去医院。当然，如果家距离医院比较远的话，那可能就要更早一些出门。还记得之前说过的要提前熟悉路线吗？这会儿就派上用场了。

在待产室里

一般在宫口打开到7 cm之前，初产妇会被安排在待产室中。等待宫口打开是一个漫长的过程，陪产者要帮助产妇缓解因阵痛带来的紧张情绪。

扶产妇走动　在阵痛不强烈的时候，陪产者可以搀扶产妇下床走动或站、蹲等，使胎头下降、产程缩短；产妇如果不能走路，可多变换体位，避免平卧位。如果羊水已破，产妇就只能平躺在床上。

准备食物　这个阶段需要耗费很长的时间，而且产妇的阵痛感还没达到高峰。陪产者最好准备一些食物，便于产妇及时补充能量，保证足够的体力。对，生孩子是个体力活！鼓励产妇多喝水或饮料，勤排尿。

舒压按摩　产妇出现阵痛时，通过按摩让产妇放松，鼓励她洗温水澡或淋浴，以放松身体、缓解疼痛，亦可用热毛巾温敷其腰部、腹部。

协助如厕　在待产的过程中，因为阵痛，产妇单独上厕所比较困难，陪产者可以陪同并协助她上厕所。

在产房里

宫口打开7 cm以上时，产妇就可以进产房了。

拉玛泽呼吸法　想在分娩时运用好呼吸法，平时就要认真练习。陪产者应该提前去孕妇学校学习，并熟练掌握拉玛泽呼吸法，这样才能在产妇分娩时帮助她（后面会具体讲到）。

补充水分 在分娩过程中，产妇会耗费非常大的体力，需要及时补充水分。为了不中断生产过程，一般需要准备一些运动饮料、吸管，以便产妇随时吸吮以补充流失的水分。

共同呼吸 在产妇分娩时，陪产者可以按照事先学习的分娩呼吸法，配合助产士教导产妇正确呼吸，帮助她更轻松、更快速地娩出孩子。

协助用力 陪产者可以握紧产妇的手，让她更容易用力，同时给予产妇精神上的鼓励和支持，舒缓她紧张、痛苦的情绪。

话语鼓励 因为疼痛过度，很多产妇在分娩时容易暴躁、消极，这样不利于分娩。陪产者要耐心地鼓励她，随时告诉她分娩状况，稳定她的情绪，帮助分娩顺利进行。

好了，讲到这里基本上就交代完了。

什么是拉玛泽呼吸法

✤

20世纪50年代，一个叫拉玛泽的法国医生发明了一种能够在一定程度上减轻分娩疼痛的呼吸训练方法——拉玛泽呼吸法。它能帮助产妇把注意力从宫缩痛转移到对自己呼吸和肌肉的控制上，从而达到减轻分娩疼痛、放松身体、加快产程的效果。

拉玛泽呼吸法有什么好处

减轻疼痛，稳定情绪

人们在面对未知的事情时往往是非常恐惧的，尤其是在这些事情被过来人"演绎"一番之后。

很多产妇，尤其是初产妇，在分娩时由于巨大的心理压力，对产程进展以及孩子情况的担忧，强烈的宫缩痛等，会紧张、恐惧。而这一心理状态可能会增强人体对疼痛的敏感性，使产妇陷入恐惧、疼痛——更恐惧、更疼痛的恶性循环中，而且它还有可能造成全身肌肉痉挛，影响宫口开大的速度，进而影响产程的进展。一旦产程进展缓慢，甚至停滞，医生就可能采取人工干预，甚至剖宫产率就会提高。

拉玛泽呼吸法能在一定程度上缓解宫缩痛，从而帮助产妇平稳度过整个产程。

缩短产程，减少对产程的人工干预

就像上面提到的，通过正确使用拉玛泽呼吸法，产妇可以把更多的精力从恐惧和担忧中抽出来，集中到对呼吸的调整以及对身体的放松上。这不仅能让产妇保持良好的心理状态，尽量避免由心理因素导致的宫缩乏力，而且能缓解疼痛，松弛产道周围肌肉，有利于宫口扩张，进而能缩短产程，减少对产程的人工干预。

降低胎儿宫内窘迫以及新生儿窒息的发生率

相信很多过来人都经历过那段会让人歇斯底里地喊叫的过程，相信几乎每一个大喊大叫的产妇都被要求过"闭嘴"，而且往往医生都会用"你再喊，孩子就会缺氧了"来吓唬你，但其实他们并不是在吓唬你。

在分娩的过程中，由于疼痛难忍，很多产妇会情绪激动、大喊大叫，老六还遇到过用头撞墙的产妇。产妇大喊大叫或哭泣会使肺部与外界的气体交换不足，氧气摄入量不足，会导致子宫、胎盘处于一个缺氧的状态，进而导致胎儿宫内缺氧，甚至发生新生儿窒息。

而应用拉玛泽呼吸法，有助于增加产妇通气量，从而让产妇有效且高效地为自己以及孩子输送氧气，避免孩子因缺氧而出现一系列并发症。

拉玛泽呼吸法怎么做

说了这么多拉玛泽呼吸法的好处之后，不教给大家其具体操作步骤实在说不过去。在我正式讲解拉玛泽呼吸法之前，我们先了解几种呼吸招式。

廓清式呼吸　就是腹式呼吸，用鼻子吸气至腹部微微隆起，然后用嘴吐气。吸气、吐气均需缓缓地进行。

胸式呼吸　跟腹式呼吸差不多，只不过吸气后隆起的是胸部。

浅而慢加速呼吸　同胸式呼吸，但节奏的快慢随宫缩强弱改变。

浅的呼吸　也称高位呼吸，就是呼吸的时候在喉咙处发声。

吹蜡烛式呼吸（哈气运动）　像喘息或吹蜡烛一样急速呼吸。

好了，大致了解五大呼吸招式以后，我们来实践一下。

宫口开大0～3 cm时　依次按廓清式呼吸→胸式呼吸→廓清式呼吸的顺序来。廓清式呼吸（1次，开始）→吸、二、三、四，呼、二、三、四（重复6～9次）→廓清式呼吸（1次，结束）。

宫口开大4～8 cm时　依次按廓清式呼吸→浅而慢加速呼吸→廓清式呼吸的顺序来。廓清式呼吸（1次，开始）→吸、二、

三、四，呼、二、三、四，吸、二、三，呼、二、三，吸、二，呼、二，吸，呼，吸，呼，吸、二，呼、二，吸、二、三，呼、二、三，吸、二、三、四，呼、二、三、四→廓清式呼吸（1次，结束）。

宫口开大8～10 cm时 依次按廓清式呼吸→浅的呼吸→廓清式呼吸的顺序来。廓清式呼吸（1次，开始）→吸、吸、吸、吸、嘘、吸、吸、吸、吸、嘘（浅呼吸，停留在喉咙就可以了）→廓清式呼吸（1次，结束）。

分娩用力时 按以下顺序来：廓清式呼吸（1次，开始）→吸气、憋气、手提脚蹬、下巴微收、眼睛看向肚脐的方向、使出大便的劲儿（最好心里默念1到10）、迅速换气（一次宫缩内最好能来2～3个循环）→廓清式呼吸（1次，结束）。

孩子头部娩出以后 主要进行吹蜡烛式呼吸（哈气运动）。哈、哈、哈、哈（主要目的是通过哈气把力量松懈掉，避免过度用力导致的会阴撕裂），这个时候往往会有助产士或医生给你下达"哈气"的指令，你只要遵照指令执行就可以了。

以上就是拉玛泽呼吸法的全部秘诀。你如果没有接触过拉玛泽呼吸法，那么孕28周后就可以在先生的陪伴下练习起来了。

什么是无痛分娩

"无痛分娩"这个名称听上去挺洋气，会让人们误以为这样分娩一点儿都不疼——不然它为什么叫无痛分娩呢？事实上，它在我们临床上的专业说法为分娩镇痛，其英文名是painless labour。

看到英文名你就该明白，这样分娩并不是完全不疼。产妇选择无痛分娩后，麻醉医生会通过使用麻醉剂尽可能减轻产妇在分娩过程中的疼痛，这样产妇基本上就可以体面且轻松地分娩了。

当然，这只是理论上的效果，真正到临床上，想达到这种理想效果并非易事。换句话说，就是不要对无痛分娩抱有太高的期望。老六会详细介绍相关内容，希望你对无痛分娩有正确的认识。

如何镇痛

虽然现在我们心照不宣地认为镇痛就是使用麻醉剂，但是在缓解分娩疼痛这条道路上，医学工作者们已经默默探索了很多年，也尝试了各种各样的方法。具体方法主要有非药物镇痛法和药物镇痛法两种。

非药物镇痛

非药物镇痛法很常见，如精神鼓励法，先生在边上加油、鼓劲儿，这种方法有效，但是效果很有限；还有水中分娩法，目前其有效率并不确定，我们暂且认为这种方法有效吧（当然，如果可以让先生陪着在水中分娩的话，估计效果能更好点儿）。

药物镇痛

药物镇痛法的探索道路之艰辛，在这里就不多说了。简而言之，从吸入性麻醉剂到阿片类镇痛药，以往都尝试过。

到目前为止，最常用的方法是椎管内神经阻滞，其有效率接近100%。再细分下去，该方法主要包括腰麻-硬膜外联合麻醉和连续硬膜外麻醉。

如果你没有从医，那么我估计你完全搞不明白上面这两种药物镇痛法。但是你一定听说过高位截瘫吧？就是脖子以下都不能动的那种情况，也就是说颈部这个平面以下的神经都失去了功能。麻醉医生可以通过使用麻醉剂，让产妇腰部以下的神经都暂时失去功能或敏感性降低，这样就能缓解分娩疼痛。产妇不用担心截瘫的问题，因为神经阻滞不仅可以减轻疼痛，还能使人体保持基本的运动功能。也就是说，产妇可以一边走路一边待产。

在这个节骨眼儿走路虽然没那么重要，但至少可以证明麻醉剂的精准性。由于药物代谢迅速，产后只要不再持续泵入麻醉剂，腰部以下很快就可以恢复知觉。

如何给药

给药时，虽然由麻醉医生来操作，但需要产妇的积极配合，所以现在你可以提前了解一下，省得事到临头时手足无措。

操作时，麻醉医生需要将一根针从产妇后背插入指定的硬膜外隙中。这个空隙非常狭小，操作时需要麻醉医生具备精湛的技艺，也要求产妇摆成特定的姿势——呈侧卧位，让头和膝盖尽量贴近肚子，从而拱起后背，这样可以给麻醉医生留出足够的操作空间（骨缝）。

在给药的过程中，麻醉医生会讲解自己的每一个操作步骤。待产妇感觉到有一股清泉顺着腰部流向屁股，就表明已经给药成功。接下来，产妇能明显感觉到疼痛减轻了。但是请注意，这并不意味着产妇可以不动声色、不费吹灰之力地生孩子了。

在国外，一般在产妇临产时就上药，所以整个分娩过程中，产妇的疼痛感会轻很多，有的人甚至都感觉不到疼痛。在国内，目前无痛分娩的普及率还不高，外加大家相对保守，所以为了安全起见，一般要待产妇进入活跃期后或开指了才开始给药。到这个时候，不少产妇早就疼得死去活来了。

想到无痛分娩将来一定会普及，老六觉得还是有必要说一下正确的给药时机：出现有规律的宫缩后，只要产妇有镇痛的意愿，不管宫口开了多大，产妇当时处于什么阶段，都可以给药。

这种积极处理的方式并不会提升剖宫产率，也不会提升产钳的使用率。

不可否认，给药之后整个分娩过程会安静很多。疼痛减轻后，产妇会更加配合助产士并进行正确的呼吸和发力。是的，产妇还是需要发力的，而且还得把吃奶的劲儿都使出来。

有时因为镇痛，宫缩强度会下降，这时产妇的努力就显得尤为重要。有时甚至还需要通过催产素来加强宫缩。这就像一场长达数小时的便秘，坚持使劲儿直到最后，哗啦，孩子总算出来了，真是酣畅淋漓。

从我个人见到的情况来看，给药之后产妇会冷静很多，她的呼吸更有规律了，身体更放松了，发力更充分了，整个生产过程更加有条不紊。假如痛不欲生，产妇就会把之前在孕妇学校学过的内容全都抛到脑后，什么呼吸方法，什么匀速发力，统统忘记了，一门心思只求医生给她做剖宫产术。

无痛分娩适合所有产妇吗

显然，这种方式并不适合所有产妇。

首先，无痛分娩最基本的条件就是产妇必须可以顺产。如果医生评估之后不建议产妇顺产，那么产妇就没有必要尝试无痛分娩了。

其次，对于存在凝血功能障碍、全身感染、穿刺点感染、颅内高压、中枢系统疾病、肥胖或贫血等情况的产妇，不建议尝试无痛分娩。因为麻醉操作难度大，硬膜外穿刺术后并发症多，风险较大。

对于胎盘功能不好以及胎儿情况不好的产妇，也不建议尝试无痛分娩。换句话说，如果产妇已经有剖宫产指征，那就尽早安排手术吧。

再次提醒各位：无痛分娩只是在能顺产的基础上尽量减轻疼痛。在合适的时机使用这种分娩方式，严格规范地进行操作，可以确保利大于弊。

额外多说几句，目前国内正在积极推广无痛分娩，但是进展相对较慢，我们还处于政策上鼓励、实施上面临各种问题的现状。

仅从我个人角度来讲，我希望每一位有需要的产妇都能无痛分娩，但是现实跟理想间还有一段距离。因此，你如果有需要的话，最好提前跟医院沟通，确保自己到时候可以无痛分娩。

无痛分娩可以说是很伟大的发明，体现了现代医疗水平的进步。希望它能得到快速推广，让更多人可以不再承受那么多疼痛。

什么时候需要侧切

说实话，很多人在看到"侧切"这两个字时恐怕都会心头一紧，嘴里忍不住发出"嘶——"的声音，就算没有经历过也会不寒而栗。

确实，在会阴的一侧剪个大口子这种事情搁谁身上，谁都会觉得很痛苦，所以大家平时一提到侧切就很害怕。很多产后的妈妈一想起当初侧切的感受，也会忍不住紧张和难受。

可见这个手术确实给很多人留下了阴影。

但是，侧切手术不仅是产科非常常见的手术，而且堪称是非常古老的一种手术，自从发明出来就一直沿用至今，这也从某个角度说明目前还没有可以取代这种手术的方式……虽然我们都不太喜欢这种手术，但至少事实证明，这样一种让人望而生畏的手术的确有某种存在的理由。

这就不得不从分娩过程中常见的一种损伤说起，这种损伤的名字叫：会阴裂伤。

从之前的相关文献报道来看，在没有侧切的情况下，会阴裂伤的发生率超过95%，也就是说，在没有侧切手术之前，几乎所有的顺产产妇都要经历会阴裂伤。由此可见，侧切从某种程度上来讲避免了会阴裂伤的发生。可是侧切也是损伤啊，总感觉不是"切"就是"裂"，怎么看都很令人绝望。

接下来我们就具体展开讲讲当中具体的原因，虽然不一定能消除你心中的恐惧，但当你遇到的时候，能明确知道为什么要侧切。

为什么要侧切

通常会阴裂伤会沿着薄弱的阴道口下缘一路向下裂，直接奔着肛门去。依据损伤程度，会阴裂伤分为三度（图7）。

Ⅰ度裂伤 裂伤比较轻，只有会阴部皮肤及阴道入口黏膜撕裂，未达肌层，一般出血量少。这种情况可以不缝合，若裂口长的话可以在表面缝几针。

Ⅱ度裂伤 裂伤比较严重，已达肌层，累及阴道后壁黏膜，出血量较多。这种情况需要缝合，其主要目的是止血。

Ⅲ度裂伤 肛门括约肌已断裂，甚至阴道直肠隔及部分直肠前壁有裂伤，出血量不一定多，但组织损伤严重。如果不严密缝合的话，这种情况可能会引起大便失禁。

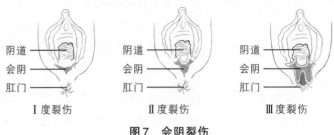

阴道	阴道	阴道
会阴	会阴	会阴
肛门	肛门	肛门
Ⅰ度裂伤	Ⅱ度裂伤	Ⅲ度裂伤

图7　会阴裂伤

　　会阴裂伤的发生率非常高，基本上每位顺产的产妇都会出现Ⅰ～Ⅱ度裂伤。一般来讲只需对她们做简单止血、缝合处理即可。很少一部分人会出现Ⅲ度裂伤。听以前的领导说他在门诊的时候遇到过有陈旧性Ⅲ度裂伤的老年女性患者。真的很难想象她这么多年的日子是怎么过来的，想想就觉得她过得很难。

　　了解会阴裂伤后你大概就能明白会阴侧切术的意义了，其实这种手术本质上是用来保护会阴的。为了避免产妇的会阴奔着肛门裂下去，助产士在综合多方面因素后会在产妇会阴侧面切一刀。

　　现在你估计就能理解了，我们其实最不希望产妇出现额外的伤口，毕竟又要缝合，又要消毒，而且产妇也不乐意。但是相较于裂伤，我们还是更希望将伤口或伤害限制在可控范围内。

　　尤其是在产妇会阴就要出现Ⅲ度裂伤的时候，要考虑侧切。自阴道口下缘向侧下方剪开（四五点方向或七八点方向），可以扩大产道的出口，分散会阴处向下的张力，从而起到保护会阴的作用。简单地讲，这个过程就像把一个核桃从一个塑封袋里挤出来一样，核桃大，袋口小，使蛮力的话袋子就会被撕裂，如果适时地把袋口侧面扩大，则可以很好地解决这个问题。

侧切是可以避免的吗

答：侧切是有可能避免的。前面讲的"胖子"和"窄门"其实是相对概念，这两者的相对大小关系决定了是否需要侧切。也就是说，如果将胎儿体重控制在正常范围内，不像个别家庭刻意追求胎儿越大越好，那么侧切的概率就会较低。与此同时，如果把"窄门"锻炼得有弹性且强韧，就可以为胎儿通过时提供更大的弹性空间，而且可以降低裂伤风险。

此处，还会牵扯到一位很重要的人物——助产士。事实上，要不要做会阴侧切术是由助产士决定的。如果出现以下问题，为了尽量避免产妇会阴裂伤，助产士会做会阴侧切术。

产道问题　包括如下几个问题：产道过于狭小，不利于胎儿娩出；产妇会阴部弹性较差，胎头不能够顺利通过；产妇有阴道炎症，造成会阴水肿、组织延展性变差。

胎儿问题　胎儿比较大、胎头偏大、胎头位置不正，或胎头下降到软产道，在会阴部受阻，导致胎儿不能顺利娩出时，助产士会考虑行会阴侧切术。因为如果胎头在产道内停留的时间过长，容易导致产妇盆底肌肉损伤，甚至引起胎儿缺氧、颅内出血等严重后果。

产妇身体问题　即产妇因为自身问题需要尽可能减少能量消耗、缩短产程。如身体基础素质较差的初产妇，或有妊娠期高血压疾病合并心脏病、肾脏疾病的产妇进行分娩时，需要尽快结束产程以确保母婴安全。在胎头下降到会阴部时，产妇需要做会阴侧切术，尽可能不给意外留机会。

异常 即产程中出现异常，如胎儿出现缺氧征象、胎心率过快或过慢，需要尽快结束分娩的时候，以及需要产钳助产或采用胎头吸引术的时候。

如果没有以上问题的话，产妇就不用侧切。

侧切的时候疼吗

如果问一位经历过侧切的妈妈"侧切的时候疼不疼"，你得到的答案一定是：疼！

但是我不得不说，这还是在使用了麻醉剂的情况下的感受，因为在这个过程中产妇只能使用表面麻醉剂，所以麻醉效果往往不是很稳定，受多种因素影响。而且，会阴处本身就分布着很多神经，就算用了麻醉剂，产妇也很难完全没感觉。

有些产妇事后描述，她能感觉到助产士剪开了一个口子，而且在之后缝合的过程中，她能感觉到缝的每一针，每次想到当时的感受都会不由得浑身冒汗，也会在那一瞬间发誓以后再也不生了，"老娘再也不遭这罪了"！

只不过，更难熬的是侧切之后的一周，因为这个时候麻醉剂的效果早就没有了，伤口疼痛却变得越来越明显。唉，说实话，我只是把这些文字写下来，内心都一直揪着，手心的汗都流成了河。当然，你如果疼得实在太难受，也可以找医生给你开些止痛药。

当然，还有一些小方法可以帮助你度过这段难熬的时光。

（1）因为拉扯到伤口会很痛，所以侧切后不要做大幅度的动作，避免伤口崩开。

（2）伤口在会阴部，产后恶露容易污染伤口，因此要每天冲洗会阴，预防感染。

（3）准备一个坐便器，这样就不需要蹲着上厕所，从而可以减轻上厕所时的痛苦。同时，要注意饮食均衡，预防便秘（想象一下，侧切伤口没有愈合时你就要使劲儿，是不是莫名觉得某个部位好疼）。

侧切会影响同房吗

会阴裂伤的伤口不整齐，需要缝合，愈合后形成的瘢痕会导致性生活中有异物感，影响体验。而会阴侧切术造成的切口是人为的，非常整齐，而且一般不大，就几厘米长。分娩结束后医生会尽快将其缝合，所以伤口愈合得比较整齐，不会形成太大的瘢痕，也不会对性生活造成不良影响。担心侧切后不能愉快同房的人大可以把心放进肚子里。

在缝合切口的时候，使用的是可吸收线，一般不会有线头残留问题。缝合外皮时使用的线有可吸收线和丝线两种。丝线会在切口愈合后拆除，所以你不必担心会有体内残留的问题。

侧切并不会使阴道松弛。虽然那么大一个胎头让阴道内的弹力纤维得到充分扩张，但基本上过一段时间，阴道几乎就能恢复至原来的状态，所以你不用太担心。

看完这些，相信你对侧切会有更深入的认识。

什么时候需要剖宫产

❀

熟悉老六的读者应该都明白一个词：手术指征。

是的，为什么总要提这个词呢？主要是因为这个词背后是医疗领域非常底层的一个逻辑：临床上所做的任何选择都要有足够的证据。

对于剖宫产来讲，产妇以及医生最终达成共识来做手术是要有足够的证据或理由的，这些证据和理由最终都会用来衡量这个选择对产妇是否最合适，伤害和风险是否降到了最低。

所以，这节内容咱们先来讲讲剖宫产的手术指征。

哪些情况需要考虑剖宫产

头盆不称　通俗地讲，头盆不称是指胎儿相对于产妇的骨盆入口过大。想象一下，孩子是个大胖子，而骨盆入口是一道窄门，门很窄，窄到这个胖子根本过不去。这种情况下产妇不能自然分娩，可能就需要考虑在足月后进行剖宫产。

骨产道或软产道异常　骨产道异常的产妇包括尾骨骨折过的产妇，其尾骨尖可能上翘，使本来就狭窄的产道更加狭窄；有先天性畸形的产妇，她们也会面临同样的问题。软产道异常的情况包括较严重的阴道发育畸形、瘢痕狭窄等，以及妊娠合并直肠或盆腔良、恶性肿瘤梗阻产道。即使对有上述情况的产妇进行会阴切开术，估计足月胎儿也不能通过产道，产妇和医生应该及早做出选择。

胎儿或胎位异常　这个比较好理解。胎儿在产妇肚中的时候能以各种姿势畅游，所以就会有不同的胎位。若胎位是臀位、横位、异常头位（高直位、额位、颏后位等），则产妇不宜顺产。还有某些情况，如怀的是双胞胎，其中一胎为臀位、横位，或怀的是连体双胎等，也不适宜顺产，需要考虑剖宫产。当然，有一些胎位是可以改变的，可以通过活动或者在医生的辅助下改变，但这需要跟医生沟通。

脐带脱垂　指脐带先于胎儿脱出到阴道里的情况。我们知道脐带是胎儿的命脉所在，如果脐带中的血液循环受到影响，那么胎儿必然会受到影响，如发生宫内窘迫，甚至死胎、死产。所以，一旦发现脐带脱垂，胎心尚在，医生就应该立马做出决定，并迅速把胎儿取出来。

胎儿窘迫　指各种形式的胎儿宫内缺氧。这种情况可造成胎儿酸中毒、神经系统受损，严重时会有后遗症，甚至胎死宫内，这是产科的常见并发症。这种情况下，若产妇不能在短期内顺产，则应立即行剖宫产。

剖宫产史　有剖宫产史的产妇易发生子宫破裂或先兆子宫破裂，如果明确有这些风险，则需要考虑剖宫产。

妊娠并发症　主要指重度子痫前期、子痫、前置胎盘、胎盘早剥、瘢痕妊娠等。

除此之外，还有一些特殊情况，那就只能等遇到了再由产妇跟医生具体沟通了。

剖宫产术是如何进行的

说心里话，我不太确定要不要在这里把完整的手术过程写下来，因为过程可能会比较吓人……但是，我转念一想，我们科普的意义就在于为想要知道事实真相的人提供相关信息，比起现在看起来有些胆战心惊，未知的恐惧可能更吓人。

所以，我最终决定把整个手术过程大致写下来，供大家参考。

术前准备

常规清洗、备皮、消毒、麻醉、留置导尿管、术前用抗生素（不同医院可能会有不同的要求）等。

这里需要重点说一下麻醉的事情，剖宫产术可以在全身麻醉或局部麻醉（硬膜外麻醉、脊椎麻醉或脊椎麻醉结合硬膜外麻醉）下进行。从实际情况来看，约95%的剖宫产术是在局部麻醉下进行的，只有在某些特殊情况下才会选择全麻。

局部麻醉时，产妇是清醒的，甚至可以在第一时间听到孩子的啼哭声，还可以跟孩子有一些互动呢。但是此时产妇并不太会有疼痛感，偶尔可能会有一些牵拉或搅动感。这些我没有亲身经历过，也是听不少产妇在术后跟我描述的。

手术步骤

切开腹壁 通常大家都很在意这一步，因为只有这一步的结果是产妇自己可以看到的。术后产妇只能看到自己肚子上的一道伤口，看不到里面具体的情况，所以主要关注的是切口是不是整齐、是不是足够小。但需要说明的是，确定切口大小是医生进行手术的第一步。医生会根据孩子大小、胎位等确定切口大小。比较确定的是，目前普遍选择的是横向切口。这种切口因为跟腹部纹路走行一致，所以在术后不太明显。

拉出子宫 完成第一步之后就要把子宫准备好，需要把周围的脏器移到其他位置，为之后的操作留出足够的操作空间，将子宫托出至切口之外。拉动子宫时动作要缓慢，并按一定的角度，当然还要避免羊水等污染其他部位。

切开子宫 先切一个小口子，再用吸引器把羊水吸干净，然后扩大子宫上的切口。这个时候其实已经可以看到孩子了，说实话这个时候的孩子并不是很好看。

拉出孩子 虽然这是单独的一个步骤，但是在操作过程中所有动作基本上是非常连贯、一气呵成的。医生几乎会在一分钟之内就把孩子取出来，按照晚断脐的规定等待之后，把脐带剪断，把孩子递到护理台上做评估。家长们看到的那双小脚印就是在这个时候留下的。

取出胎盘 处理原则是可剥离时应全部剥离，不能剥离时应将已脱落的部分剪除，将剩余部分留在子宫内，待其自行脱落、排出。术后按压子宫有一部分用意就是把那些残留的部分排出来。

缝合子宫 这是非常关键的一步。及时缝合可以有效止血和促进子宫恢复，缝合时可在子宫腔内注入垂体后叶素5～10单位。

缝合腹壁 缝合前需要认真清洗盆腹腔，再放入防粘连和止血的材料，然后就可以缝合腹壁了。逐层缝合，每层都要缝合到位，不留死腔。

在描述手术过程的时候，我几乎又在脑海里把手术过了一遍……整体感觉，怎么说呢，仿佛一下子又回到了那个紧张有序的手术室，听着孩子的啼哭声，缝合着产妇的伤口。

剖宫产术后应该如何护理

一般在手术结束后，医生会给产妇配上止痛泵，用来缓解产妇术后的疼痛，而且医生和护士也会定时来查看产妇的具体情况，主要观察的是产妇的生命体征、子宫恢复情况、伤口情况以及阴道出血的情况。必要的话，需要进行子宫按摩以促进子宫收缩、恢复及宫腔内残留组织的排出。当然，每家医院的要求不太一样，所以最好的护理方式是积极配合医护人员。

至于饮食，产妇和家属确实可以自行安排，但也有一些基本原则需要提前知晓。

（1）剖宫产术后6小时内禁食、禁水。因为术后6小时内麻醉剂的代谢并不完全，会有大量药物停留在肠道的血运中，所以往往肠道功能并没有完全恢复，也就是说这个时候吃东西会增加身体负担，而且有可能引起呛咳。

（2）6小时后宜食用一些排气类食物（如萝卜水等），帮助因麻醉而停止蠕动的胃肠恢复正常运作。以肠道排气作为可以开始进食的标志。

（3）术后第一天产妇的消化能力较弱，一般以蛋汤、米汤等流质食物为主，忌食牛奶、豆浆、蔗糖等会导致胀气的食物，少食多餐，每天以6～8餐为佳。

（4）术后第二天可吃些稀、软、烂的半流质食物，如稀粥、汤面、馄饨等，每天吃5～6次，保证充足的营养。

（5）术后第三天可以吃普通的食物，但注意不能吃油腻的，饮食一定要清淡，多补充优质蛋白质、各种维生素和微量元素，促进伤口愈合和身体恢复。

之后产妇基本就可以正常饮食了。

几个术后常见问题

聊完剖宫产术整个过程之后，咱们再来聊聊几个大家常见的问题。

剖宫产术后多久可以再次怀孕

通常为了保证让之前的切口长好，建议2年后再怀孕，这个时候子宫上的切口基本恢复了弹性和柔韧性，这样在孕期子宫不断增大的过程中，由切口愈合不良导致子宫破裂的概率就会大大下降。有很多研究表明，两次妊娠间隔时间越长，怀孕及分娩过程中发生子宫破裂的可能性就越小。还有研究表明，再次妊娠间隔时间越长，发生前置胎盘和胎盘早剥的可能性也会越小。所以，如果剖宫产术后考虑再次怀孕的话，那么中间需要间隔足够的时间。

做过剖宫产术后还可以自然分娩吗

从理论上来讲，有剖宫产术史的人并不是绝对不能尝试自然分娩的，还是可以试试看的。

但是必须指出，既往做过剖宫产术的话，阴道试产时面临的最大风险是先兆子宫破裂和子宫破裂。子宫破裂一旦发生，就会造成腹腔内大出血，可能会造成母亲失血性休克，危及生命；同时也有可能造成孩子急性失血、缺氧，甚至危及生命。

听着很吓人，但其实现阶段子宫破裂的发生率并不高（约1%），只不过这是针对人群大数据来讲的。对于个人来讲，最好还是让医生协助评估具体风险。

女性一生可以剖宫产几次

目前并没有明确的硬性规定，每个人的体质不同，术后恢复的情况也不同，每个人所享受的医疗条件也不同，所以对于一个女性一生可以剖宫产几次，我们并不能明确地规定"超过几次就绝对不行"。

但是，一般情况下，医生的确会告诉你：剖宫产次数越多，相对来说风险就越大，手术的难度也越大。所以，有的时候，医生会建议剖宫产尽量不要超过3次。

剖宫产多次后面临的风险主要是：

严重且复杂的盆腹腔粘连　这会增加出血风险，同时也会大大增加手术难度。

子宫破裂的风险增加　多次手术后子宫上会留下很多伤口以及愈合的痕迹，这些地方的组织韧性和弹性都会下降，子宫破裂风险大大增加。

瘢痕妊娠发生率增加　如果孕囊着床在瘢痕部位，就会造成瘢痕妊娠。本身瘢痕部位的宫腔和黏膜层就不够完整，肌肉层之间有缝隙，孕囊如果刚好着床在这缝隙里，就会像一颗种子一样向肌肉层生长，越长越大，把肌肉撕开，进而容易导致子宫破裂或大出血。

除此之外，每一次剖宫产术中产妇都要承受手术、麻醉、感染等风险，孩子也要面对手术中的误伤、窒息等风险。这些风险叠加在一起，真的很吓人，因此医生通常会说剖宫产最好不要超过3次。

好了，关于剖官产的部分，我们就讲到这里。

到这里关于分娩的内容就全部讲完了，这也意味着我们要投入到新的角色当中了，接下来我会继续陪着你去面对产后的那些问题。

我们下一章见！

她们说

没有人天生就会做妈妈。你需要不断学习，学习的目的除了照顾好自己和孩子，最重要的是让自己有底气。了解得越多，就越可以少一些迷茫和焦虑的情绪；掌握得越多，在对孩子的照顾和培养方面就越有主导和话语权；交流得越多，就越可以少走弯路，避免掉坑和交智商税。一句话，妈妈多学习，孩子少遭罪。共勉！

——麦茶妈妈，大宝7岁，二宝9个月

改变！翻天覆地！开启了新世界的大门！生活从一成不变到无限可能！每天在学习—闯关中循环往复！小生命真的很神奇，从他身上看到了很多自己的不足，他让我明白了什么才是真正的爱！

——小q，宝宝1岁半

生命中增加了一份重重的责任。自怀孕以来，一直感觉自己好累，每天都会有处于崩溃临界点的一刻。但是儿子稚嫩的笑容、清澈的眼睛、清脆的笑声……不断地治愈着我，让我觉得生活很美好，有奔头，我的付出是值得的。

——曲儿，宝宝14个月

孩子就像一面镜子，借由这面镜子我开始寻找自己。

——李女士，宝宝5岁

我真心希望每一个妈妈都能善待自己，如果产后没人帮忙带孩子，一定要请一个人来帮忙，哪怕会让你在一段时间内生活拮据，也不要吝啬，自己过好了，孩子才会懂得如何生活。

——周，大宝16岁，二宝8岁

在生育的过程中，苦比甜多，但你要有好的心态，要相信自己会是很好的母亲。如果不能纯母乳喂养，不要自责，你能给孩子的不仅仅是母乳，还有对他们一生的关怀和爱以及爱的能力。

——王小兔，宝宝7个月

孕期看再多书籍，面对孩子时也会手足无措。别担心，孩子会陪着你一起成长。

——傅，宝宝75天

心平气和了很多，孩子是我的老师，教会了我很多在成年人世界里学不会的东西。

——跳水冠军陆依萍，大宝6岁，二宝3岁

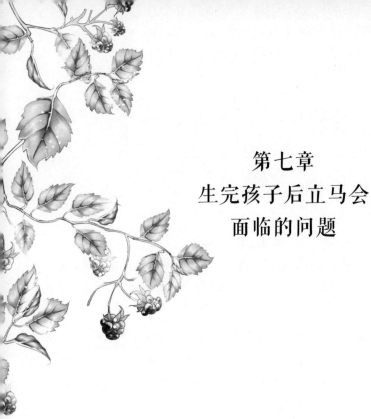

第七章
生完孩子后立马会
面临的问题

—果实寄语—

生命必须有裂缝，

阳光才能照射进来。

呼——孩子终于出来了。

看着小家伙的模样，顿时觉得之前那些经历都变得不重要了，甚至觉得这一路上的经历都变成了美好的回忆。但是紧跟着新的问题来了。

孩子出生后你会面临更多的问题，而且当你开始要为一个小生命负责的时候，你会发现自己在这方面的知识基本是空白的。

不仅如此，自己身体的一些变化和问题也会让你手足无措。

放心，有老六在。

说实话，虽然孩子的问题我也很关心，但我更关心作为产妇的你。所以，接下来这一章，我们重点来讲讲生完孩子后你会面临的问题。

什么是晚断脐

我们在临床上常会提到"三早一晚"，具体指早接触、早吮吸、早刺激和晚断脐。

这是助产士的操作规范，她们几乎每天都会反复强调很多遍。"三早"的目的是刺激产妇尽快分泌乳汁，尽快建立母婴关系。以顺产为例，孩子娩出、接受简单处理后就会被放在产妇胸口，让孩子和产妇尽早接触，并引导孩子吮吸乳头，以达到"三早"的要求。

接下来重点讲讲晚断脐。

熟悉老六的人都知道，老六不喜欢用复杂、高深的医学名词。很多人喜欢用复杂的专业词汇，显得自己很有文化似的，但是一般很容易被戳穿。晚断脐，翻译一下就是晚点剪断（或结扎）脐带。瞬间觉得它没那么高级了吧？

为什么要这么做呢？老六在学习接生和剖宫产术时，被要求所有操作得如行云流水一般有条不紊、一气呵成，中间尽可能不要停顿或犹豫。其中，最关键的一步就是剪断脐带，要求稳、准、快，若稍有一刻耽搁，带教老师就会认为你操作不熟练或术前准备不充分，总之，五星好评就没戏了。

在过去，无论分娩方式是顺产还是剖宫产，都要求一娩出孩子就立刻剪断脐带。可是，近些年越来越多的研究发现：适当推迟剪断脐带的时间对新生儿（无论是早产儿还是足月儿）的健康有益，并且这些益处显而易见。

晚断脐的益处

晚断脐的目的是让胎盘和脐带里的血液有时间回流到新生儿体内，因为这些血液本就属于新生儿。有研究表明，晚断脐可以让足月新生儿的血容量平均增加32%。如果将这些血液还给新生儿，那么在血容量足够的情况下，新生儿发生缺铁性贫血、缺血缺氧性脑病、脑室内出血的概率，以及新生儿需要输血治疗的概率就会下降。同时，这些血液还可以为新生儿提供更多的免疫球蛋白和干细胞。由此可见，这些血液对新生儿而言是至关重要的，甚至有可能影响其一生。

新生儿在刚出生的几分钟内，还不能完全适应离开母体的生存方式。尤其是呼吸功能的运用，还需要一个过程。此时，脐带能暂时起到代偿和补充的作用，帮助新生儿平稳度过这个过程。如果早早剪断脐带，就可能会增加新生儿呼吸方面的风险。要是新生儿在分娩过程中缺氧或窒息，那么是否晚断脐就会影响其生死。

由于早产儿更加脆弱，晚断脐对早产儿而言愈发重要，直接影响其存活率。

除此之外，晚断脐对产妇也有影响，如可以减少产后出血的风险。当然，这部分研究还在继续，但目前还没发现晚断脐对产妇有不良影响。

如何晚断脐

其实重点不是"断脐"（估计助产士闭着眼睛都能做），而是"晚"，到底多晚才符合要求呢？

针对时间长短的研究和争论一直都有，但是目前没有统一的标准。美国妇产科医师学会（ACOG）建议在新生儿出生1分钟后断脐，世界卫生组织建议在新生儿出生1～3分钟后断脐，一些专家建议在新生儿出生2分钟后断脐，还有人说等脐带停搏之后断脐……

总之，基本要求在新生儿至少出生1分钟后断脐，但断脐时间也不是越晚越好。具体的操作要求和规范由医院决定。据我所知，各家医院在晚断脐理念上已经达成共识，但是在具体晚多久上并没有形成统一的标准。

所以，具体的操作需要跟助产士和医生沟通。

晚断脐的风险

虽然晚断脐有种种益处，但是医生一贯认为"任何事都是双刃剑"。如有人担心晚断脐会使更多血液进入新生儿体内，导致新生儿体内很多红细胞被破坏，胆红素增多，进而加重新生儿黄疸。不过，从研究结果来看，这种担心是多余的，因为这些血液本就属于新生儿，并不会加重新生儿黄疸。数据也证明早断脐和晚断脐的新生儿在发生黄疸的概率上的差异没有统计学意义。

这里需要说明不适合晚断脐的情况。

产妇异常　要依据产妇的身体情况以及产后出血情况，判断产妇血流动力学的稳定性。若出现产后大出血、子宫破裂、羊水栓塞等情况，则不适合晚断脐。

其他异常　新生儿需要紧急复苏抢救，或出现胎盘、脐带功能异常，如凶险型前置胎盘、胎盘早剥、脐带破裂或撕脱等情况，则不适合晚断脐。

好了，如果我不讲这些，估计你也不知道有人在默默地做着这些事情。等你都看完了，你就知道其实临床上的每一个决策都是有其存在意义的。

要不要存脐带血

关于是否需要保存脐带血的问题，产妇在做决定时往往只能依靠外界信息或者宣传员的讲解。其中有多少信息是准确的，有多少信息被隐藏了，又有多少信息是不可告人的，产妇都不知道。烂熟于心的只有广告册上的宣传语：一生只有一次机会，这是每个家庭都应该为孩子做出的选择，是治疗某种疾病的唯一方法……

人的目光和视野往往具有极大的选择性。关于脐带血的营销大概利用了人性的弱点，不然为什么会有那么多人趋之若鹜，又有那么多人嗤之以鼻？好了，咱们来把脐带血这个问题讲清楚。

什么是脐带血

脐带血是胎儿娩出后残留在脐带和胎盘里的血液。脐带血中含有一些造血干细胞（hematopoietic stem cells, HSCs），它们是一群具有自我更新和分化潜能的细胞，可以长成各种成熟的血液细胞。脐带造血干细胞被发现得比较早，目前关于这方面的研究也很多，脐带血自然也就被更多的人所熟知。

由于脐带血本身的特殊性，人们认为将其存储起来后，在未来的某天能够用它来治疗某些疾病，尤其是血液性疾病、代谢病及免疫性疾病等。脐带血的确提供了新的治疗思路，在这几十年里被用来救治不少患者。目前，我国脐带血的临床应用案例超过4000例；在全世界范围内，大约有40000例。这意味着众多家庭由于它获得了某种程度上的帮助。

查阅国家的相关文件后发现，被批准使用脐带血造血干细胞治疗的疾病有以下几类：

获得性恶性疾病　包括急慢性白血病、恶性淋巴瘤、骨髓增生异常综合征等。

获得性非恶性疾病　包括重症再生障碍性贫血、重症放射病等。

遗传性疾病　包括骨髓衰竭、血红蛋白病、重症免疫缺陷病、代谢病等。

这些疾病都较为严重，而且在用造血干细胞治疗之前并没有太好的治疗办法。脐带血中的造血干细胞给这些患者带来了曙光。注意，脐带血可以用来治疗这些疾病，但这并不能代表它就是"万能药"，更不可能包治百病。我国脐带血的临床应用中涉及的疾病大概有40种。一言以蔽之：脐带血很有用，但并非包治百病。

脐带血可以存多久

脐带血肯定不能现取现用，几乎所有的脐带血都存储在各大城市的脐带血库里。脐带血库有两种：公共血库和自体血库。公共血库里的脐带血来自产妇的捐赠，可供全社会使用；自体血库也就是个人脐带血库，原则上供个人使用。由于近些年存储技术更新很快，加上脐带血的使用率提高，人们对它的使用安全性开始产生怀疑。我国的脐带血库于1996年左右建立，到现在已经有二十多年了。这期间有很多血液因为存储不当、受到污染等原因而被丢弃，其中也包括个人付费存储的脐带血。

由于脐带血存储的时间较短，目前还没有到大规模使用脐带血治疗疾病的时候。此外，绝大多数人都是近十年才有意识存储脐带血的，最大的孩子也才10岁左右，还没到疾病的高发年龄。因此，这些高价存储的脐带血能不能保存到孩子长大，甚至保存一生，眼下尚无定论。反正只要你交了钱，血库肯定会说给你存得好好的，你大可以放心（内心潜台词：反正用上的概率也不大……）！一言以蔽之：只要你交够钱，想存多久就存多久。

脐带血要不要存

看到这里，很多人会想：既然脐带血这么重要，那么为什么不给自己的孩子存上一袋呢？不就是点儿钱嘛，关键的时候能用它来救命的话，存上一袋也是值得的！

然而，真相是你存的脐带血最后都变成帮别人存的。看到这里，你或许会疑惑：怎么会变成帮别人存的呢？这就涉及专业知识了。造血干细胞属于未分化的细胞，所以更容易配型成功，也就是说，脐带血更适合拿来救治别人。尤其对一些急危重症患者而言，脐带血真的可以救命。从全世界约40000个临床病例来看，真正使用自己脐带血治疗的患者不足千分之一。美国妇产科医师学会的一些专家认为这个比例更小，不足二千七百分之一。

此外，采集脐带血的时候还可能会出现血液污染、采集量不足等问题。

血液污染　在采集过程中，脐带血很容易被污染。若遇上羊水Ⅲ度污染，脐带血被污染的概率就更高了。这样的脐带血即使采集成功，也未必适合存储，最终多半会被丢弃。

采集量不足　如果当初存的脐带血只有200 ml，那么这么点儿血液顶多只够治疗一个小朋友。假如患者是成年人，即使血液配型成功，它也不顶用。

当然，我们可以寄希望于血液的复制和扩增技术。但从目前的技术水平来看，很难保证复制和扩增后的血液与原始血液完全相同。用了这样的血液，万一成了绿巨人怎么办？我们有必要认清一个现实：有一些疾病可能就是由自身的基因导致的。想想看，用本身就有基因缺陷的脐带血治疗患者，这个逻辑是不是有点儿滑稽？如果你不幸有基因方面的缺陷，在治病时真要用到脐带血，那么用别人的更合适。

这么一来，绝大多数人的脐带血其实很难在自己患病时派上用场。那么，这些脐带血就这么放着吗？

别担心，这些安安静静地被存储在脐带血库里的血液都有记录。一旦有需要，它们就会被拿去配型，配型成功便能使用。这是有了脐带血库之后全社会的福利。是的，无论是谁，无论事先有没有存储过脐带血，在有需求的时候只要按照流程办理就都可以使用脐带血库里的血液。

看到这里，估计不少人会生气。斥巨资存储的脐带血要是被别人用了，那么自己孩子需要的时候不是没了吗？根据之前给出的数据，患病后用到自己脐带血的概率很低，有一些疾病甚至根本不适合使用自己的脐带血。万一治病的时候有需要，最终极有可能用的是别人的脐带血，只要配型成功即可。

虽说脐带血库能够为一些患者提供保障，但维系它并非政府行为。或许你不知道，脐带血库一直是由企业自主运营的。看到这里，你是不是想起了之前看过的大量自体脐带血库的广告，还有那些在医院里见到的宣传员？没错，这些人都是企业的员工，其全方位宣传的目的无非是让更多人付费以存储脐带血，这些费用会被用于血库的运营、存储、宣传等。算一算，如果存储一份自体脐带血需要2万元，一年有2万人存储脐带血，那么这就是4亿元的生意。我数学不好，你帮我看看有没有算错。

一言以蔽之：花钱存的血，99.99%是为别人存的。

脐带血应不应该捐

之前介绍过，脐带血库分为公共血库和自体血库。由于捐献脐带血的人很少，目前绝大多数脐带血都在自体血库中。如果想用，那就得征询储存者的意愿（当然，也有一部分在使用时并没有征求储存者的意愿，毕竟救命要紧……）。虽然其中或许会有一些暗箱操作，但我们依然希望能有更多的人关注公共血库，捐出更多脐带血，这样也就有可能帮助到更多患者。要知道，帮助别人就是帮助自己。一言以蔽之：与其花钱存，不如免费捐。

但是，捐脐带血似乎也没那么容易。有不少产妇跟我讲述了她们捐脐带血的经历。产妇一说要花钱存，某些宣传员就说啥都可以存；产妇一说要捐，某些宣传员就找各种借口来阻挠，要么说脐带血的量太少了，要么说它被污染了，等等。想顺利地将脐带血捐出去也挺难的。

我在网上发表过前面的这些观点，结果被好多机构投诉了，但是也有越来越多的人认识清楚这件事情，所以这次我把这部分内容放在这里，希望未来你在进行选择的时候，这篇文章能够给你提供一些思路和方法。

如何处理产后恶露

胎儿娩出后，胎盘也会随着子宫收缩娩出，从而在子宫壁上留下血管断端，继而子宫快速收缩，血管断端封闭。至此，子宫不会再有大量出血，但仍会缓慢排出少量血液。这些自宫腔流出的血液与其他宫壁上脱落的组织混合，共同被称为恶露。产后排恶露是正常的生理现象，恶露会伴随子宫的逐渐恢复及子宫壁创面的不断修复日渐减少，最终消失。

恶露的变化一般分为三个阶段：①第一阶段为产后最初3天，由于此时恶露中血液成分较多，呈红色，故称为血性恶露；②第二阶段为产后4～14天，由于此时恶露中所含血液较之前减少，其主要成分是坏死的蜕膜和宫颈黏液，呈淡红色，故称为浆液性恶露；③第三阶段为产后14天以后，此时恶露中含有白细胞及其他坏死、脱落的组织，呈白色，故称为白色恶露。

正常的恶露带有血腥味，但无臭味，不污浊，排出量不超过月经量。产后通过每天观察恶露的排出量、色泽和气味的变化，就可以及时了解子宫的恢复情况。

曾经我经常接到这样的急诊，尤其是在吃饭的时候，患者带着刚换下来的卫生巾冲过来（嗯，这就是我们的工作常态），忐忑不安、惊天动地地哀号："医生，我怎么还在出血啊？"

影响恶露持续时间的因素

恶露持续时间并不固定，个体之间差异巨大。世界卫生组织曾在1999年报道，7个研究中心的顺产产妇恶露持续时间中中位数最小的是22天，最大的是34天，7个研究中心所有顺产产妇恶露持续时间的中位数是27天。国内的学者也做过类似的研究，发现产妇平均恶露持续时间为（27±21）天，剖宫产产妇平均恶露持续时间为（31±12）天。

影响恶露持续时间的因素有很多，目前尚无较为统一的结论，较为公认的影响因素主要有两个：分娩方式和喂养方式。分娩方式是影响恶露持续时间的重要因素。剖宫产产妇可能由于未经历顺产的自然过程，宫口未开，泌乳素等分泌不足，使得恶露排出不畅，恶露持续时间明显比顺产产妇的长。同时，手术易引起感染和内膜损伤，也不利于内膜修复。

进行纯母乳喂养的产妇的恶露持续时间明显比进行人工喂养或混合喂养的产妇的短。在母乳喂养过程中，婴儿的吮吸可促进产妇体内多种激素的分泌，有助于产妇产后子宫复旧。

产后恶露不净的原因

虽然恶露持续时间差异巨大，但学者一般仍将产后42天（6周）血性恶露仍未停止排出的情况称为恶露不净。恶露不净这一现象在剖宫产产妇中尤为常见。

并不是所有恶露不净均需要积极的干预，关键是要辨别产褥期女性的状况究竟是正常恶露还是病理现象。

什么叫作病理现象？就是生完孩子后，子宫并没有按照预想乖乖复原，而出现了一些意想不到的变化。尤其是在遇到以下几种情况时，需要立即就医。至于该怎么治疗——听医生的，专业的事留给专业的人来解决。

蜕膜残留和胎盘组织残留

胎儿娩出后，胎儿的附属物并没有彻底、完整地排出，部分残留在宫腔内，这就可能会导致恶露时多时少、腹痛等。绝大多数由残留引起的出血的持续时间较长，所以这类产妇在产褥期就要及时就医。

宫颈内外口粘连

在分娩时由于宫颈高度扩张，如果产妇患有慢性宫颈炎或分娩时有人工破膜、机械扩张宫颈等操作，宫颈管黏膜就容易受损。产后宫颈管逐渐闭合，宫颈口可因黏膜受损而狭窄或闭锁，从而导致产妇恶露流出不畅。

剖宫产瘢痕修复不良

剖宫产术后，很多人特别关心切口长得好不好。虽然当今社会是一个看脸的社会，但相对于表面，里面更关键。剖宫产术后，如果子宫瘢痕创面愈合不良，产妇就会出现恶露不净的情况。由于血液内含丰富的营养物质，若阴道长时间出血，则容易引起产褥期感染。

胎盘滋养细胞疾病

本来怀孕、生孩子是非常喜庆的事情，但有时会遇到极糟糕的情况，如怀孕时或生完孩子后发现，除了多了个孩子，还养了个肿瘤！虽然这一概率低于一般彩票的中奖率，但这种情况真实地存在着。

其他

除了上述原因外，还有炎症或感染等原因。若恶露多且有腐臭味，色泽污浊，同时产妇下腹部疼痛明显，甚至发热，那么产妇往往可能存在宫腔内感染，必须及时就诊。

如何预防产后恶露不净

预防是一个很大的话题。如老一辈人爱提月子禁忌，说到底也是因为生孩子实在是一件高风险的事情，那个年代又缺乏足够的知识、技术来应对风险。因此，基于当时的认知，为规避产后风险，出现了各种滑稽可笑的禁忌。

作为现代女性，你怎么也得有点儿关于怀孕、分娩及产后恢复的知识储备，不能任人摆布。以下是你可以做到的，一起来看看。

做好产检，积极治疗各种合并症

产检最主要的目的是在早期发现妊娠风险，如妊娠期高血压疾病、阴道炎等，尽量降低分娩时和分娩后的风险。

积极开始母乳喂养

分娩后应尽早开始母乳喂养。新生儿的吸吮可以促进乳汁分泌，同时也可以调节产妇体内的激素分泌，促进恶露排出和子宫复旧。

注意个人卫生

在产褥期，需要特别注意外阴的清洁，这对预防产后生殖道感染十分重要。产后应每天用温开水清洗外阴，上午、下午各一次，或用1∶5000的高锰酸钾溶液清洗，以去除外阴部的恶露和污垢。同时，勤换卫生巾、内衣、内裤，确保外阴清洁、干燥。

适当产后锻炼

一般情况下，顺产的产妇第二天就应该下床活动。根据自己产后体能的恢复情况，适当增加活动量。这些行为都有助于促进子宫复旧。特别是那些希望产后迅速恢复身材和保持皮肤紧致的辣妈，可以选择做一些有针对性的锻炼项目，如产妇操等。产后锻炼时一定要注意避免劳累！我有一个朋友，她认为坐月子是陋习，并身体力行地向西方学习，在生完孩子1周后就踩着单车去郊游了。但这种做法我是不推荐的，因为产妇一定要量力而行。

好了，关于产后恶露就讲到这里。

要不要绑束腹带

从字面意思来看，束腹带就是绑在腰上的带子，其目的是通过带子的弹性或缠绕包裹的方式，在心理上和视觉上达到收腹的效果。你好好读读这句话，我已经把我的态度表达得很清楚了。

医用腹带和民用束腹带

通常来讲，束腹带并不只有妇产科才会使用，只要做过腹部手术就可以用。不过，现在但凡跟孕妇挂钩的东西都卖得特别好，所以这里讨论的束腹带主要是指产妇用的那种。需要跟你讲清楚的是，医生所说的腹带跟你在网上买的束腹带，无论是在价格上还是在作用上都有差别。

医用腹带

"医用腹带"这个名词大概是由医生说出来的，它通常适用于腹部手术后的患者。其主要目的是减轻患者术后咳嗽、大笑等活动引起的腹部压力，以免伤口裂开或影响伤口愈合，同时也能对伤口起到一定的保护作用。

医用腹带上有好多条带子，使用时将其缠在伤口处，使伤口处在一个稳定的压力状态下。一般在伤口愈合后，它就完成了使命。不需要长期佩戴，否则会适得其反，导致局部透气性下降，会影响伤口后期愈合，也会导致伤口感染。

医用腹带的作用就这些，简单而质朴。其价格更是低廉，也就十来块钱。但是不要看它便宜就觉得它没用，它可是经过精心设计和严格论证的。

使用时，一般由医生操作。老六之前在医院时可没少绑腹带，尤其是在肿瘤组时，因为许多患者大手术后都要绑腹带。我每次都会细致地帮她们绑好，再系上蝴蝶结。是的，我是病房里的浪漫诗人……对于产妇而言，考虑到子宫收缩和恶露排出的问题，医用腹带其实并非常规使用物。只有那些伤口愈合不良、腹直肌分离的产妇，才会被医生建议使用医用腹带，普通产妇则没必要使用医用腹带。

民用束腹带

民用束腹带属于装饰类产品。呃，我的嘴是不是太毒了？诚实地说，市面上销售的大多数束腹带真的只有装饰的作用，有些甚至还可能会带来不良的后果。

对于民用束腹带，广告中提到的无非是这么几个作用：防止脏器脱垂、促进子宫收缩、加快恶露排出以及令人迅速恢复体形。说得那么真切，好像不买都不好意思说自己生过孩子。接下来咱们就来看看这些谎言，让它们随真相慢慢飘散……

那些关于束腹带的谎言

防止脏器脱垂

坦率地讲，产妇生完孩子后所有脏器，尤其是子宫，要恢复到原来的位置上需要一段时间。产后的子宫就像泄了气的气球，不可能立马恢复至当初紧致和结实的状态。这个时候，你会感觉身体内的脏器都被地球引力拉走了。而内脏对抗地球引力的能力正是我们人类直立行走这么多年的结果，那些组织、肌肉通过对抗和训练慢慢恢复至往日强健的样子，把各个脏器拉回原来的位置。

在这个关键的时刻，你倒好，不分青红皂白地就将它们给勒上了。它们不是要掉吗？那就将它们勒上。可是，你总不能勒一辈子束腹带吧？它总有被摘掉的一天。到那个时候，你体内的支撑结构早已经没有昔日的风采，再也不堪重负。而且束腹带如果使用不当，还有可能把原本已经回到指定位置的脏器挤跑。

因此，产后6周的产褥期一过，建议你立马锻炼起来。

促进子宫收缩

这种说法堪称"耍流氓"，居然有人把勒子宫的行为称为促进子宫收缩。前面说到的医用腹带在临床上每天最多使用12小时，这样做一方面可以保证伤口透气，另一方面可以促进肠道和脏器的血液循环。有的人由于勒得过紧连饭都吃不了，这样反而影响身体恢复。你想啊，子宫在缺血的情况下，怎么通过收缩来恢复正常呢？还有人建议常年使用束腹带，那我就要问了，你的良心何在？

在保证血液循环正常的前提下，适当按摩子宫才可以促进子宫收缩。

加快恶露排出

如果把恶露想象成海绵里的水，挤一挤它就出来了，那么我只能说这种想法实在是太天真了。

根据地球引力的作用，恶露往低处流。结果你拦腰一勒，好了，"想流不能流才最寂寞……"。而且恶露流干净了也就干净了，要是没流干净，你这么一操作，它就得再流几天。

因此，就好好地让恶露流出来吧，别在中间整什么幺蛾子了。

令人迅速恢复体形

这个说得倒没错，完全能够令人迅速恢复体形。只要一将它勒上，你立马纤细可人；只要一将它卸下，你光速恢复原样，其速度之快，都不能以秒来计算。这么说吧，你能感觉到肚子上的肉像瀑布一样流下，仿佛在融化。姑娘，不要再惦记着用束腹带来改变体形了，除非你决定此生都要与它为伴。

想要恢复体形，建议合理饮食、适当运动及拥有良好的作息习惯。

基本上你应该已经明白我的意思了。看到这里，如果还有人想勒这个束腹带，那么我只能任由她去，不会去阻拦。

的确有这样的人，理由只有一个——求心安。

要不要坐月子

坐月子恐怕是最具中国特色的事情之一了。正由于这件事情的历史性，老一辈家长会坚守那些传承下来的禁忌，并将它们一一用在自己的子女身上，以重新找回自己的权威感。子女一上大学就失去掌控权的家长终于可以在这件事情上真真正正地做一回过来人，好好教导你们这些少年郎。

于是几乎所有产妇都会被耳提面命：坐月子期间不能碰水，不能刷牙，不能吃生冷的食物，不能多活动，不能多看书，等等。甚至还有人说坐月子能治病，并告诫产妇必须坐够多少天才能下床。

逻辑陷阱就这样出现了：如果你恢复不好，他们就会说你月子没坐好，而不去找其他原因；如果你恢复好了，他们就会说你月子坐得好，不再考虑其他原因。最后，让你将自己恢复得好坏与否跟是否坐月子建立直接联系……

但是，这是错的！

首先，怀孕和生孩子本身就很消耗身体，产后女性的确需要更加重视健康，其间出现不适症状也是正常的，并不存在什么所谓的月子病；其次，科学锻炼和正确调理可以让身体恢复到理想状态，虽然恢复效果因人而异，但这事儿没有捷径；最后，坐月子是利用大家对健康的关注来毒害产妇的。

产后恢复的正确做法

真正决定能不能恢复好的并不是坐月子，这就像黑人的皮肤黑并不是因为他们都爱晒太阳一样。

保证合理的饮食和充足的休息

只有生过孩子的人才知道什么叫身体被掏空了。所以，分娩后你要做的第一件事情就是赶快美美地睡一觉，不受任何打扰地睡觉！就算天塌了，也有先生撑着！

睡醒之后应吃些高营养且易消化的食物，不要吃什么红烧肉、炸鸡……这类食物不仅不易消化，还会增加胃肠道的负担。哺乳期需要吃高营养、高能量、易消化的食物，如鱼类、瘦肉、坚果、牛奶等，以促进身体迅速恢复，保证乳汁充足。

注意别忘了喝水。产后你会大量出汗，身体水分流失严重，因此你需要适当补水。

尽早下床活动

一般情况下，顺产的产妇第二天就可以下床活动了，这样做一方面可以促进身体恢复，另一方面可以让因为怀孕被顶得乱七八糟的脏器都回到它们原来的位置上。等身体情况恢复到和怀孕前差不多的时候，你就可以开始运动了。但需要说明的是，运动要适可而止，一定不能做重体力劳动，否则会诱发子宫出血或盆底支撑结构损伤，进而导致子宫或阴道前后壁脱垂。

注意个人卫生

产褥期的产妇会大量出汗，这会给细菌提供滋生的温床，所以清洗肯定是需要的。

建议每晚用清水擦洗外阴并保持干燥、清洁，或用 1∶5000 的高锰酸钾溶液清洗外阴，注意只清洗外阴。

要经常洗头、洗脚，勤换内衣裤，保持身体清洁。洗澡的话以淋浴为宜。产妇每天应刷牙一两次，可用软毛牙刷轻柔地刷。每次吃过东西后，应用温开水漱口。真的无法想象那些坚持一个月不洗澡、不刷牙的妈妈，是怎么把臭臭的自己送到孩子嘴边的……

尽早哺乳

分娩后乳腺的功能就自发启动了，这个时候应该尽早哺乳。刺激乳头可以促进乳汁分泌，进而让母乳喂养有一个完美的开始。同时，哺乳可以促进子宫收缩和复旧。

需要注意的是，哺乳前后产妇要保持双手、乳房的清洁卫生，防止发生乳腺感染和新生儿肠道感染。用清水擦洗就好，千万别用什么消毒液，因为产妇身上的菌群是新生儿最先接触到的菌群，也是其肠道菌群的来源，过分清洁会使孩子无法正常建立自己的肠道内环境。

按时产后检查

产褥期结束后，产妇应到医院做一次产后检查，全面了解身体的恢复状况。万一有异常，可以及时得到医生的指导和治疗。产后2周，如果恶露仍然为血性恶露，量多并伴有恶臭味，有时还有烂肉样的东西或膜状物排出，子宫复旧很差，那么可能是由于胎盘或胎膜残留在子宫内。在这种情况下，产妇随时可能出现大出血，因此应立即去医院诊治。

倘若产后发生产褥感染，则会引起子宫内膜炎或子宫肌炎。产妇会出现发热、下腹疼痛、恶露增多且有臭味等症状。这时的恶露，不仅不是正常的血性恶露或浆液性恶露，而且有臭味，呈混浊、污秽的土褐色。

避免室温过高或过低

无论是在什么季节分娩，产妇都需要在一个温度适宜且没有明显波动的环境中度过自己的产褥期。室温一般以25～28℃为宜，夏天在保证通风的情况下产妇可以适当使用空调，但尽量不要直接对着空调吹（其实不光是产妇，谁都不应该直接对着空调出风口吹。这里强调的是可以用空调，可以用空调，可以用空调）。产妇也要注意自身情况，及时增减衣物。

居室内要经常通风，室温不可太高，也不可忽高忽低。切记不要紧闭门窗，更不要捂着大厚被子！

好了，我想说的说完了。在这个高速发展的社会，我们的一些传统观念会经受一次又一次的挑战，最终留下来的只能是经受住考验、确实有根有据的科学观念。

所谓的禁忌真的是禁忌吗

等等，好像还有一些在民间传播的禁忌还没说，咱们挑几个来说说。

忌刷牙

错！很多老一辈家长会叮嘱产妇在坐月子期间不要刷牙，否则"生一个娃，掉一颗牙"。暂且不谈这句话的逻辑是否正确，仅从字面意思去理解，这实质上可以反映出产妇不注意口腔卫生的危害。其实产妇是否掉牙与生孩子并没有直接关系，不刷牙反而有可能导致口腔问题，严重的口腔问题倒是有可能导致掉牙，所以很显然这句话有明显的因果倒置错误。传统习俗认为，产妇刷牙会导致牙痛，这恰恰与医学的科学道理相反。其实产妇不刷牙的话，口腔内的污垢就得不到及时清除，口腔内的细菌就会增多，在大量细菌的作用下，食物残渣中的糖类会发酵，生成酸性物质，这会提高龋齿、牙周炎等口腔疾病的发生率，并引起牙痛。再加上内分泌的变化或维生素C摄入不足，产妇可能会出现牙龈充血、水肿，甚至出血，特别是刷牙时出血。另外，怀孕后用来保持牙齿坚固的矿物质往往得不到充足的补充，导致牙齿的坚固性变差。这些情况对牙齿不利，因此无论是在孕期还是在坐月子期间，你都应该按时且认真地刷牙，一天刷两次。

忌沾水

你会发现产妇在月子里会频繁地出汗，医学上把这种出汗称为褥汗，这是要把体内多余的水分都排出体外。你我都知道，出了一身汗之后身体十分难受。这个时候可能会跳出一位至亲至爱的老一辈家长，她叉着腰说：孩子啊，月子里忌沾水，不能洗澡，不能洗头，你要听话，我们都是这么过来的，这些很关键……但你实际需要做的是，等这位家长说完后好好地洗个头、洗个澡，放松放松。

忌活动

产妇在分娩过程中的确耗费了很多力气，但是在产妇得到适当的休息后，医生会建议产妇尽早下床活动，尤其是顺产的产妇，建议第二天就在床边适当活动。这样可以尽早调动身体机能，让身体尽快恢复正常。同时，这个时候产妇的血液处于浓缩状态，也就是高凝状态，如果产妇长期卧床的话，患血栓性疾病的可能性就会大大增加，甚至有可能会出现更加严重的并发症。而这一切不良后果的出现可能只是因为老一辈家长嘴里说的"忌活动"。

忌生冷

如果严格推敲起来的话，这个禁忌还真的经不起推敲。产妇在产后需要吃大量的蔬菜和水果（其中含有大量的膳食纤维），产后早吃、多吃有利于保持肠道通畅，促进产后早日排便。这对产后恢复至关重要，而且还能避免产后痔疮加重。但是如果依据这种禁忌的话，就要把五十六种蔬果汇成一锅粥，而且所有东西都要加热，那还怎么吃啊？

还有老一辈家长说坐月子期间不宜吃水果，吃水果会影响下奶。真是难为老人家了，她们这么大岁数了还总得想一些新点子来吓唬我们这些年轻人。这里推荐食用的水果有猕猴桃、榴梿、苹果、木瓜、葡萄、菠萝、香蕉、龙眼、山楂。此外，还有海鲜什么的，只要烹饪方法适当，适量吃也是没有任何问题的。

忌多说话、多看书

"坐月子期间忌多说话，说多了怕得舌疾。"这种说法真的是莫名其妙。我心中也有一个疑问：聊微信算不算说话啊？产妇好不容易卸了货，一身轻，又有可爱的孩子相伴，再加上朋友圈铺天盖地的点赞大军，怎么可能少说话呢？

"坐月子期间忌多看书，看多了怕得眼疾。"坐月子期间得眼疾这种情况我觉得确实是有的。一个多月不洗澡，不下床，不碰水，整天就窝在被子里看小说，在这种情况下揉揉眼睛什么的肯定会导致眼疾。如果正常用眼又怎么会导致眼疾呢？

还有很多老六一看就没有兴趣解释的一些禁忌，如坐月子期间禁止生人进入产妇房中，忌"踩生"，否则会导致孩子生病等。除此之外，各地肯定还有一些不一样的习俗，如要多吃公鸡、少吃母鸡，每天要吃6个鸡蛋、5勺红糖……就不一一列举了，差不多就是这个意思。

真的有月子病吗

得益于妇产科医生这份职业，老六有很多机会可以跟老年人聊天。在询问病史的过程中，经常听到她们说自己生完孩子以后因为没有好的生活条件，不得不在月子里就操持家务，甚至下地干活，没能好好坐月子，而落下了腰腿痛、关节痛、头痛等月子病。

相信很多年轻女性通过学习科普知识，已经或多或少对月子病有所了解。这些月子病往往是由孕期激素水平改变导致关节韧带松弛，以及产后身体没能彻底恢复且操劳过度所致，与月子里吹空调、洗头、不包头等并没有直接的关系。当然，这并不意味着产后你就可以随心所欲。

因此，在与老人叫板、摒弃错误习俗的同时，你必须了解到底哪些是真正需要担心的月子病。

产褥感染

在这里我们先来区分两个概念，一个是产褥感染，主要指分娩及产后生殖道受病原体侵袭而引起的局部或全身感染；另一个是产褥病，指产后发热（即产后24小时至产后10天内，每天测体温4次，间隔时间至少4小时，有2次体温≥38℃）的原因，以产褥感染为主，也包括上呼吸道感染、乳腺炎、泌尿系统感染、血栓性静脉炎等。

产褥感染之所以被放在第一个来说，是因为它是孕产妇死亡的四大原因之一，必须加以重视。

产褥感染的原因很多。如机体免疫力、抵抗力降低，营养不良，胎膜早破，产科手术，产程延长，产前、产后出血，多次宫颈检查等都会导致外源性病原菌入侵，或内源性条件致病原菌繁殖，从而诱发局部或全身感染。

它的主要表现是发热、疼痛和恶露异常。一旦出现此类症状，一定要及时前往医院就诊。医生会根据病原菌的培养结果和药敏试验结果，选择适当的抗生素给予抗感染治疗。

注意，产后24小时内体温会略有升高，这可能与产程延长、过度疲劳或手术后吸收热有关，但一般不超过38℃；产后3～4天如果出现发热（37.8～39℃），同时伴有乳房血管充盈、乳房胀大，那么可能是泌乳热。排除其他疾病后，可先排空乳房，持续观察4～16小时。

产后尿潴留

产后尿潴留的原因主要有三个：

（1）孕期逐渐增大的子宫会压迫膀胱，分娩后膀胱突然不受压迫，出现过度充盈。

（2）产妇因产后宫缩疼痛、顺产会阴伤口的疼痛或剖宫产伤口的疼痛，而不敢用力小便，造成尿潴留。

（3）产妇产后有可能需要躺着小便，因为很不适应而出现排尿困难。

一般要求产妇，特别是顺产的产妇，在产后2～4小时内就能痛快地排尿。如果尿排得很少或排尿很费力，就要考虑尿潴留。一经证实，便应导尿或打针，帮助膀胱肌肉休息或收缩，从而促进膀胱功能的恢复。

尿潴留是很常见的产后并发症，由于膀胱肌肉、神经麻痹，产妇本人往往察觉不到，如果不加以重视，其膀胱有可能破裂。因此，请记住：产后多喝水，勤排尿，当医生建议插导尿管的时候，千万不要和医生对着干。

产褥中暑

关于产后女性捂月子导致中暑，甚至丧命的新闻，相信大家已经看过很多，这样的悲剧之所以会发生，往往是因为旧习俗——产后紧闭门窗、包头、盖厚厚的被子等。这些习俗都有可能使产妇在高温环境内因无法及时排出体内余热而出现中枢性体温调节功能障碍，发生急性热病，即产褥中暑。

产褥中暑的初期表现有口渴、多汗、心悸、恶心、胸闷、四肢无力等，随之而来的就是发热。预防产褥中暑的办法其实很简单：坚决拒绝旧习俗，保持室内通风，避免室温过高，衣着宽松、透气。只要注意避免感冒，不仅可以洗澡、洗头，还可以吹空调。

乳腺炎

哺乳期最令人疼痛的疾病之一非乳腺炎莫属。急性乳腺炎的表现往往很典型——红、肿、热、痛。乳房肿胀、疼痛时，若有人想碰产妇的乳房，产妇绝对会摆出"老娘要跟你拼命"的架势。

乳房表面的皮肤发红、发热（有的时候甚至全身发热），主要是由乳头破裂、细菌入侵、乳汁淤积等原因造成的。一旦发生乳腺炎，最好尽早去医院就诊，避免乳腺炎发展为乳腺脓肿，否则到时候处理起来会更加棘手。

晚期产后出血

大家或多或少都听说过产后出血，它指的是在产后24小时内的出血。对于晚期产后出血，大家或许还比较陌生，它指的是分娩24小时以后，在产褥期内发生的大量出血，一般好发于产后1~2周。

最常见的原因有胎盘、胎膜残留，蜕膜残留，子宫胎盘附着面复旧不全，剖宫产子宫切口裂开等。产后出血的量往往较大，与恶露的量有明显的区别。因此，出现与恶露量不相符的阴道出血时，需要及时就诊。

如何面对产后脱发

有35%～45%的女性会在产后出现脱发的情况。但是每个人的脱发程度不太一样，有的明显，有的不明显，这跟剖宫产或顺产没啥关系，主要跟激素水平有关。

产后为什么会脱发

孕期激素水平一直维持在较高的状态，这种高激素水平会使毛囊进入生长期，从而形成"虚假繁荣"的景象。产后激素水平下降，毛囊进入休止期，那些维持"虚假繁荣"的头发开始脱落。

刚刚生完孩子那半年，脱发会有点儿明显，经常梳个头就掉一大把，洗个头就能把下水道给堵上。所以，为了避免把下水道堵上，可以考虑留短发。等到产后1年左右，脱发这种情况会得到明显改善，至少不会像以前那样大把大把地掉头发了（因为能掉的基本上都已经掉得差不多了）。接下来，可能还需要1～2年的时间才能恢复到怀孕前的状态。

虽然道理我们都懂，医生也研究得差不多了，但是目前还没有较好的可以预防产后脱发的办法，基本上只能把一切都交给时间。

民间偏方有用吗

你是不是已经在回想身边的人跟你讲过的各种民间偏方了？

哈哈，别着急，现在就来一一揭秘。很多人都听过黑色的食材，如黑芝麻、黑米、黑豆之类可以生发以及乌发的说法。

这种"以色补色"的逻辑承载着过去的人们的朴素愿望和某种浪漫主义情怀。但事实上，这类做法毫无意义。将它们吃进肚子里之后，它们一样会被消化成最基本的成分。它们就像乐高玩具，一旦被打散就不可能自动重新组装起来，更不可能如你所愿地到达你的头部。

除了这种吃食材的方法，还有直接涂抹头皮的方法，那就是涂生姜。这也是咱们经常能听到的方法。用生姜涂抹头皮之后，头皮上会有火辣辣的感觉，仿佛一根根头发欣欣向荣地想要破"土"而出。抱歉，这是错觉，研究人员并没有发现生姜有生发的作用。与此同时，研究人员认为用生姜涂抹头皮反而可能会影响头发的生长，对于产后头发的恢复十分不利。本来能长出来的头发，可能因为你的误操作又被涂没了。

还有一些人说吃点儿B族维生素可以治疗脱发，其实这种说法也没有权威的研究数据支持。对于B族维生素，吃也行，不吃也可以。反正时间到了，该恢复的还是会恢复的。

将这些民间偏方中的东西拿到实验室里去研究后发现，其所含的成分并不是什么可以促进头发生长的神奇物质。其实，当咱们看到那些世界首富也秃头或谢顶的时候，就应该明白这一点。他们是买不起黑芝麻，还是买不起巧克力？他们在以实际行动告诉你，这些方法都没用。

总而言之，说这么多的目的不是让你心灰意冷，而是要告诉你，产后恢复需要一个过程。一切都会好起来的，不要太焦虑，尽量保持稳定的情绪，均衡饮食，养成良好的作息习惯，这才有助于产后恢复。

如何应对产后抑郁

对于女性来说，妊娠和分娩是其一生中要经历的重大应激事件，无论是对心理还是对生理都有着极大的影响。

在过去的这么多年，产后抑郁这个问题并没有受到很多人的关注。随着时代的进步，这个问题慢慢地被放到台面上来说。情绪不好在日常生活中是很常见的，如经期看谁都是不爽的。因此，产后情绪低落、焦躁也是正常的。

如果你要开始看这节内容的话，我希望你可以和你的家人一起来看，当然，也可以你先看完再分享给家人。总之，在开始之前我们就需要明白，产后抑郁并不是一个人的事情，而是整个家庭要一起面对的事情。

所以，这节内容中的很大一部分是为了帮助我们了解到底什么是产后抑郁，产后抑郁有哪些类型，又有哪些原因会引起产后抑郁，最后我们会共同来探讨如何关爱产后女性。

实话实说，写这节内容时，我需要尽量控制自己的情绪，尽可能客观周详地完成科普的使命，因为我母亲在生完我和弟弟之后也经历了很长时间的产后抑郁，我知道那种情况下的人是什么样子，也清楚地知道，比起现在被情绪牵引，我还是有必要让你一开始就能对这种情况有一个更加清晰的认识。

好了，开始吧！

产后抑郁的分类

产后抑郁是一种笼统的说法，具体包括产后心绪不良和产后抑郁症。

产后心绪不良

大多数产妇在产后前几天会有轻度和短期心情不畅，具体表现为：①比平时更加焦虑；②担心自己对孩子照顾不周；③十分疲劳；④经常强颜欢笑；⑤经常自我怀疑，拿自己和其他妈妈比较；⑥担心自己是不是患上了抑郁症；⑦不愿与人交往；⑧身体的不适感增加。

通常通过自主调节，产妇就可以恢复正常，不用担心。这种不良情绪在产妇中的出现率为50%～70%。所以，新手妈妈们，你们如果有短暂、轻微的抑郁症状，不需要太担心。但是其中有一部分人会继续严重下去，需要引起注意。

产后抑郁症

产后抑郁症大约在产后2周发病，其症状与普通的抑郁症症状很相似，具体表现为：①伤感，情绪低落；②无缘无故地想哭；③觉得一切都无意义；④对未来感到绝望；⑤疲惫；⑥无法应对遇到的问题；⑦烦躁、易怒；⑧有愧疚感；⑨对先生有敌对情绪，待人冷漠；⑩与新生儿缺乏情感联结；⑪不能集中精神；⑫难以入睡，睡不安稳；⑬食欲下降；⑭有轻生念头。

因为还处于坐月子期间，很多女性可能还没有注意到这些问题。毕竟在坐月子期间，很多事情都没法儿做，因此很多人以为自己是被闷坏了。但如果症状在产后4～6周明显加重，病程持续3～6个月，甚至超过6个月，那就不是简单的产后抑郁问题了，这时要考虑是重度抑郁症。

如果不加以重视，产妇可能会出现意志力下降、自责情绪严重等情况，她们会认为自己不是一位合格的母亲，出现很严重的悲观情绪，甚至出现自杀与杀婴的可怕念头。

为什么会出现产后抑郁

生理因素

抛开各种外部原因，产后情绪不佳并不是产妇自己能完全控制的。在孕期，孕妇体内雌激素水平慢慢升高，到孕晚期的时候达到高峰（大约是月经周期中最高值的50倍）。

但分娩以后，雌激素水平会像坐过山车一样飞速下降。当身体感受到这种强烈的变化后，信号会传达到大脑，促使脑部释放出大量的物质来调节、平衡这种变化，从而导致情绪和行为发生变化。发生变化的还有皮质醇、甲状腺功能等，这些变化会使内分泌紊乱，从而引起一系列心理和生理变化。

社会心理因素

说到这个方面，范围就太大、太广了。老六提炼出最能引起共鸣的几点来跟大家聊聊。

教育背景　很多人会有这样的误区，认为学历越高的女性越容易出现产后抑郁，因为她们很挑剔、很难搞，想法又多，压力又大，生孩子时的年龄可能也比较大。对于这一点，目前并没有定论。但事实上，如今生活压力大，节奏也快，产后抑郁的发生率确实有一定程度的增加，但高学历的女性往往更能理性应对产后心理和生理上的一些变化，她们会通过咨询专业人士或查阅书籍来获得有效的解决办法。

家庭因素　家人尤其是先生的照顾是万万不能少的。之前有一位产妇，她的先生与她一起进了产房，参与了新生儿诞生的全过程。后来闲聊的时候，这位产妇跟老六说，幸好她的先生全程陪着她，因为有亲人在身边，她才不会感到那么害怕和痛苦。生儿育女是需要两个人共同努力的，产后女性需要先生的呵护和支持。

心理因素　有些产妇对自己没有信心，认为自己不能成为一名好妈妈，并为还没有做好充足的准备而感到焦躁不安；也有很多产妇因为身材走样、皮肤松弛、肚皮上有难看的妊娠纹而伤心欲绝；有的女性在孕期容易便秘，甚至出现痔疮……这让她们感到身心都很痛苦。

如何关爱产后女性

严格来讲，这部分是专门写给孕妇家属的，因为孕妇或多或少在孕期都应该已经了解过一些相关信息，尤其是在看过之前的那些内容后，应该慢慢在尝试接受怀孕带来的种种变化，换句话说，孕妇在很早之前就已经完成了身份的转变。

然而，很多家属可能到产后都还不能进入状态，对于产妇的一些表现视而不见，甚至可能出现误解。作为家属要知道，轻微的产后抑郁会导致产妇心情低落、脾气变差，严重的会影响产妇身体的正常功能，甚至会使产妇做出轻生的举动，相信这是我们每个人都不愿意看到的。而且正在经历产后抑郁的妈妈可能对孩子没那么有耐心，甚至感到厌烦。这会给女性自身带来很多困扰，产妇总会怀疑自己不是合格的妈妈，甚至总觉得自己是"坏妈妈"，同时这无形中还会影响孩子的健康成长，然后进一步加剧产妇的焦虑和自我怀疑，从而陷入恶性循环当中……而想要避免这一切的发生，我们就需要更加科学理性地关爱产后女性。

然而，我却经常听到类似这样的话：

"这是你的性格问题！"

"你太焦虑了，放轻松。"

"哎呀，挺过去就好了。"

"你怎么像变了一个人？"

"别人都没事儿，为什么就你这么矫情？"

……

说实话，这些话不是我瞎编的，真的每天都有人在说。每次产后妈妈把她的聊天记录截给我看的时候，我都有深深的无力感，已经科普了这么长时间，还有那么多人不能正确理解这件事情。

孕期女性都会比较紧张，同时觉得自己很辛苦，应该得到家人的理解和关怀。这个时候先生和其他家人的关心会让孕妇安心很多。许多孕妇会对痛苦的分娩过程感到害怕，或对分娩后的生活感到彷徨。这个时候家人应该多跟孕妇沟通，给予孕妇更多陪伴。

你可能会说：这样太麻烦了，一点儿都不直接，可不可以选择药物治疗？当然可以选择药物治疗，但是有些药物会影响乳汁，如果孩子是母乳喂养的，则有可能对孩子的成长产生不利影响。确诊为抑郁症或既往有抑郁症的女性产后可以使用副作用比较小的药物。但是药物效果有个体差异，使用的时候要严密监测药物浓度及药物对乳汁的影响。

关爱产后抑郁女性的措施中还有很关键的一环是专业医务人员的教育和指导。

最后，想对新手妈妈说：产后抑郁不是你的错，很可能是由生理因素引起的变化。第一次照顾孩子难免手忙脚乱，孩子哭闹也绝不是因为你没有做好。孩子是上天馈赠给我们的最好的礼物，不过你才是自己最该爱的那个人。还想对新手爸爸说：你的妻子并不是爱哭、不勇敢了，只是生理上的变化暂时使她有所改变，她还是那个你爱的妻子。

祝天底下的所有孕妇和家属们都能顺利完成身份的转变。

如何进行产后恢复

在吃不饱的年代，没有人担心产后身材恢复的问题。现在，基本上每位产妇都会担心这个问题。为啥呢？追求美是一方面，另一方面，很多产后出来工作的女明星也起到了推波助澜的作用。尤其在微博、微信兴盛的今天，哪个女明星要是在产后不发点儿不怎么穿衣服的照片，还真不好意思在娱乐圈里混。

也许你会经常看到这样的文章标题"××明星产后迅速恢复"，导致很多女生在私下讨论："你看那谁生完孩子还那么瘦，简直不让凡人活了……"言语间充满了羡慕、嫉妒、恨的情绪。明星为什么能在产后迅速恢复好身材呢？这就涉及传播学了。由于行业性质，明星要的就是被他人羡慕、嫉妒、恨的效果，她们靠人气吃饭，发出的照片得引起讨论。其实你完全不用羡慕她们。她们从备孕阶段就开始做功课，孕期又进行了适当的控制和锻炼。

现在到了产后阶段，如果想要恢复之前的体形，通常就得减肥。减肥的关键是什么？

关键就是摄入的能量必须少于消耗的能量。但是女性在孕期和哺乳期都需要摄入很多能量。孕期，主要是为了供给胎儿，保证胎儿的生长发育；哺乳期，主要是为了存储更多能量，以满足自身及孩子的需求。

我们来看看下面这组数据：1 L母乳的能量是700 cal，机体转换乳汁的效率约为80%。婴儿要想喝到1 L母乳，产妇就得摄入约900 cal能量。这1 L母乳的能量中，仅有三分之一来自产妇自身存储的脂肪，其余的都要靠饮食摄入。

所以，产后的你如果赶着参加活动、秀身材，那么不得不面临这样一个问题：减肥和保证母乳质量，哪个更重要？不要轻视哺乳期，这一时期对能量的需求更大。因此，并不建议一味地靠减少摄入量来恢复体重，最终还是要回归到运动上来。

运动是王道

依靠运动来进行产后恢复的重点其实是心态，一定要做好打持久战的准备。要知道，一旦开始运动，就会有伤病的风险，切不可急功近利。通常来讲，产后开始运动的时机我们建议至少是在产褥期结束之后。当然，每个人的具体情况并不相同，所以虽然是这么建议的，但并不要求产妇必须这样，产妇也不必为自己没能在产褥期结束后就开始运动而自责。从理论上来讲，在产褥期结束后，只要准备好了，随时可以开始。

接下来，我们根据产前的运动状况将产妇简单分为两类，并进行逐一讲解。

第一类：产前就有运动习惯的女性

很多女性在产前就有运动习惯，对于她们来说，产后恢复身材相对比较容易。需要注意的是要循序渐进。有些孕前身材不错的女性在产后觉得自己身材走样了，让人无法直视，所以她们刚恢复体力就开始拼命训练。其实，这样做风险很大，一旦出现身体透支的现象，就会相当危险。

要知道，孕期骨骼和肌肉都会发生变化。已近一年没有像以往那样正常运动了，即使此前有运动习惯，产后女性也等同于新丁。只不过由于过去的积累，这类女性的身体适应能力较强，产后恢复所需的时间会相对短一些。大家可以给自己一到两个月的缓冲期，等到身体状况和精力调整得差不多后，再开始运动也不迟。

第二类：完全没有运动习惯的女性

开始产后运动时得非常小心。不要急着增加强度，而应该从练习动作开始。怀胎十月后有些女性的身体状况与孕前不同，常有骨盆前倾、腹直肌分离等。如果产后不注意，抱孩子的时间过长，还会出现腰椎前凸等问题。

开始运动时，可以先放轻松，力求逐步养成运动的习惯，切勿急着完成某个训练计划。这一阶段的首要任务是把动作做到位。遇到难度大的动作，或运动时感觉身体不舒服，建议停止运动。请记住，不管是肌肉训练、形体恢复还是体能训练，都不止一种方案。运动时不必贪多求快，暂时掌握不了的动作可以先不做，专注于自己喜欢且完成度高的动作一样可以达到锻炼的效果。

此外，还有一些产后体重超标的女性。不建议她们做对关节产生较大压力的项目（如深蹲、硬拉、骑单车、踩台阶器等），建议选择一些强度中低等、持续时间长的项目（如在跑步机上快走、玩划船机等）。这样既可以保证运动的安全性，又能消耗体内多余的能量。

运动不宜过量

你如果认认真真地读到了这里，不难发现老六一直在强调的只有四个字——循序渐进。

每次运动时，具体的量要把握好。如果训练过度，那么内分泌系统、肌肉、运动表现都会受到影响。一般来说，训练后会出现肌肉酸痛，这种现象会持续4～7天，是正常的，不用担心。如果训练过度，交感神经容易过于兴奋，则会出现训练后无法入睡、心跳加速、异常兴奋等表现。产后女性会在短时间内面临诸多问题，如身体还没恢复就要照顾孩子，家庭成员增加也会带来很多新问题，这些问题都会对产后女性的身体和心理造成很大影响，如果这时训练过度，那简直是雪上加霜。因此，请牢记"循序渐进"。要知道，运动并不只看强度，更重要的是养成习惯并长期坚持。

各种所谓的产后恢复项目

说完上面这些，咱们再来说说产后恢复机构开展的各种项目。

骨盆恢复？先别慌

产后42天复查时可能会发现骨盆没恢复好，这可能会导致腰酸腿痛、长短腿。旁边的小妹也许会这样告诉你：快，最新骨盆修复仪了解一下！

其实骨盆变宽和耻骨联合分离在孕期就已经开始了，但是大多可以在产后3~5个月逐渐恢复，所以你不要一复查完就急吼吼地去定什么骨盆恢复套餐。

先给骨盆一定的恢复时间，同时加强产后锻炼，不要老躺着不动。此外，还需要保证充足又均衡的营养。如果想借助一些工具，可以考虑使用合格的骨盆带，但是最好在专业人员的指导下正确使用，不然可能会起到反效果。

盆底肌恢复？有必要

产后复查中有一项很重要的项目，那就是对盆底功能进行评估。

很多产后女性会出现阴道壁膨出、子宫下垂、压力性尿失禁，甚至性功能障碍。这些问题很可能影响以后的生活，其根源都是盆底功能障碍。一旦发现盆底功能障碍，就应尽早治疗。哪怕没有出现明显的问题，也应该进行一些康复训练，越早进行康复效果越好。

如果有轻度的阴道壁膨出、偶尔漏尿等问题，那么可以通过凯格尔运动来改善。关于如何做凯格尔运动，老六已经教了很多次，可还是有人不太明白其精髓。好吧，简单地说就是：憋断尿，夹断屎（别笑！这不是为了通俗易懂嘛）。

可以在家里开阔平坦的地方躺下。最好先排尿、排便。在排尿、排便的过程中可以练习下如何把它们憋断，找找感觉。这样做有助于你找到那些盆底肌群。

然后你就可以躺下了，试着收缩阴道和直肠周围的肌肉，并尽可能地把这些肌肉抬升起来。不需要太大的动作或太快的速度，不要向下用力，而要向上抬升……放松，可以默念"憋、憋、憋"……这么详细的教程，你们应该都会了吧？

比较严重的盆底功能障碍（如经常出现压力性尿失禁或子宫脱垂，导致膀胱刺激征和排尿困难）患者，以及盆底肌肉锻炼后无显著效果者，可以考虑物理治疗和手术治疗。

物理治疗 主要通过电刺激增强神经、肌肉的兴奋性，同时改善盆底肌肉的控制力和协调性。但是这种治疗方法也存在一些不足，如有的人效果不错，有的人效果一般，而且其费用并不便宜。

手术治疗 一般采用腹腔镜下阴道骶骨固定术来治疗子宫脱垂。对于阴道前后壁膨出，可以采取阴道前后壁修补术。

其实对于大多数产后女性来说，凯格尔运动在盆底肌恢复方面有明显的效果（一般在坚持运动2个月后能看到）。如果盆底功能障碍没到上述的严重程度，那么这类女性可以选择坚持做凯格尔运动，省钱、省心又有效。

当然，如果问题严重，建议你及时就医，选择合适的方式进行治疗。不管怎样，专业的医生就是要比街上的中心、会所安全可靠。

快速瘦身？不能急

产后减重并不是越快越好，一般我们会建议产后女性在产褥期结束后再考虑减重的问题。也不要迷信"10天减重9千克"的夸张宣传，毕竟产褥期结束后，很多女性的身体还没有完全恢复到孕前状态，过度、快速减重并不利于身体健康。

在产后6个月左右时恢复到孕前的体重水平，或比孕前稍微重一点（增重1.5千克以内），才是比较合理的、健康的。

乳腺疏通？不建议

要说疏通乳腺、刺激乳汁分泌最有力的武器，那就是孩子的小嘴。尽早开始母乳喂养，让孩子多吸吮，充分刺激垂体以分泌出泌乳素，乳腺自然会疏通，乳汁自然也会增加。所以，先利用好身边的"天然资源"。

遇到由乳腺炎症导致的问题时，如果胡乱按摩，反而可能会造成炎症扩散，甚至形成乳腺脓肿，所以这个时候最好还是尽早去医院接受治疗。

卵巢保养、缩阴、排残奶？没必要

老六在《女生呵护指南》里专门讲过卵巢保养的内容，卵巢保养真的可以说是智商税。缩阴和排残奶就更不必说了，什么药物缩阴，什么排残奶等于排癌，根本是无稽之谈。跟你推销这些产后恢复项目的，不是蠢，就是坏！请干脆、直接地对他们说"不"！

好了，关于产后恢复的话题就到这里了，看完这些内容后，你差不多能减少至少1万元的不必要支出。

如何愉快地母乳喂养

关于母乳喂养，世界卫生组织（WHO）官网是这么说的：母乳对婴儿的生长发育来说是无与伦比的理想食物，同时也是女性生殖进程中不可分割的重要部分，对女性的健康有重要的影响。研究表明，孩子出生后前6个月的最佳喂养方式是纯母乳喂养。之后随着辅食的添加，可继续母乳喂养孩子至2岁或更大。

为了实现孩子出生后前6个月的纯母乳喂养，WHO和联合国儿童基金会共同推荐：①孩子出生后1小时内实现亲喂；②纯母乳喂养意味着只给孩子喂母乳，不添加任何额外的食物和饮料（包括水）；③按需喂养，昼夜顺应孩子的需求；④不使用奶瓶、奶嘴和安抚奶嘴。

讲到这里，我猜你会说：老六，这些我都知道了……到处都是关于母乳的宣传，我也知道各种母乳喂养的好处，可是，除了要给孩子喂奶以外，我还是我自己啊！

是的，好多信息大家都已经知道了，但这些话我还是要先写在前面，毕竟这个态度还是要有的，只不过，这部分确实没必要反复提及。比起说那些大家都知道的信息，咱们的科普还是应该更加务实一些。

因此，咱们直接开始讨论在母乳喂养过程当中遇到的那些问题吧，老六尽可能给大家提供一些答案以及切实可行的方案。

母乳喂养带给产妇的挑战

频繁夜醒

对于进行纯母乳喂养的产妇来说，最难熬的是漫漫长夜。当然，人工喂养时夜间起来冲奶粉的日子也没有好到哪里去，而且如果孩子出牙或出现肠胀气、肠绞痛等，不管是母乳喂养还是人工喂养，孩子都可能频繁夜醒。

在这里给产妇提个醒，孩子夜间醒来时，不要每次都急着把乳头塞到孩子嘴里，孩子夜醒可能是由多种原因引起的。如果孩子形成了条件反射（夜醒＝喝奶），那么漫漫长夜的确可能会令产妇更加难熬。

腱鞘炎

手腕疼和月子里抱孩子没有直接联系。其主要原因可能是抱孩子和喂奶的姿势不正确。小月龄孩子需要频繁喝奶，且每次喝奶时间较长。产妇不论以哪种姿势哺乳，都要尽量让孩子靠近乳房，而不是让乳房去靠近孩子，并要确保手臂尽量少受力。当然，机智的你也可以在受力的手臂下方垫个合适的垫子。

乳腺炎

每位哺乳期女性几乎都遭遇过不同程度的乳腺炎，有的甚至遭遇过不止一次。预防乳腺炎时，最重要的一点就是保证乳房中没有淤积的乳汁。每次哺乳后保证乳房排空；睡觉时尽量平躺，不要因侧卧而压到乳房；产后短期内不要服用过多的下奶食物。

新生儿的喝奶量其实很少，所以要让乳房循序渐进地适应哺乳的节奏。

乳头皲裂

乳头部位本就敏感，而且平时并不怎么会被触碰到。孩子出生之后，乳头每天要被孩子的嘴巴吸吮无数次……这时乳头的压力就会很大。乳头也需要一个适应过程，而这个过程是以疼痛为代价的。一般来说，这个适应过程需要3～7天，有的人可能需要更长的时间。

这里老六给大家一点建议：规范衔乳姿势，让孩子喝奶时尽量含住整个乳晕；喂奶结束后不要强行拉出乳头，可以将手指小心地插入孩子的嘴角，然后快速放入孩子的上下牙之间，待孩子松口后拔出乳头；喂奶后用少量母乳涂抹乳头，待乳头变干后穿上纯棉的柔软内衣。

待乳头历经磨炼、出师之后，你就可以尽情地享受母乳喂养这一愉悦的亲子项目了。

断奶时的心理压力

曾经和很多位进行母乳喂养的母亲聊过母乳喂养期间最难忘的事情。令我惊讶的是，很少有人抱怨睡眠不足和乳腺炎的痛苦。大多数人和我描述的都是她们的断奶故事，其中有几个还说得泪水涟涟……老六不想让母爱被道德绑架，但母爱的确是一种微妙又敏感的情愫。

以上种种，都可能会成为不能母乳喂养的原因。然而母乳喂养的过程中所经历的一切美好，也只可意会，不可言传。当然，就算不能母乳喂养也可以选择其他方式。母爱的方式千万种，母乳喂养与否并不是衡量一个人是否有母爱的唯一标准。

吃药后还可以喂奶吗

这个问题困扰了很多产后妈妈。说实话，很多产后的问题都折射出一些很深层次的抉择……就拿哺乳期用药这件事儿来讲，我们在哺乳期很难完全避免生病，有些人甚至本来就有一些基础疾病或原发疾病。但在哺乳期，"治病吃药"这么普适的逻辑在这一刻变得不那么明确了，哺乳期的妈妈往往会面临这样的困境：一方面硬扛疾病给自己带来的各种症状，很痛苦；另一方面又害怕吃了药可能影响哺乳，但是不吃药吧，又担心疾病可能进一步影响哺乳。

唉，就是很难，只能期盼着不用药，疾病自己就好了。

可是，哪那么容易啊！

幸好这道题在医生眼里并不是那么难解，下面的内容可能会对你有帮助，希望你可以记下来，以备不时之需。

产后用药总原则

首先，复习一下妊娠期用药指南中的一个小知识点。很多药品说明书上标的哺乳期"慎用""忌用"或"禁用"等字样，都有什么区别呢？

慎用 在医生的指导与判断下，在小心谨慎、细心观察的情况下可以使用，一旦出现不良反应，应立刻停药。也就是说，慎用不等于不能使用。

忌用 避免使用或最好不用。

禁用 绝对禁止使用。

在哺乳期用药要非常谨慎。这里跟各位介绍三个原则：

能不用，就不用 哺乳期遇到的很多问题都不需要用药治疗，也不会影响哺乳。如哺乳期的感冒，绝大多数是病毒性的，一般三五天就能好，所以哺乳期女性没有必要用药，需要做的仅仅是多喝水、多休息，耐心等待。

先哺乳，后用药 不管吃了什么药，药都有可能进入乳汁中。虽然这些药未必有害，但会增加肝、肾代谢的负担。假如不得不吃药，请在吃药前先哺乳。

要用药，选对药 各位基本都知道在孕期不能乱用药，因为有些药物会影响孩子的生长发育。在哺乳期亦是如此。

哺乳期用药安全等级

仅仅说前面这些内容可不像老六做事的方式，所以少废话，看下文。

为了明确药物使用规范，我们重点学习下哺乳期用药安全等级。它一共分为五个等级。L1～L3级药物为相对安全的药物，在使用这三类药物时不用刻意停止哺乳。L4～L5级药物就需要引起注意了，在使用这两类药物时必须停止哺乳。此外，具体的药物用量以及什么时候可以恢复哺乳，都得听医生的。

L1级药物：最安全 大量研究证明，哺乳期女性使用这类药物后通常不会出现不良反应，或不良反应没有增加。同时，研究没有发现这类药物对孩子有害。就算孩子口服了这类药物，它们也不能被吸收，不会造成伤害……好拗口！简单来讲，就是——吃吧，没事儿（当然，要在规范用药的前提下）！代表药物有对乙酰氨基酚、肾上腺素、阿莫西林、氨苄西林、氨苄西林舒巴坦等。它们要么代谢很快，要么很难融入乳汁。就算它们能够进入体内，造成伤害的可能性也不大。这里补充一个超纲的知识点：药物的代谢速度主要看其半衰期。半衰期指的是血药浓度下降一半所需的时间。一般认为只要过了5个半衰期，药物就已经被代谢完了。

L2级药物：较安全 有限的研究证据表明，这类药物不会对孩子造成伤害。同时，关于这类药物危险性的研究证据很少。也就是说，目前还没有发现这类药物有害，所以认为它们是可以放心使用的药物。代表药物有阿昔洛韦、阿米卡星、氨曲南等，它们的特点也是代谢快、吸收少、不良反应少。

L3 级药物：相对安全　对于这类药物，没有太多相关对照研究。使用这类药物后有可能出现不良反应。不过这些不良反应不会致命，故哺乳期女性需要先权衡利弊，再决定是否使用这类药物。当然，也需要听从医生的指令，医生会根据实际情况分析并给出治疗方案。应用这类药物的时候还得严格控制药量。代表药物有氨茶碱、两性霉素 B、阿司匹林、硫唑嘌呤等。

L4 级药物：研究证明可能有风险　这类药物的危害性通常是有研究证据的。但如果出现危及生命的情况，该用药时就得用，毕竟其中的有些药物可以用来救命。你放心，医生指导用药之前一定会站在患者的角度权衡利弊。

L5 级药物：坚决不能用　大量实验和研究证明这类药物对母婴都有明显的危害，一旦使用，弊大于利。之所以没有把不能用的药物列出来，是因为不断有新药出现，如果不小心，你随时都有用错药的可能。在这里，我只需要告诉你哪些药可以用。至于没有提到的那些药，相信你至少会在使用之前好好了解它们的安全等级，然后做出初步判断。

用了哺乳期禁用药怎么办

还有人会问：那我不小心使用了或不得不使用哺乳期禁用的药物，就意味着要断奶吗？这要根据具体的病情来判断。如果确定可以在某一段时间内治愈，那么停药一段时间后可以继续哺乳。这个停药的"一段时间"怎么计算呢？来，翻开药品说明书。很多说明书里都有"此药的半衰期是X小时"的字样，X乘5的结果，就是停药后可以继续哺乳所需的时间。以化痰药氨溴索为例，它的半衰期是7小时，那么停药35小时后你就可以继续哺乳了。要是想凑个整数到2天，或想丁是丁、卯是卯地掐时间，那就看个人喜好了。

希望所有孩子都能开心享受37℃的口粮，希望所有产妇都能顺利度过哺乳期。

如何应对腹直肌分离

要说腹直肌分离，得先说腹直肌。腹直肌位于我们腹前壁正中线两旁，是长得像扁带子一样的多块腹肌。正常情况下，腹直肌应该是和谐友好、老老实实地团结在腹白线两侧的，但是怀孕后，尤其是在孕晚期，逐渐增大的子宫会使腹壁一点点扩张、延伸，两侧的腹直肌便会从正中线，也就是腹白线的位置逐渐向两侧分离（图8）。

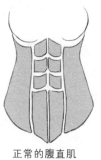
正常的腹直肌

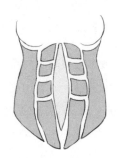
分离的腹直肌

图8　正常和分离的腹直肌

如果左右腹直肌间的距离在2 cm以上，就可以认为腹直肌分离。当然，除了怀孕，肥胖等也可能导致腹腔内部压力增大，从而增加腹直肌分离的风险。

腹直肌分离的表现

关于腹直肌分离的表现，老六编了一首顺口溜：肚子大又松，中间有个坑。腰痛腿也痛，骨盆还前倾。

肚子大又松

在子宫不断膨大并向腹直肌施加压力的过程中，肚皮变得越来越薄，同时皮肤弹性纤维有可能发生断裂。孩子出来后，产妇的肚子仍然比较大。松松垮垮的腹壁虽然有着柔软的手感，但是并不美好。

中间有个坑

出现腹直肌分离的同时，常常还会出现腹内、外斜肌过度拉伸，以及在生产过程中可能出现盆底肌群损伤。两侧分离的腹直肌中间就成了最薄弱的地带。很多腹直肌分离严重的女性躺下后，可以在腹部中央摸到一个坑，甚至可以摸到腹腔内的脏器。

腰痛腿也痛，骨盆还前倾

在腹直肌分离和腹外斜肌过度拉伸的情况下，腹壁无力，脏器移位，腹部膨出。为了维持身体平衡，腰椎不得不向前挺，导致膝关节韧带和肌肉受到牵拉，甚至膝关节受到磨损，从而引起腰痛和膝关节痛。时间久了或情况变严重了的话，还可能造成骨盆前倾和变形。

所以，腹直肌分离的后果并不是不好看那么简单。

如何发现腹直肌分离

体检可以查出腹直肌是否存在分离。CT 检查作为辅助诊断手段，可以更准确地测量出腹直肌分离的宽度和长度。

在家也可以自测腹直肌分离的程度（图9）。采用仰卧位，两腿弯曲，暴露腹部，做抬头收缩腹直肌的动作（仰卧起坐的起始动作），用一只手的中间几根手指从上向下垂直下探腹部中间。如

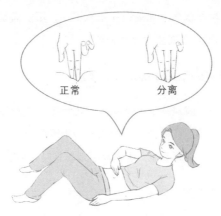

正常　　　　分离

图9　自测腹直肌分离的程度

果腹直肌分离，手指可以触摸到深沟，同时可以测量出两侧腹直肌之间的距离。

正常人没有深沟，两侧腹直肌之间的宽度不超过2指。

哪些孕产妇容易发生腹直肌分离

胎儿过大、羊水过多和多胎妊娠的孕产妇

胎儿过大、羊水过多、多胎妊娠等都会让腹直肌承受更大的压力。道理很简单，孩子要想住得舒服，就需要努力扩建"房子"。

营养摄入不均衡、身材瘦小的孕产妇

怀孕前就比较瘦的孕产妇的腹壁肌肉力量可能相对较弱。孕期如果不注意均衡饮食（如蛋白质摄入不足，不能满足腹肌细胞增殖的需要），也容易发生腹直肌分离。

缺乏锻炼、体重增长过快的孕产妇

有的人一怀孕就进入吃-睡模式，缺乏必要的锻炼或户外活动，结果其身体的适应能力和免疫力都可能受到影响。这类孕产妇由于缺乏锻炼，肌肉松弛，更容易出现腹直肌分离。

多次妊娠的孕产妇

每一次妊娠对腹直肌而言都是考验。多次妊娠的孕产妇由于

经历了多次子宫膨大，发生腹直肌分离的可能性更大。

不想遭受"分离之苦"该怎么做

产后及时复查非常重要，这样可以评估盆底功能，结合具体情况和医生的建议进行适当的产后康复训练，做好产后恢复的功课。

另外，应适当加强运动。这已经是老六第 N 次强调这个问题了。不管是孕期还是产后，必要的锻炼都很重要。可以选择一些轻度的有氧运动或适当的户外活动。这样不仅可以提高身体的免疫力和适应能力，还有助于产后身体更快、更好的恢复。

但是，不要自己想当然地胡乱运动，小心越练"分离"得越狠！有些恢复心切的产妇一生完孩子就想尽快开始锻炼，一想到减肚子就要做仰卧起坐，却不知只有在腹直肌分离宽度小于 2 指的情况下，才可以进行针对腹直肌的腹部运动。不然，仰卧起坐做得越多，腹直肌会分离得越厉害。

如果前面说的那些方法不能帮到你的话，那么通常你就得去医院跟医生商量手术治疗的事宜。

希望这部分内容对你有帮助。

如何应对耻骨联合分离

耻骨联合分离是孕晚期和分娩过程中的一种并发症，主要是由耻骨联合韧带松弛、断裂及血液循环障碍引起的局部疼痛和功能障碍。其发生率为1/30000～1/300。

正常情况下，耻骨联合本来就存在间隙，间隙宽度为4～6 mm。在孕期，这个间隙平均增宽2～3 mm，这主要是由雌激素、孕激素的增加导致的。此外，在孕期，黄体和胎盘还会分泌出一种叫作松弛素的激素，这种激素会松弛骨盆的韧带，简单来理解，就是为分娩做准备。到这里为止，我们前面提到的这些描述都只是说耻骨联合存在间隙，而只有当患者耻骨联合的间隙大于10 mm时，我们才会考虑是耻骨联合分离。前面描述的是生理变化，后面则是一种诊断了。

耻骨联合分离的原因

主要有以下几种：

（1）先天骨盆发育异常或软骨病。

（2）既往骨盆受过外伤（盆骨骨折等）。

（3）难产、急产以及因为难产而采取了产钳助产术。

（4）头盆不称或胎先露异常。

以上是比较常见的耻骨联合分离的原因。老六是一个议论文得过满分的科普小咖，归纳总结是鄙人的强项。因此，耻骨联合分离的原因大致可以分为两大类：一类是在怀孕之前骨盆已经发育异常或遭受过损伤，另一类是在分娩的过程中骨盆因为这样那样的原因而出现了损伤。

耻骨联合分离的症状

耻骨联合分离是一种并不多见的产科并发症，老六见过的病例也不过十余例，但每一个耻骨联合分离患者都对此记忆深刻，因为出现这种并发症后实在太疼啦！除了疼痛以外，耻骨联合分离还有许多其他症状，包括：

（1）由于耻骨联合处剧烈疼痛，患者行走困难，其步态有可能呈鸭步。

（2）在分娩的过程中，耻骨联合处突然发出爆裂音，继而可能出现会阴血肿。

（3）膀胱损伤，甚至排尿困难等。

耻骨联合分离的诊断标准

其实耻骨联合分离并没有明确的诊断标准。一般来说，患者的情况满足以下几个条件中的一个或几个时，我们才会考虑耻骨联合分离。

（1）耻骨联合处有明显的疼痛感，活动时疼痛感加重。

（2）可以在耻骨联合处摸到明显的间隙。

（3）骨盆挤压–分离实验阳性。

（4）B超等影像学检查提示耻骨联合分离大于10 mm。

因此，不要因为耻骨联合处稍有疼痛感就给自己扣大帽子，否则反而不利于产后恢复。

耻骨联合分离的治疗和预防

好啦，为了吓唬大家，老六可是铆足了劲，不知道各位害怕了没有。当然，耻骨联合分离也没你想象的那么恐怖，而且可以治疗，甚至可以预防。

耻骨联合分离的治疗方法可以分为保守治疗和手术治疗两种。

保守治疗主要适用于耻骨联合间隙在10～40 mm间的患者，治疗手段包括卧床（尽量侧卧，双腿之间可以夹一个枕头）、休息、骨盆束腹带固定、髂关节支具固定、双侧牵引以及理疗等。

而手术治疗主要适用于耻骨联合间隙大于40 mm的患者，手术方式包括耻骨联合外固定和耻骨联合内固定。这两种手术方式各有利弊：外固定方便，但由于固定用的钢钉裸露，容易引起感染；内固定干净，但由于是内固定，将固定用的钢板取出来的时候又要再次切开切口。

其实无论是什么疾病，治疗和预防都很重要，但预防才是重中之重。那么，孕期和分娩的时候应该怎么做才能尽可能地避免耻骨联合分离呢？

（1）避免站立过久。孕期由于身体比例及重心发生了变化，站立过久将会加重骨盆的负担，从而增加耻骨联合分离的风险。

（2）孕期适当加强锻炼，尤其要伸展大腿，增加肌肉和韧带的张力。

（3）孕期适当控制饮食，避免因为胎儿过大而采取产钳助产术。

（4）在分娩的过程中一定要听从指挥，好好配合，切忌一使劲就把孩子给"噗"出来了。

（5）分娩的时候双腿不要过分地外展，以免造成耻骨联合分离。

好啦，尽管耻骨联合分离的发生率并不高，但老六依然啰唆了这么多，主要是希望老六的科普工作可以帮助到那些正在遭受或在不久的将来可能会遭受耻骨联合分离痛苦的孕产妇。她们不仅应该知道如何应对耻骨联合分离，更应该了解如何预防它的发生。

产后同房要注意什么

产后6周内这段时间是很重要的产妇恢复时间，在这段时间内是不建议同房的。

然而，可以同房的时间不应该由老六来决定，而应该由你们夫妻双方共同决定。毕竟在这件事情上，你只有先做到心理上接受，才能开始下一步。所以，你最好认真感受一下自己的身体，如果确实不想要，就该大胆拒绝。

产后同房注意事项

假如真的准备好了，那就可以讨论具体的操作了。

前戏充足

这个不多说。虽然可能整个孕期因为禁欲两个人都憋坏了，但是在"真枪实弹"之前，你们依然应该有足够的亲吻、抚摸等前戏。想必夫妻双方对彼此的敏感带都相当了解，所以就更不应该忽略前戏。

润滑充足

前戏的目的是让阴道足够润滑。不过你也知道，产后这段时间激素水平紊乱，再加上泌乳素的抑制作用，所以你可能还需要使用一些润滑类产品。

耐心充足

简单来讲，产后同房的快感或多或少会不如从前，这是很正常的。毕竟经历了分娩的过程，盆底肌群和阴道都没有完全恢复到产前的状态。好在这只是一过性的，通过恢复和锻炼，阴道一般都会紧致如初，希望你多点儿耐心。

至于姿势和技巧，我就不多说了，那是你们两口子的事儿。只要秉承安全和愉悦的原则，你们爱做什么就做什么。但是我得念叨念叨产后避孕的问题。

一定要注意避孕

之所以要在这里强调避孕，是因为从目前的数据来看，在产后一年里做过一次或多次人流手术的女性占五分之一。这是很惊人的！并不是因为她们不知道如何避孕，而是因为她们忘了要避孕。据统计，有接近三分之二的女性在产后同房时没有采取任何避孕措施……说起来让人背后阵阵发凉。

殊不知，哺乳期的人流术要比平时更容易造成子宫损伤。这一时期再次怀孕后发生自然流产、早产、胎儿发育不良等情况的风险更大。如果第一胎是剖宫产的，那么哺乳期怀孕时发生胎盘植入的风险将大大增加。

为什么哺乳期还会怀孕呢？因为哺乳期排卵是一件不可控的事情，并不以人的意志为转移。一般来讲，第一次产后排卵在产后6～12周，早的可能在产后4周左右，晚的可能在产后半年。正是因为排卵期摇曳不定，我们才要学习产后避孕的方式。

产后避孕的方式

安全套

首先要给各位推荐这种方式。夫妻双方相对熟悉，所以也都知道选择适合自己的尺寸和味道，那么唯一影响避孕率的大概就只有使用方法。正确使用安全套的话，避孕成功率在98%左右。

避孕环

避孕环就是宫内节育器。在过去，大多数哺乳期女性选择放环，当然也有被强制结扎的。放置避孕环不失为一种有效的避孕手段。除了传统的金属避孕环以外，目前还出现了新型避孕环，里面含有左炔诺孕酮，也可以起到避孕的作用，其避孕成功率基本在99%左右。一般来说，产褥期结束后就可以放置避孕环。放置避孕环后，需要定期复查，通过 B 超检查确定避孕环的位置。如果想再次怀孕，那就得先将其取出。但不得不说避孕环本身也存在健康风险，毕竟它是异物，将其放入宫腔后可能会引起出血、感染、疼痛等症状。过去的人大多没有其他选择，现在的我们有很多选择，希望大家尽量选择对自己无害的方式。

皮埋

其实就是把一根或几根小棒子植入上臂内侧的皮下，埋在皮下的小棒子会缓慢地释放出孕激素，从而起到长期避孕的功效。其避孕成功率在99%左右，有效期为3～4年。假如想再次怀孕，则可以取出小棒子。哦，你肯定会问，孕激素不会影响孩子吗？当然不会，孕期体内的孕激素是未怀孕时的几百倍呢！所以，不用大惊小怪。

短效避孕药

短效避孕药里含有雌激素和孕激素。在哺乳期使用短效避孕药会影响乳汁的分泌，同时乳汁里的雌激素也有可能导致孩子性早熟。此外，产妇全身的血液处于高凝状态，使用短效避孕药会增加发生血栓的风险。因此，产后使用短效避孕药的前提是停止哺乳，同时凝血功能正常。

结扎

以前写过关于结扎的科普文章，那大概是老六被骂得最惨的一次，很多男性读者都诅咒我将来也要结扎。准确地说，如果没有生育要求的话，结扎的确是一种一劳永逸的避孕方式，男性、女性都可以结扎，我个人鼓励男性主动担此重任。具体对比可以看看下表（表6）。

表6　男性、女性结扎手术区别

项目	男性结扎手术	女性结扎手术
有效期	终身	终身
避孕成功率	98%～99.8%	98.2%～99.3%
手术范围	小手术，无须进入腹腔	中等手术，需进入腹腔
手术时间	体征良好的状态下，任意时间均可	未怀孕时，体征良好的状态下，一般在月经后3～7天（若哺乳期未来月经且确认未怀孕，任意时间均可；若哺乳期已来月经，在月经后3～7天）
手术时长	30分钟左右	1～2小时
术后观察	回家观察	住院观察
术后恢复	1～2天	1周左右
手术费用	500元左右	3000元左右
不适程度	短暂的轻微酸痛、坠痛、肿胀	持续较长时间的明显盆腔疼痛、坠痛等
手术风险	麻醉、出血、感染以及精液淤积导致的附睾异常等	麻醉、出血、感染、粘连、盆腔炎、腹膜炎，严重感染及并发症可危及生命安全

项目	男性结扎手术	女性结扎手术
手术效果	手术2周后可恢复同房，并建议使用安全套辅助避孕，连续两次精液检查确定无精子后即可认为结扎成功	手术1个月后可恢复同房，术后恢复良好即可认为结扎成功
复通成功率	80%	80%～90%

哦，对了，心思缜密的老六绝不会忘了说避孕失败，如套破了、环掉了等之后该怎么办。这个时候，就得先把哺乳的事情放一放，该服用紧急避孕药的请在72小时内尽快服用。至于停止哺乳的时间，一般是3～5天，所以囤一些配方奶粉很有必要。

好了，该交代的事情都交代完了，你们可以安排同房了。

她们说

感谢孩子来到这个世界上，让我成为母亲，让我对人生有了新的认识和规划，也让我对父母有了更多的理解。

——张，宝宝4岁半

产后会经历生活方式、心理和生理方面的剧变，大概率会出现情绪起伏和心理适应性问题，希望妈妈们可以关注自己的心理健康，不好的心理状态会对自己、孩子和家庭产生负面影响。

——熊构诗，宝宝8个月

生育意味着一次成长吧。从备孕、生产到育儿，每天都在进步。感觉自己也有很大变化，面对一个小生命，蹲下来和他一起看这个世界，也是一种奇妙的体验。当然，过程中也会有自我挣扎。

——布尔，宝宝2岁

我是女儿，我是妻子，我是妈妈，但我首先是我自己，适当地自私一点儿，给自己一点儿空间。

——李媛媛，宝宝12岁

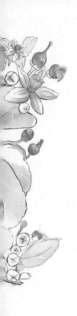

第八章
再来聊聊备孕

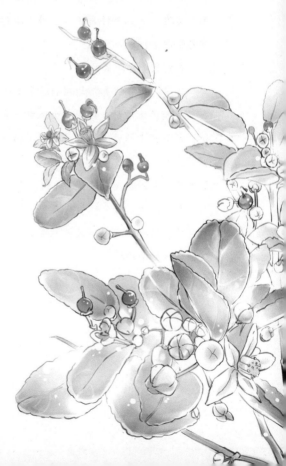

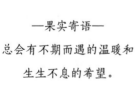

—果实寄语—
总会有不期而遇的温暖和
生生不息的希望。

放松心态，顺其自然比精打细算更有效率。

对于讨论备孕这件事情，其实我内心有点儿纠结。因为说多了吧，很容易给你带来心理负担；说少了吧，又担心你出现这样那样的问题。思来想去，我把这部分内容放在本书快结束的时候讲，如果你恰好正在备孕，那么这一部分内容可能会对你有用。

有很多人不是很理解：过去大多数女性说怀就能怀上，怎么到了现在，生活条件好了，吃喝也不愁了，很多女性反倒没那么容易怀孕了！

这到底是为什么呢？

其实这背后的真相是人们对于备孕的期望跟过去不同了。过去只要能怀上就好，而现在大家都追求效率和质量，力求尽快怀上，而且怀上的就必须是好的。不仅如此，还要确保最后孩子可以顺利生下来，当然也会希望生下来的孩子是健康的、聪明的，最好他将来还能成为颇有成就的人才。

备孕期间，每个环节都存在各种不确定性，你必须格外小心和谨慎，这样才有可能避开所有隐患。这也是现在备孕看上去比过去更加复杂的原因。

要准备什么

先来聊聊进入备孕状态后，咱们可以先做哪些事情。

调整生活习惯

有时候在做一件事情之前，我们都会给自己加油打气，然后像拍电影那样，"啪"的一下，给自己打个板儿，这就算正式开拍了……其实备孕也得这样。当两个人决定要开始备孕时，也应该打个板儿，因为从这一刻起夫妻双方就都要开始调整生活习惯。尤其要改正一些不良习惯和嗜好，令行禁止，说断就得断。

戒烟

从世界卫生组织于2015年提供的数据来看，虽然控烟已经有些年了，但是我国的吸烟人数仍然超过3亿。同时，要注意香烟是不存在最小风险暴露剂量的，将它翻译成"人话"就是：只要吸烟就有害。其危害主要是会导致恶性肿瘤、心血管病及新生儿出生缺陷等，因此香烟早已经被归入致癌物的范畴。

吸烟人群以男性为主，因此吸烟对精子的影响就更加普遍。研究表明，男性吸烟者精子的密度、成活率、活力和正常形态率都有一定程度的降低，大量或长期吸烟者更为明显。这会在无形中影响备孕的成功率。

这还只是"一手烟"的影响，另外还有"二手烟"和"三手烟"的影响。除了本身就吸烟的女性，还有很多女性会受到"二手烟"和"三手烟"的影响。虽然"二手烟"的危害不如"一手烟"大，但那些吸入含有约250种有害物质的烟雾的人，尤其是备孕期、孕期女性以及儿童，也同样面临着健康威胁。从世界卫生组织提供的数据来看，我国有7.4亿人正面临着"二手烟"的危害，其中儿童人数有1.8亿。

"三手烟"主要是指烟雾里残留在家具、墙壁、地板、衣物、地毯、毛发、窗帘、床上用品、汽车内饰等表面的有害物质，以及这些有害物质与室内其他有害物质发生进一步反应所产生的其他有害物质。这些物质可能会长期存在，甚至数月都挥之不去。就算经常通风换气，也收效甚微。其中的尼古丁会与环境中的亚硝酸发生反应，形成亚硝胺。亚硝胺是主要的致癌物质之一，会影响细胞核内的DNA碱基结构，导致细胞变异，进而诱发癌症。

在目前大多数家庭中，女性可能会更频繁地接触到上面提到的家具、地板等物品，她们的健康也会受到一定程度的影响。虽然目前还没有发现"三手烟"对备孕成功率的具体影响，但其潜在的危害不可忽视。

所以，无论男女都应该在备孕前将烟戒掉，而且至少要提前3个月。这里的3个月并不是凭空划定出来的界限，而是根据吸烟对精子和卵子的持续影响时间划定的。精子产生后可以在储精囊内存活72～84天，故吸烟期间产生的精子可能在2～3个月后才凋亡。只要这种精子还在，备孕结果就可能受影响。女性通常会在每个月经周期排出1颗（个别情况下是0或2颗）卵子，但与这颗卵子同时发育的还有其他卵子。吸烟会对这些卵子造成一定的影响，因此保守起见，女性也要提前3个月戒烟。

而孕期吸烟是绝对不允许的。目前的研究已经证实烟对胎儿有影响，如胎儿生长受限、新生儿体重低；同时也证明烟与胎儿的生长间存在直接的量效关系，也就是说孕妇吸的烟越多，所产新生儿的体重就越低，按照这个逻辑继续思考下去，我们就不难发现，有些胎儿因为烟的影响过于严重，很难继续生长下去，所以女性吸烟会增加不孕、自然流产、早产等风险。同时，孕妇吸烟对心血管功能也有影响，会导致胎盘功能不全及胎盘早剥等情况。不仅如此，从行为学方面考虑，母亲在孕期吸烟或者过度吸二手烟的儿童在之后的成长过程中，还会面临注意力缺乏、多动症的问题，以及在学龄期出现行为和学习上的问题。

因此，备孕的男女双方都要尽量在孕前戒烟。如果意外怀孕的话，那么男女双方就应该立即终止吸烟，以免产生进一步的影响。

关于宝宝能不能要的问题的答案是这样的：因为烟的影响是逐渐累积的，所以一旦发现怀孕，应立即停止吸烟或避开吸烟的环境，严格按照要求积极配合产检，密切关注胎儿发育，必要时终止妊娠。

戒酒

其实看完吸烟的影响后，你差不多也能明白饮酒的影响，毕竟烟和酒都属于致癌物，而且都没有最小风险暴露剂量。也不用多说了，夫妻双方自然也要提前3个月戒酒。

从男性的角度来讲，慢性酒精中毒患者会出现睾丸萎缩，从而导致精液质量下降。酗酒会导致生殖腺功能减退、精子染色体异常，进而导致后代畸形或发育不良。

从女性的角度来讲，酒精可能会导致胎儿酒精谱系障碍，即会影响孩子的体格、精神、行为，以及导致孩子学习障碍。胎儿酒精谱系障碍也包括胎儿酒精综合征，胎儿酒精综合征会导致孩子生长受限，使孩子出现精神和行为问题以及异常的面部特征。注意，这些都是不可逆的损害。

饮酒这件事情没啥可商量的，你不能讨价还价，毕竟真正出现问题的时候，你后悔都来不及，因此千万别有侥幸心理。如果想备孕，那就踏踏实实地把该戒掉的都戒掉。

那如果在孕早期饮过酒的孕妇应该怎么办？

有一点需要你们明白，那就是目前孕期安全食用的酒精阈值尚未确定，所以偶尔饮酒或者饮酒量很小并不一定会造成危害，危险性最高的是长期大量饮酒或酗酒。同时，饮酒所带来的影响会因为孕妇的年龄、孕期服用其他药物、长期所处的环境及妊娠并发症而有所不同。

所以，答案是要尽快停止饮酒。因为孕早期停用酒精可能会改善一些不良反应。一项针对只在孕早期、孕中期暴露于大量酒精的胎儿和整个孕期都暴露于大量酒精的胎儿的研究发现，前者出生后其语言和精神异常的发生率和程度低于后者，所以前者的状况也就相对好一些。

综合上面的信息，得出结论：对于饮酒的女性，建议在孕前戒酒，且整个孕期都不建议接触任何剂量的酒精。如果是意外怀孕，并且在不知情的情况下饮酒了，应停止饮酒，但值得注意的是低剂量的饮酒不应该被视为终止妊娠的指征，而应该严格按照要求积极配合产检，密切关注胎儿发育，必要时才考虑终止妊娠。

不要熬夜

这也是现代年轻人正面临着的问题。熬夜，尤其是长期熬夜，对身体的影响是显而易见的。最直接的影响就是睡眠质量下降，紧接着身体代谢和激素分泌出现异常，最终男性的精子质量以及女性的月经周期受到影响。

注意清洁

这里重点指私处的清洁。如果不注意清洁的话，有可能会诱发盆腔炎，而盆腔炎可能会导致输卵管粘连，从而影响生育。因为同房本身就会使感染的风险增加，所以我们通常会建议同房前后双方都要认真清洗，以确保备孕过程顺利进行。

上面提到的这些只是一个引子，目的是提醒各位要注意日常生活中的各种习惯。如我们要纠正高糖、高油、高盐的饮食方式，因为这种不健康的饮食方式会使身体发生缓慢的改变，进而影响备孕成功率。

所以，你如果打算备孕，不妨先审视一下自己和伴侣的生活习惯，再从这些细节上开始改变。

远离伤害

避免辐射

咱们先来说说有辐射的检查。

X线检查、超声检查、计算机断层扫描（CT）、磁共振成像（MRI）等影像学检查已经成为临床医学中不可缺少的一部分。很多人都担心在备孕阶段做的这些检查可能会影响怀孕。临床上也经常会遇到这样的人：发现自己怀孕后，回想起自己刚做过某项有辐射的检查，为了生一个健康的孩子，一咬牙就去做了人工流产。

但是，上面这些检查并不全都有辐射，只有涉及X线的检查才有辐射，如X线检查和CT，而超声检查和MRI都没有辐射，因此这两项检查对怀孕没啥影响。

关于X线的危害主要体现在以下三个方面。

影响生殖细胞　辐射会对精子和卵子造成影响，如导致精子和卵子畸形或损伤，这对于处于备孕期的人来讲是有很大隐患的。

流产　孕早期的前28天（从孕前末次月经第一天开始计算）是胚胎最容易受外界危险因素影响的时期或胚胎的"全或无"反应期。在这一时期，孕妇若接受过量的X线照射，则易发生流产。

致畸　孕33天至孕3个月末是致畸敏感期。其间胎儿的大量器官开始发育或发育完全，但也有部分器官的致畸敏感期会持续到孕晚期，因此孕妇在孕中期或孕晚期接受辐射也很有可能导致胎儿畸形。

同理，孕妇如果接触了其他有辐射的物品（铬、镭等，在日常生活中很少能接触到），也可能出现前面那些后果。这就需要我们在备孕前将这些有害物品梳理清楚，不要等怀孕了才意识到问题，进退两难的处境确实令人揪心。

远离有害的化学物质

某些化学物质会影响女性内源性激素的活性或作用，也会影响其体内胎儿的健康。如农药可影响雌激素代谢，导致女性不孕；苯、丁醇、氯乙烷、菁染料等均可抑制雌激素分泌，从而影响女性生育。

与此同时，也有一些化学物质会对男性造成影响。如邻苯二甲酸酯，你可能对这个名字很陌生，但说起玩具、食品包装材料、聚氯乙烯地板、清洁剂、润滑油、个人护理用品（如头发喷雾剂、香皂和洗发液）等，你肯定很熟悉，这些东西都含有邻苯二甲酸酯。在化妆品中，邻苯二甲酸酯含量最高的是指甲油。邻苯二甲酸酯会通过呼吸系统和皮肤进入体内，可以干扰内分泌系统，使男性精子数量减少、运动能力低下、形态异常，严重的还会导致睾丸癌。

这里还要提到一些微量元素，跟男性生育相关的微量元素包括锌、硒、铜等。对于生殖系统来说，锌是重要的元素。锌缺乏会影响青春期男性生殖器官的发育和第二性征的出现，降低精子的活动能力和机体的免疫力，使男性容易患前列腺炎、附睾炎等感染性疾病。而硒缺乏会使男性体内过氧化物浓度增高，从而影响生殖系统。

除此之外，越来越多的研究表明，环境空气污染物的主要成分——可吸入颗粒物、二氧化氮、二氧化硫、多环芳烃等，会影响女性生殖系统和内分泌系统，降低女性生育力，造成妊娠失败，导致胎儿生长受限及出生缺陷，而且这些物质与新生儿的患病率密切相关。

排除自身问题

除了前面讲的生活习惯的调整，我们还需要关注自身，看看自己是否存在影响怀孕的因素。自身问题主要包括以下几个方面。

排卵障碍

怀孕的最基本条件就是要有卵子和精子。卵子和精子要能够相遇并结合成受精卵，而且受精卵要能够在合适的时间着床在正确的位置，这样女性才能够怀孕。

听着好像很简单，但是首先得有健康的卵子，所以我们先来讨论排卵的问题。无论是多囊卵巢，还是卵巢早衰，只要是和卵巢相关的生殖内分泌疾病，就都会对排卵造成影响。没有卵子，就算准备得再充分，也没有办法怀孕。值得庆幸的是，目前我们的辅助生殖技术已经十分先进（若有需求，建议咨询生殖科医生），能够解决很多与排卵障碍相关的问题。促排卵、体外受精、胚胎移植等技术，可以帮助很多家庭实现生育的愿望。

生殖器官发育异常

子宫畸形　子宫是受精卵着床的位置，若子宫畸形，如单角子宫、双子宫、双角子宫、纵隔子宫等，势必会导致宫腔畸形，从而影响受精卵着床，有可能造成流产，甚至不孕。一般来讲，前面提到的这些子宫畸形可能并没有症状，因此患者往往是在体检或查体的时候发现问题的。如果患有子宫畸形，则需要根据具体情况来决定是否先自己尝试怀孕，如果反复尝试后没有成功怀孕或发生习惯性流产，那么可以通过手术进行矫正。还有很小一部分的子宫畸形更为严重，包括先天性无子宫、始基子宫和幼稚子宫，是由女性生殖器官分化、发育异常导致的。先天性无子宫和始基子宫患者是无法生育的，而幼稚子宫患者要先进行雌激素加孕激素序贯周期治疗，若其子宫能再次发育，那么她才可能有生育能力，但其生育难度系数很大。

输卵管发育异常　输卵管发育异常单独存在的情况非常少见，通常输卵管发育异常与子宫发育异常同时存在。其常见的类型有输卵管缺失、输卵管发育不良、单侧或双侧双输卵管。输卵管发育异常可能会影响受精过程，从而影响生育。

阴道发育异常　影响生育的阴道发育异常主要包括先天性无阴道、阴道闭锁等，其实阴道发育异常的女性往往合并有子宫、宫颈的发育异常，因此这种情况的女性能生育的概率也是非常低的。

重要器官疾病

除了生殖器官发育异常的女性之外，其他重要器官出现严重的疾病或功能不全的女性也不适合生育。因为人体是一个整体，尽管怀孕主要与生殖器官有关，但人体里的所有器官，甚至可以说每个细胞都会参与到怀孕的过程中来。

大脑、心脏、肺、肝脏、肾脏等重要器官，如果有严重的疾病，那么很有可能随着怀孕周数的增加而不堪重负，最终发生衰竭。一旦器官发生衰竭，孕妇的健康，甚至生命就会受到严重威胁。

因此，通常医生会建议大家最好能够认真做婚前检查或孕前检查，如果确实发现了问题，就要去咨询权威的专科或产科医生，充分评估自己是否适合生育。如果确实不适合生育，老六也不建议你发扬大无畏的牺牲精神，因为相比于自己的生命，生育并不是最重要的事情。

恶性肿瘤 育龄期女性罹患恶性肿瘤的时候，往往也是医生最难抉择的时候。从治病的角度来说，病灶被"扫荡"得越干净、越彻底，术后越积极地放、化疗，对恶性肿瘤预后的帮助肯定越大；但从生育的角度来说，在治病的同时不能不考虑患者的生育要求，因为生育是生而为人的一项基本权利。因此，遇到这种两难的情况时，必须根据具体问题具体分析。

对于恶性肿瘤，尤其是卵巢癌、子宫内膜癌、宫颈癌等女性生殖系统肿瘤，临床诊疗指南都有详细的说明，其中包括哪些情况可以选择保留生育功能，以及如何保留生育功能等。

很多患有乳腺癌的年轻女性都有生育需求，希望在生命安全和健康得到保障的同时，最大限度地保留生育功能。这时乳腺外科和妇产科的医生需要综合患者的身体状况、乳腺癌病理特点及肿瘤复发危险度来共同决定治疗方案、生育时机。

自身免疫病 其实最让医生头疼、困惑的可能是自身免疫病。因为该类疾病的发病机制并不明确，治疗手段又比较有限。说一个比较常见的自身免疫病——系统性红斑狼疮。怀孕可能会对系统性红斑狼疮患者造成影响，导致系统性红斑狼疮复发、加重，从而导致流产、早产，甚至危及患者自身和孩子的生命安全。即使在孕期再怎么积极努力治疗、严密监测，患者仍有可能出现严重的不良后果。因此，你如果患有自身免疫病，那么一定要在怀孕之前，充分听取免疫科及产科医生的意见和建议。谨慎、谨慎再谨慎。

染色体异常 你如果明确存在染色体异常，那么在怀孕之前，一定要让你的爱人也做一下染色体检查，并且要做孕前优生优育检查，避免把异常的染色体传给后代。目前最新的试管婴儿技术已经可以帮助我们避免一些悲剧的发生。

精神疾病 抑郁、焦虑、精神分裂等精神疾病会严重影响患者及其家庭的生活质量。其中有一些精神疾病可以通过药物来控制，但是这些药物可能会导致胎儿生长发育畸形。因此，在怀孕之前，一定要充分咨询精神心理科及产科医生，确定孕期是否可以停药以及如何避免、控制精神疾病在孕期发作。如果病情严重，不能停药，那么不建议患者怀孕。

精液问题

接下来再来说说男性这方面的因素，其中最主要的是精液问题。

一般来讲，如果要在备孕前做一下检查，那是没有固定的套餐的，女性这边的检查通常包括妇科检查、妇科B超、性激素六项、白带常规、尿常规、血常规、血生化、术前八项、优生四项、甲状腺功能等，要依据个人情况进行增减。男性这边的检查相对少一些，主要包括血常规、血生化、尿常规、术前八项、精液常规等。这里要重点强调一下精液常规。在不孕不育的原因当中，有40%是男性方面的问题，其中最主要的就是精液，这个原因一定要先排除。如果男方被检查出无精子症，那么女方就没有必要做前面说的那么一大堆检查了。

2017年，《人类生殖学快讯》上发表了一项研究成果，这项研究可能是有史以来规模最大的一次关于人类精液变化的研究。这项研究从1973年开始，对来自北美洲、欧洲、大洋洲等的4.3万男性的精液的研究数据进行了汇总和分析。他们不仅研究了这么多人，还坚持了近40年（1973—2011年），你说多可怕……（顺便说一句，别看这本杂志的名字有点儿土，但它是妇产科生殖领域的顶级期刊）然而，结论更可怕！

男性精子浓度由1973年的每毫升9900万个下降到2011年的每毫升4710万个，精子总数由3.375亿个下降到1.375亿个。简单来讲，精子浓度下降了一半多，精子总数只有过去的40%左右。

这还不算完，最可怕的来了——这种下降趋势丝毫没有停下来的意思。不是老六悲观，你可能不知道，精子浓度一直是评判男性生育能力的关键指标。如果精子浓度低于每毫升2000万个的话，就可以诊断为精子减少症了。

精液的质量越来越差，可能是由生活压力增加及环境污染所致。对于有精液问题的男性，虽然他每次排出的精子有几千万个乃至上亿个，但其实其中的大部分都已经没有活动能力了，还有一些是畸形的，甚至有一些是"路痴"，跑的方向都不对……总之，它们没能力去会见卵子。

所以，在备孕过程中，了解男方的精液状态，必要时做一下精液的检查尤为重要。

如何选择同房时机

备孕时机的选择，其实涉及两个问题。其中一个问题是决定备孕需要权衡哪些方面，这里就不展开讲了。咱们这里要讲的是另外一个问题，即你如果已经决定备孕，那么具体要在什么时候安排同房。

虽然备孕期存在各种不确定的因素，但是备孕期的同房安排却是一道数学题，我们可以通过测算找到最合适的同房时间。虽然民间有各种门派和学说，但老六是不搞这一套的，咱们还是讨论一下确实可以提高怀孕效率的科学方法吧。

时机精准

对于"精准"的定义，如果是要求大家将同房时间精确到分，那可能有点儿过分了，但是就目前的医疗水平而言，将同房时间精确到小时基本上是可以的。不过，人类进化到现在，对受孕时间的精准性要求并没有那么高。如果非得在特定的几分几秒同房的话，那么生育率估计会大大下降，因为这样有点儿"机不可失，时不再来"的意思。但是，本着高效率以及尽量精准的原则，目前我们可以按照下面的步骤来做：

第一步　计算自己的排卵期。这是技术活，因为你至少要熟练掌握30以内的加减法。通常两次月经中间大概有一周为排卵期，在这个时期，卵泡发育成熟，卵子排出。月经规律的女性的排卵日一般在下次月经到来前14天左右。有时候排卵日会发生轻微变化，所以排卵期可以扩大到我们所预测的排卵日前3天及后3天，这一周就是你很可能会排卵的时期。若你在排卵期同房，受孕概率就比其他时间高。备孕可不意味着月经结束后就立马开始"做功课"，而应先休养生息、养精蓄锐，等到了排卵期再安排同房，这样会比较好。

第二步　推算排卵日。虽然上面算出了大概一周的排卵期，但这还不够，我们还可以通过监测基础体温、B超监测卵泡发育情况、使用排卵试纸、血液检查等方法来进一步精确排卵日，将它精确在一两天内。

监测基础体温

这种方法简单易行，花费少。首先，你得是不懒惰且拥有体温计及容易养成良好习惯的人。每天清晨睁开眼后做的第一件事情不是去上厕所，而是测量体温。

你可以在纸上粗略地画出坐标轴（此处请自行复习初中数学知识，X轴表示日期，Y轴表示体温），记录下当日体温（图10，具体数值因人而异）。当然，你也可以使用相关软件。

如果基础体温为双相，即整体而言，两次月经中间前14天的体温比后14天低0.3～0.5℃，就表示身体排卵了。如果基础体温为单相，即两次月经中间体温没有明显升高，则提示身体可能没有排卵。通常体温升高就意味着身体要排卵了，但是因为体温本身会受到多种因素影响，所以我们只能大致定性，很难准确判断出具体的排卵时间。

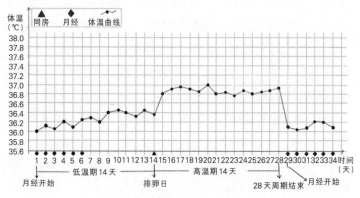

图10 基础体温曲线图

B超监测卵泡发育情况

自月经周期的第8天起，每两天做一次B超监测。当发现卵泡直径达到17 mm时，改为每天监测一次。卵泡发育成熟、直径达到20～25 mm时，如果有必要，可以每天监测两次，直至排卵，卵泡消失。

如果最大的卵泡消失，则提示身体排卵了。这种监测排卵的方法最可靠，有利于把握同房的时机。对住在医院且做B超检查不要钱的女性而言，这无疑是最好的方案（开个玩笑）。但是对于大多数人来讲，其实这种方式还是麻烦的，真正执行起来也不是很方便。

使用排卵试纸

市面上有很多品牌的排卵试纸，可以购买后在家里自行监测排卵。常规应在下次月经前17天开始监测。对于月经周期为28天的女性来讲，从月经周期第11天开始，就可以使用排卵试纸进行连续监测。

如果排卵试纸显示强阳性（即检测线区的颜色类似于或深于对照线区的颜色），则提示身体会在24～48小时内排卵，这个时候你该干吗就干吗。当然，前提是你得选择合适的排卵试纸。

血液检查

在月经周期第22～24天抽血，检测孕酮含量。在月经周期的不同时段，孕酮的正常值会有所不同。一般而言，卵泡期孕酮的正常值为0.6～1.0 nmol/L，排卵期为1.0～11.2 nmol/L，排卵后为20.8～103.0 nmol/L。如果检测出来的孕酮水平在排卵后的正常范围内，则提示身体排卵了。之所以将这种方法放在最后介绍，是因为老六不建议将有创检查作为首选，而且事实上选择这种方法的人非常少。

科学同房

应用前面介绍的方法，我们基本上能将排卵时间确定在24小时内。接下来就是同房的问题了。为了提高受孕概率，最直接的方法就是让尽可能多的精液进入宫腔，让精子跟卵子相遇。具体的方法有两种。

增加同房次数

看到这里，大家可能都慌了，总不能24小时一直安排同房吧？那还不把人累坏了？

其实人体早就考虑到这个问题了。

先说精子。一般来说，同房结束15分钟左右后会有一部分精子前进到宫颈管，同房结束1小时后精子就可以进入宫腔，同房结束12小时后宫腔内有六分之五的精子存活着，同房结束36小时后还有四分之一的精子存活着，同房结束3天后宫腔内就没有活的精子了。精子到达宫腔后会继续前行，去往输卵管。同房结束14小时后可以在输卵管内发现活的精子，在这里精子的存活时间有比较大的差异，有的只能存活几天，有的可以存活几十天（理论上可以存活这么久）。

再说卵子，其寿命为24～48小时。卵子的状态在其排出后的15～18小时间是最好的，之后慢慢变差。通常卵子处于最佳受精状态时，精子刚好到达输卵管……粗略地算一下，在排卵期的一周内，隔1天同房1次是比较合适的频次。当然，如果已经确定了排卵日，就可以在排卵日的24小时内安排同房1~2次，不过这对双方的时间安排和身体素质有一定要求。

避免精子浪费

不是正在备孕的人，可能不能理解那种心有余而"精"不足的心情。

举例来说，正常男性每次射出的精液应该在2~6 ml，少了、多了都不行……精液少了，精子不够；精液多了，精子浓度下降了。总之，精液少了、多了都会降低受孕概率。这还没有算上男方当时的身体状况，如果当时男方患有某些生殖系统疾病，那么结果可能会更糟。

如果按照上面的频次来安排同房，那么还需要采取一些措施以尽量避免精子的浪费，简单来讲就是让精液尽可能久地留在阴道里，这样就能让进入宫腔的精子数量增加，从而提高受孕概率。

尽量避免女上位 道理大家都懂，在地心引力的作用下……就算你再小心，也还是会有一些精液流出来。你总不能再将流出来的精液推回去吧？所以，女上位会造成精液浪费，建议女下位、女侧位、女后位等姿势。

同房后要抬高臀部 这种方式的目的就是对抗地心引力。可以把阴道和子宫想象成一个漏斗，同房后可以将臀部抬高10~20分钟（这也是精液液化的时间），这样可以让更多的精液流入宫腔。这里不用在意你的子宫是前位、中位还是后位。

这时你可能会问，那不就等于要倒立吗？

那倒不是，毕竟大家不全是体操队的。同房后倒立也不是什么易事，通常只要抬高臀部，让阴道口高于子宫平面就行，如在屁股下面垫枕头，把腿抬起来搭在墙上……具体是什么样的画面，自己想象一下就好。

好了，到这里基本上就讲完了。

虽然老六在前面给出了很多数据，并尽可能保证它们精准，但是有时候备孕是一件很玄乎的事情。就算你都算好了，也不能保证一发即中。

所以，很多人干脆选择放松心态，顺其自然……这样反而会比"精打细算"更有效率。

为什么会备孕失败

其实我们都明白"备孕失败"是什么意思，稍微严谨地说，其意思就是暂时还没怀上。

通常在这个时候有些人就开始心慌了，发现身边的人都怀上了，开始着急；担心自己和先生是不是有没被发现的问题，耽误治疗了……有不少人开始琢磨要不要去医院看看，上网找人咨询一下，或者要不要试试别人推荐的偏方。

一般有人来问我的时候，我都会先阻拦一下，让她不要着急。

很多人都以为只要开始备孕就能立马怀上，可事实并不是这样的。在临床上，只有备孕时间超过一年的人才有必要去医院进行相关检查。备孕时间不到一年的话，通常医生会给予心理疏导，鼓励其再接再厉。

从数据上看，有些夫妻随着自身年龄的增长，备孕所用的时间可能会更久一些。从整体来讲，大多数人是在备孕半年左右时怀上的，但也有13.5%左右的人是在备孕半年到一年内怀上的，而备孕时间超过一年才怀上的人占8.2%（数据来源：美柚，

2016—2017年的统计数据）。

所以，怀不怀得上，主要还是概率的问题。

只不过，对于另外一些人来讲，备孕失败可能不仅仅指暂时还没怀上，也意味着怀上了，但是没有留住。

写到这里的时候，我突然想起之前去一家公司做女性健康科普讲座时被问到的一个问题。有位女性问我"为什么怀孕这么难"，她们办公室里十几位女性的一胎失败率居然高达100%，不是胚胎停止发育，就是无原因地流产，每个人都不顺利，所以她想知道问题到底出在哪里。

说起来，这家公司的主要业务是与互联网、广告相关的，加班是家常便饭，而且员工即便怀孕了，也不会得到明显的照顾。因此，这么高的流产率很可能和高强度的工作以及巨大的压力有关。

最后，老六建议她先去医院做一下相关的检查，排除潜在风险。后来在回家的路上，老六忍不住搜索了"女员工与流产"，结果搜到的相关新闻还真不少：某公司女员工出现先兆流产，公司高管不准其休假，最终她流产了；某企业领导明知女员工怀孕，竟安排其打扫厕所；某销售公司因员工业绩未达标，体罚员工深蹲，导致某位女员工流产……虽然其中不乏"标题党"，但我内心愤怒的火苗还是一下子就被点燃了。

所以，老六要在这里把流产的原因讲清楚，当然也顺便把流产与职业的相关性讲明白，希望每位女性都不再遭受流产的痛苦。其实自然流产的原因有很多。虽然目前还没有将它们完全研究清楚，但我们仍在不断地努力。闲话少说，开始讲常见的自然流产的原因。

自然流产的自身原因

遗传因素

其实在早期自然流产的原因中，遗传因素占了很大的比例（50%～60%）。胚胎染色体数目及结构异常的发生率还是很高的，而且随着夫妻双方年龄的增长，染色体异常的发生率会越来越高。

这种染色体上的异常虽然有时候只是很细小的异常，并不一定会产生多么严重的影响，但是如果异常的部位很多，并联合在一起共同产生影响，那最终可能就会导致流产这样的结果。所以，对于早期自然流产来说，遗传因素仍然是主要因素，而且通常也是我们没办法提前预知和处理的一种因素。

当然，如果往正面的方向思考的话，这或许也算是自然选择的一种方式，毕竟接下来胚胎的生长发育需要更加完善的遗传信息作为基础。

母体因素

内分泌因素 甲状腺功能减退、甲状腺功能亢进、糖尿病、胰岛素抵抗、高泌乳素血症等会导致母体内分泌、代谢异常，进而导致胚胎发育不良及异常，最终造成流产。

子宫因素　子宫内膜息肉、子宫肌瘤、宫腔粘连、子宫内膜容受性下降等会影响受精卵着床，从而造成流产。

免疫因素　自身免疫功能出现问题，如系统性红斑狼疮、抗磷脂综合征、ABO溶血与Rh溶血等，会影响胚胎的发育，甚至导致胚胎死亡，从而造成流产。

感染因素　孕早期的宫内感染会导致子宫内膜炎、胚胎发育异常，从而造成流产。

自然流产的职场原因

对于每一位处于孕早期的孕妇来说，不管是繁重的体力劳动、脑力劳动，还是巨大的精神压力，都是挑战，都可能导致自然流产。

体力劳动

随着社会的进步和发展，越来越多的工作岗位需要劳动者在付出大量脑力的同时消耗大量的体力，很多职业女性的工作负荷不亚于男性。

老六认为，职业女性在怀孕、分娩、产后恢复、哺乳期间应该受到关怀和照顾。这是由男、女生理层面上的巨大差异带来的。怀孕期间过多的体力活动，尤其是长时间的站立、走动和频繁的蹲起都有可能增加流产的风险。

脑力劳动

2011年，有项针对352例先兆流产患者的研究探讨了先兆流产与职业之间的相关性，研究发现：部分脑力劳动者（国家干部、教师、会计、编辑等）的先兆流产率高于部分体力劳动者（农民、服务员等）。

研究人员表示，长期精神紧张或长时间持续脑力劳动，会使孕妇大脑皮质兴奋与抑制的过程失调，会使控制血管舒缩功能的中枢神经系统受到影响，进而可能会造成子宫小动脉痉挛，胚胎绒毛组织缺血，胚胎缺血、缺氧及出现发育障碍，最终可能导致流产。

但是，由于样本数量不够充足，此项研究进展仍需要保持持续的关注。

精神压力

现代人的工作压力真的很大。很多职业女性都渴望自己能有更好的职业发展前景，在职场中要时刻面对各种挑战，并对生育感到恐惧，对产后重返职场感到担忧。种种因素叠加在一起之后，职业女性就容易出现紧张、焦虑、忧郁等诸多负面情绪。这些来自精神方面的压力极有可能影响内分泌系统，从而导致流产。

给各位的建议

虽然老六在这里把可能引起自然流产的因素都分析了一通，但老六认为，对于自然流产，我们应该有正确的认识。

在怀孕之前，我们应该进行正规的孕前检查，最好能把一些隐匿的、可能导致自然流产的疾病找出来，并接受正规的治疗。

既然在备孕，就要把备孕这事放在心上，不要等怀孕之后再因为备孕期间抽烟、喝酒、做头发、口服药物等，对胚胎的质量感到惴惴不安。

一旦发现自己怀孕，就要注意避免登高、抬重物、剧烈运动等活动。尽量把心态放得平稳一些，不要因为工作压力或钩心斗角的事情而心情不好，更不要去想"领导知道我怀孕了，会不会辞退我""我生完孩子回来以后还能坐回原来的位置吗"等问题。《中华人民共和国劳动法》会保护女性在怀孕期间的一切权益，最差的结果也就是不干了，但你往后的日子里会多一个陪伴你的小生命，他会和你一起分享所有的喜怒哀乐。

当我们排除疾病、外界不良环境、疲劳、压力等因素之后（当然啦，老六也知道这只是理论上的，现实中100%完全避免的可能性极低），我们需要做的就是顺其自然，以一种良好的心态去迎接新生命的到来。

最后，给各位奉上《中华人民共和国劳动法》及《女职工劳动保护特别规定》中的部分内容。

（1）用人单位不得因女职工怀孕、生育、哺乳降低其工资，予以辞退，与其解除劳动或聘用合同。

（2）女职工在孕期不能适应原劳动的，用人单位应当根据医疗机构的证明，予以减轻劳动量或安排其他能够适应的劳动。

（3）不得安排女职工在怀孕期间从事国家规定的第三级体力劳动强度的劳动和孕期禁忌从事的活动。

（4）对怀孕7个月以上的女职工，用人单位不得延长劳动时间或安排夜班劳动，并应当在劳动时间内安排一定的休息时间。

（5）怀孕女职工在劳动时间内进行产前检查，所需时间计入劳动时间。

（6）女职工生育享受98天产假，其中产前可以休假15天；难产的，增加产假15天；生育多胞胎的，每多生育1个婴儿，增加产假15天。

（7）女职工怀孕未满4个月流产的，享受15天产假；怀孕满4个月流产的，享受42天产假。

希望以上这些内容对你有帮助。

她们说

　　孕育生命是一件伟大而神奇的事情，只有亲身经历过的人才能更好地感受到新生命带来的喜悦和感动。虽然许多人在备孕期间会遇到种种状况，但我还是希望每个人都能够克服困难，顺利成为父母。孩子不仅带来了欢乐，也促进了父母的成长。

——张，龙凤胎6岁

　　孩子就是缘分，来了，应当珍惜；不来，不必焦虑。每种生活都有乐趣，当下才是最真实、最重要的。

——闷闷，宝宝3个月

　　不要有压力，顺其自然，孩子不是人生的必备品。

——小毛豆，宝宝15个月

　　不要怕，不要焦虑，不要轻易相信别人说的话，选择值得信赖的人（比方说娃她六叔），听取最科学的建议。好好去爱我们的孩子，爱会创造奇迹。

——美伢，宝宝17岁

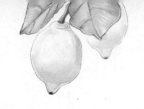

第九章
一些杂七杂八的想法

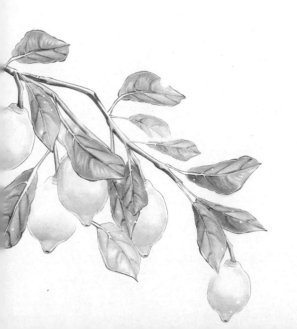

—果实寄语—

不刻意、不将就,

随心就好。

按道理来讲，怀孕相关的内容在前面几章都讲完了，但是对于怀孕这件事，我有太多想说的话。其中有很多内容可能都不是简单的科普知识，而是我看到某些问题之后的一些思考。

　　我怕我没有其他机会跟你分享这些话，所以又在最后加了一章，跟大家掏心掏肺地聊聊我对一些问题的看法。

　　当然，因为大多是我个人的看法或观点，所以仅供参考，不求达成共识。

为什么家里的女性长辈很少提及生育过程中的各种问题

我在做科普的过程中，发现了一个很小的细节，就是每次讲到生育过程中的各种问题时，姑娘们总是会问："为什么我的妈妈就没讲过这些？为什么女性长辈从来没有说过这些问题呢？"

有时候我们想当然地认为"同样都是女性，应该感同身受"，但事实并非如此。

其实这背后有比较复杂的原因。虽然我们知道每个人都有选择说或不说的自由，但是我们需要一个基于事实的共识：那些生育过程中遇到的问题，过去就普遍存在，现在仍然普遍存在……说或不说，它们都是客观存在的。

不过，我们可以试着分析为什么女性长辈很少说这些问题。

首先，她们身边的人大都经历了所谓的各种问题。对于这些问题，她们虽然偶尔也会聊起，但是很显然在过去是不太可能深入探讨的。经历过这些并不特殊的情况的她们几乎都是默默承受的，因此她们普遍认为说出来反而会显得自己很矫情。在过去那样的环境下，她们自然就选择不说。

其次，她们在过去很少能掌握话语权，面对自己身上的各种问题，似乎只能选择默默承受这一种方式。这在过去会被美化为"懂事""贤惠""识大体"。而且大多数时候，就算她们说出来，其声音也不太会受到重视，久而久之她们也觉得自己的声音不重要，或不知道自己想要的到底是什么，于是她们自然就觉得说不说都一样。

再次，她们中的大多数人默认生育是必经之路，生育所带来的这些问题都是人生中必须承受的，逃不掉，躲不掉……既然没有改变的可能，她们自然就几乎放弃了反抗，而且在放弃反抗的同时会选择维护这种固有认知，以此来证明自己的不反抗是正确的选择，因此她们自然会主动选择不说。

最后，她们中的大多数人认为下一代也应该同样经历自己所经历的这一切，下一代同样会放弃反抗、放弃担心、放弃抱怨……她们自然就会选择不把生育过程中自己承受过的这一切讲出来，因为她们知道一旦说出来就会直接被劝退，这会在无形中破坏那套她们守护了很多年的契约。最终，她们自然就更加拒绝说出来。

归根结底，在每个群体里，率先做出改变的人都会遭到强烈的反对和质疑，而且这些声音往往就来自群体内部……面对这种代与代之间的认知差别，我们只能说她们不容易。在过去她们没有选择权，依靠隐忍和硬扛才坚持到现在，但是现在的你们有选择权，希望你们都能看清楚、想明白，然后做出自己的选择。

生不生孩子，什么时候生孩子，不生孩子行不行

在网上，经常会有人问我关于生育的问题，总结下来基本上就是这三个问题：生不生孩子？什么时候生孩子？不生孩子行不行？

其实对于这些问题，每个人都有自己的看法，因为我的专业恰好跟生育有一定关系，所以我尝试从我的角度聊聊这些问题。当然，仅供参考，毕竟这是每个人自己的选择。

生不生孩子

虽然身边可能会有无数人催你生孩子，跟你分享各种有孩子后的喜悦和辛酸，他们总会让你觉得如果没有孩子，你将失去人生中很重要的体验，但同时也有各种声音在告诉你，有了孩子之后，你将失去自由和人生规划，面临各种前所未有的挑战以及你想都想不到的麻烦。

我猜想可能很多人现在就正处在拿不定主意的状态，但凡已

经做出选择的人，不管选了什么，都不会这么纠结，恰恰是两种选择结果的好处都想要的人才会弄得自己左右为难。

所以，不建议给自己设定什么期限，如必须在35岁之前拿定主意，但的确可以给自己一些准备时间，换句话说就是留一些时间让自己弄清楚到底想要什么，以及为了得到自己想要的东西，打算付出什么……这很重要，毕竟有得必有失。

如果把这些都想明白了，那么自然就知道了这个问题的答案。

什么时候生孩子

这也是姑娘们经常会焦虑的问题，如有的姑娘已经29岁了，她规定自己要在35岁前把孩子生了，那么现在距离她自己定的时间还剩下6年。时间在一点一点地流逝，每一分每一秒都在"偷"你的选择权，你害怕等你真的想明白时，也许你早就没有选择权了……但是请先别慌。

这里刚好有个很微妙的年龄——35岁。很多姑娘潜意识里都把这个年龄作为最后期限，认为生育这件事情必须在35岁之前完成，不然就是……其实这是一个很值得讨论的年龄。

在我国，超过35岁的孕妇通常会被定为高危产妇……从我国的整体数据和卫生条件分布来看，把高危产妇的年龄定在35岁是合理且科学的，但是这不代表这一点在各个地区都是合理的。如北上广深这些地方的医疗水平很高，若35岁以上女性的受教育水平以及身体素质等各方面条件都很好，那么她们仍然可以很好地完成怀孕。

这意味着如果你在医疗水平良好的地区，而且自身素质和物质条件也不错，那么就算你已经过了35岁，要孩子也没有太大问题……毕竟在一些发达国家，如德国，平均生育年龄就是35岁。

所以，你不妨拿出一些时间让自己满足上述两个条件，这样就算到了35岁也还没想明白，你仍然有选择权，大可不必仓促地做出选择而遗憾终生。

而且有时候，给自己定一个期限反而会给自己带来紧迫感和焦虑感，在这样的高压下很容易做出错误的选择。

不生孩子行不行

我身边也有不少早已经决定不生孩子的人，其中有妇产科的科主任，有女企业家，也有女白领等，她们都是普通人……她们大多很少提及自己的这个选择，因为这不过是人生众多选择中的一个罢了，而且是已经决定好的事情，早已尘埃落定。

讲这个的目的是告诉姑娘们一个事实：不生孩子也可以，而且已经有人这么做了。生活还要继续，你要面对的酸甜苦辣一样也不少，你还是要面对。

但是，作为独立的普通成年人，我们应该知道自己不仅可以自由选择，而且应该承担自由选择后的一切结果……你如果接受不了这个结果，那就不要轻易做选择。不仅仅对于生育而言是这样的，对于恋爱、同房、婚姻、健康等也是如此。

如何应对长辈的花式催生

经常有姑娘来抱怨，其父母为了催生用上了各种手段，一哭二闹三上吊，最后还会使出断绝亲子关系的撒手锏……她们问我遇到这事儿该怎么办。

哈哈，当然，我这里既不是"婚姻保卫战"也不是"家庭调解室"……所以，我通常是无法解决这件事情的，但它让我想起了两件事情，一件发生在小时候，一件发生在现在。

在我上小学那会儿，有的同学家里有电脑，当时电脑对于我来讲简直是致命诱惑，我拼命地跟那些有电脑的同学搞好关系……希望自己有机会可以去人家家里玩玩《红警》《流星蝴蝶剑》啥的。但是时间久了之后我觉得自己很被动，我和弟弟开始向父母灌输"每个家庭都应该拥有一台电脑"的思想，跟他们讲述了电脑的各种用途……

但父母始终觉得我们想"玩"电脑，而不是"用"电脑……很难想象父母当时的理解居然这么到位，他们可能不了解电脑，但非常了解自己的孩子，同时更了解当时的家庭收支情况。

然后我和弟弟开始大哭大闹。刚开始父母尝试跟我们讲道理，说家庭情况一般，小本生意只能勉强满足收支平衡……现在看来，在当时的条件下买电脑确实几乎可以压垮这两个成年人，但是当时的我们就知道整天闹（事实证明，无理取闹的时候讲道理没用）。

　　后来，父母对我和弟弟的哭闹行为习以为常了。于是我和弟弟决定将矛盾升级，采取冷战策略——就是到饭点儿不吃饭，到睡点儿不睡觉，一切都不按规矩来。当时父母极为冷静（可能确实是没钱），并在家里坚决执行了两个规定：一个是吃饭时间只有半小时，到点儿就直接收桌，过时不候；另一个是晚上十一点断电，到点儿就直接拉闸。

　　慢慢地，学校附近开始出现网吧。我和弟弟高调宣称：如果再不买电脑，我们就去网吧。现在看来，这不像是在威胁父母，更像是某种高调的祈求……父母采取的策略是缩减零花钱，导致我去网吧的资金只能从牙缝里省。好不容易省出来一些钱，结果这些钱在第一次去网吧时被高年级的学生强行"借走"了，我还差点儿挨了打。

　　这导致我彻底放弃挣扎，整个抗争过程以失败告终。

　　大概过了一两年吧，我对电脑没有那种迫切想要的欲望了（学校有微机室）。有一天我回家，发现父亲正从一个大箱子里往外掏一台电脑，而我妈则在擦一个结构复杂的电脑桌。是的，我们家迎来了第一台电脑，这台电脑叫四通电脑（现在早就没这个牌子了）。我大概就是在那个时候开始接触 Flash、JAVA 等，算是"用"上了电脑。

哈哈，第一件事情讲得太长了，第二件事情就讲得简短点儿吧……

最近，父母想让我和太太尽快要孩子，整个要求的过程跟我小时候冲他们要电脑一模一样。是的，几乎完全是一样的流程。先讲各种道理，但是他们因为专业知识不过硬，没办法说服我这个专业人士（相对于他们而言）。眼看不奏效，他们开始采用各种迂回策略，旁敲侧击，如经常晒别人家孩子的照片，参加别人家孩子的满月酒后给我打电话，复述整个过程。

然而这种方式仍然不好使，于是他们开始上演"无儿无女，老无所依"的戏码，反复讲解有孩子后老年生活会更安稳、更开心，如果没有孩子，将来老了日子会很难过。

在我们表示很看好将来的"养老事业"之后，二老终于忍不住了，开始威胁、胡闹、淘气……甚至冷战。哈哈，是不是感觉跟前面很类似？

当然，现在大家都不主动提要孩子这事儿了。

当年他们不买电脑是因为买了电脑之后我们就可能会吃不上饭，他们必须照顾当时最紧要的需求，处理最需要处理的问题，而不是买电脑。而且，那台电脑还是别人抵债给我们家的，如果不是这样，他们应该还是不会买的……

同理，要孩子这件事会影响我和太太目前的人生规划，我们也必须应对当前我们的主要需求。对于我们这样的小家庭来讲，每个选择的结果都是需要我们自己来承担的，因此我们自然就更具有选择权。简单来讲，这事儿没有可谈判的余地。

　　总之，可以完全接受和承担选择带来的各种结果时，才是做选择的最佳时机……大概就是这样，希望这部分内容对你有帮助。

男性是如何看待生育的

某天晚饭后我和我妈出去散步。

我：我不想要孩子。

我妈：这是不负责、自私的表现。

我：我需要对谁负责？是您想要个孙子或孙女吗？

我妈：你媳妇啊，你媳妇能生孩子，为什么不让她生呢？

我：既然我不想要孩子，那我肯定会和一个同样不想要孩子的女生结婚啊。如果她想要孩子，我就不会和她结婚了啊。我们俩都不想要孩子，您也不想要孙子或孙女，那我怎么能算是自私的人呢？

我妈：你就是不想养孩子，贪图享乐，只顾着自己开心。

我：我如果有孩子，肯定会负起这个责任，但关键是我连孩子都没有，我本来也不用负这个责任啊。不想生孩子和不想养孩子是不一样的。

我妈：如果听到你说不想要孩子，那么女生就会觉得你没责任感、没担当，肯定不会喜欢你。

......

不想要孩子的男性就没责任感、没担当吗？

这是我之前收到的一位小伙子给我的私信。因为难得会有男性来跟我讲他的想法，所以我也很珍惜这次沟通的机会。这位小伙子和他妈妈聊到了几个很尖锐的问题。

不要孩子就是自私吗

这是家长经常会说的一句话。仅从字面意思来讲，自私就是只在乎自己的想法，不在乎别人的想法……其中很有趣的一点是家长通常会隐藏自己真实的想法。如果你们意见一致，他们就会夸你懂事、孝顺；如果你们意见不一致，他们就会给你扣上自私的帽子。

注意，有些家长不仅希望你能兼顾他们的想法，有时候还希望你能完全遵照他们的想法……从这个角度来讲，好像自私的是家长。

但是这里涉及"自私"到底对不对的问题……在不伤害他人人身财产安全，也不侵占、浪费公共资源的前提下，我们为自己考虑、遵照自己意愿做事情是没有问题的。如果因此被贴上自私的标签，那么给你贴标签的人才是自私的，因为他们下意识地认为你是从属于他们的，你不应该也不被允许遵照自己的意愿行事。

能生为啥不生

这也是家长经常会说的一句话。类似的话还有很多：能用为啥不用？能要为啥不要？能拿为啥不拿？

哈哈，是不是很熟悉……这背后有一种非常典型的占便宜心理，而且如果占不到，还会觉得有点儿亏了。很多夫妻决定不生孩子之后，他们的家长中一定会有人觉得：这个婚结得太亏了。

是的，家长眼里的婚姻其实就像去超市买菜，如果没有免费领回来一桶油就算白去了……当然，有些家长还把儿子当作自己的资源，用他带回来一个可以生育的子宫，然后还能白得几个孙子或孙女。只有这样，他们才觉得不亏。殊不知，人家姑娘也是家里辛辛苦苦培养出来的，她活了这么多年的价值难道就只是拥有一个能生育的子宫？

这事儿搁谁能欣然接受？

不要孩子就是没责任感、没担当吗

如果姑娘已经怀孕了，小伙子不仅不要孩子，还不给钱，也不陪着姑娘，那么这小伙子才是真的没责任感、没担当。

在没有能力要孩子、养孩子、教育孩子的时候就把孩子生下来，然后任由孩子伤害自己、伤害他人以及被别人伤害，也是没责任感、没担当的行为。

但如果自己确定不要孩子，也直接明了地跟交往的姑娘讲清楚了，并且承诺如果将来婚后改主意了，也可以坦然接受劳燕分飞、一别两宽、各自欢喜……那我个人觉得这没啥问题。

但有人会说，你连个孩子都不敢养，怎么敢说自己是一个有责任感、有担当的人呢？

哈哈，这种逻辑很好推翻，你可以找出无数个有孩子却没担当的人，也可以找出无数个没孩子却贼有责任感的人……因为有没有孩子根本就不是有没有责任感及担当的衡量标准。当然社会或人类也没有规定每个人必须生育，生不生孩子这个问题也谈不上什么社会责任和人类的使命。

怎样叫有责任感、有担当

一个普通成年人在权衡利弊后做出自己认可的选择，虽然其间有各种阻挠行为，但他还是能咬着牙说："不管前面是悬崖峭壁还是万丈深渊，我都会继续前行，义无反顾，绝不后悔。"

我觉得这才是有责任感、有担当的人，你觉得呢？

当然，大概能猜想到有些人会夸这位小伙子，但我还是要提醒一下，这只是普通成年人都应该做到的事情。虽然能这样做的人比较少，但未来这样的人会越来越多。我们不应该因为这样的人少而降低"普通成年人"的标准，这不公平，因为女性一直被"高标准"地要求了那么久。

真的会『一孕傻三年』吗

我们经常听到有人说"一孕傻三年"，再加上某些女明星公开说生完孩子之后，其记忆力确实受到了影响，以至于"一孕傻三年"被大家公认为普世定律。

只是怀孕而已，至于令人变傻吗？那么多成功女性都是在冲向人生巅峰的道路上顺便生了个孩子的……想起一位呼吸内科的老师，她在孕期发表了两篇 SCI，令我感叹自己的科研道路走得多么漫不经心。

既然提到了"一孕傻三年"，咱们不妨就来说说是不是真的有这种说法。

答案是有的，国内、国外都有。但是，存在这种说法不代表它就一定对，说的人多也不代表它就一定可信，我们仍然需要深入探究这种说法的来由以及其背后的逻辑。

如我前面所说，国内、国外都有类似的说法。国内叫"一孕傻三年"，国外叫 maternal amnesia（孕产妇失忆症）、mommy brain（妈妈脑）或 baby brain（孩子脑）……甭管它叫什么，反正都是在拐弯抹角地说女性产后会变傻、变笨。

产后女性都有哪些常见的不好表现？总结起来就是记忆力减退、行动力下降、注意力下降、专注力下降、思维逻辑能力下降、行为认知能力下降……各种"不在状态"的表现。产后女性看着是不是真的就像傻了一样？

别着急，你也别觉得这好像是产后女性特有的情况。事实上我们普通人也可以体验到这种感觉，如连续一天一夜不睡觉后你基本上就处于这种状态。我以前值夜班的时候就经常有这种体验，早上八点上班，不眠不休地干到第二天早上八点，结果领导说"后面还有四台手术，那谁又请假了，辛苦小六医生进手术室搭把手"。然后我就又干到了晚上八点，累计工作36小时之后的我几乎如同行尸走肉一般。

说起来，有两个手机就是被处于这种状态的我落在回家的公交车上的。

好，咱们说回来，产后女性为什么会出现这些变化呢？

一项发表在《自然》子刊上的研究，试图通过MRI来探究怀孕及分娩对女性大脑结构的影响。研究人员发现，孕妇的大脑较未孕女性以及男性有明显的差别——前者的大脑皮质变薄了，这一变化至少会持续两年（是不是觉得这跟"一孕傻三年"的说法很契合）。

注意，这个时候就有媒体开始说："哇，我们终于找到'一孕傻三年'的证据了！"

请冷静一下，稍有常识的人都知道要仔细读读那份研究报告。虽然说孕妇的大脑皮质变薄了，但其变化并没有导致孕妇在智力方面与其他人群有任何差异。不仅智力没差异，记忆力方面也没有明显差异。与此同时，研究人员还发现母亲在看到自己孩子的照片时其大脑区域会变得非常活跃，这间接呈现了女性产生母性行为的一个小变化。

简单来讲，目前没有研究可以证明"一孕傻三年"，怀孕也并不会对女性在认知、记忆方面造成影响。

那为什么会有那么多女性出现一系列相关表现呢？

这当然跟怀孕有一定关系。有人说这跟孕期的激素水平有关，因为激素水平的升高会让孕妇精神紧张和焦虑。长期处于紧绷的状态，孕妇很容易出现之前提到的那些表现。

然而事实并非如此。现代人的生活节奏加快，大家都希望一次就能怀上，怀上就一定得好，还一定要能生下来，生下来的孩子还得天资聪颖、才貌双全。在这样的大趋势下，谁都会紧张和焦虑。更何况很多人在怀孕前并没有完全准备好，一怀孕生活的方方面面就被搅得人仰马翻，因此她们真的很难事事都处理得很妥当。

从这个角度来讲，如果可以减少一些需求，降低一些要求，减少对不可控因素的期望，不要太大地改变自己原有的生活轨迹，那么也许可以轻松很多。

但是，仅仅说这些不够，因为还是不断有人认可"一孕傻三年"的说法，不仅外界有人这么认为，就连产妇自己也这么认为，甚至经常拿它来自嘲。殊不知这背后还有舆论导向的别有用心以及产妇的辛酸和无助。接下来咱们挨个儿说说。

为什么社会上会广泛流行这种说法呢？

回答这个问题前首先要知道这种说法流行的结果是啥。不用说你也想到了，就是进一步降低女性，尤其是产后女性在职场中的价值。产后女性不仅要照顾孩子，而且其能力还大不如前，不得不将原本擅长的岗位让给其他人。变相地让那些选择生育的职业女性承认自己当初选择生育是错的……这让本来就看中收益和风险的职场更倾向于选择那些暂时不生育的人。

　　这进一步缩小了产后女性回归职场的入口，尤其是在变化这么快的年代，很多女性在生完孩子后发现，不但自己的岗位不在了，甚至自己还可能被整个行业淘汰了。

　　而这一切都建立在子虚乌有的"一孕傻三年"的说法上。

　　更可笑的是，爸爸带孩子带得很糟糕的搞笑视频在网上铺天盖地。这在无意间向各位传递了"爸爸带孩子就是个玩笑，所以还是让妈妈带孩子吧"的信号，这种信号进一步阻拦产后女性回归职场。真可谓"内忧外患"——职场不要你，家里又离不开你，所以你就在家里带孩子吧！

　　不知道为啥，突然想起了过去"裹小脚"的事情。怕你走得远，所以让你裹小脚，这样你就可以每天都在家里，囿于厨房与床笫之间。莫名觉得"一孕傻三年"就是某种精神上的"裹小脚"。

　　说句玩笑话，在这种处境下，能坚持乐观、不抑郁的人真的都是伟大的人。

　　这里还涉及产后女性在家庭中的辛酸和无助。

　　产后女性几乎每天都是这样的：白天全神贯注地盯着孩子的一举一动，晚上每2小时喂一次夜奶……属于自己的时间就只有孩子睡着的那一会儿。我无数次看到病房里的产妇在孩子睡着之后流露出疲惫的神情，她们两眼无神地望着窗外，两眼空空，整个人空落落的……眼中没有光，甚至连眼泪都没有。

有时候她们自己都解释不了这是怎么了，因而不得不一遍遍拿"一孕傻三年"来自嘲。这种说法成了女性独自承担产后抚养压力的一块遮羞布，只是这样做的她们难免会让人心疼。

但凡家里有人能替自己分担，但凡先生可以扛起同样作为孩子家长该有的责任，谁又愿意说自己傻呢？

而这种自嘲的副作用就是不断暗示自己"真的变笨了"，同时又很害怕身边的人发现自己的变化，害怕自己出错，这样又会让自己更加紧张，高度紧张之下再次出错在所难免。

话说回来，如果每一个有孩子的家庭中都有人可以让产后女性从烦琐细碎的育儿工作中抽离出来，替她分担那些会令人焦虑和紧张的事，让她回归到只有她自己的状态，去做那些有助于找回自信和恢复正常的事情，让她不再以那些谣言来自嘲，让她有精力和能力去迎接接下来的挑战，那么"一孕傻三年"这种说法就不攻自破了。

唉，说来说去，最后还是回归到了生育问题……

在生理层面上，生育对于女性来讲是一件弊大于利的事情。我们每一个人以及每一个家庭在做出选择的时候，一定要考虑利和弊。在可以承担并接受利和弊的前提下，慎重考虑后做出属于你自己的选择，是对自己和下一代负责。

说到底，这只是一个选择，选择权始终在你的手上。

真的别无选择了吗

之前看《人间世》这部纪录片的时候，我哭得一塌糊涂。

我其实是个泪点很低的人，在工作中看到过很多悲欢离合、生离死别的场面，没少流眼泪。但是慢慢地，我不太能哭出来了，因为那些看似悲伤的一幕幕背后其实蕴藏着复杂的情感。那些复杂的情感压在心头，有时候会让我忘记难过，反而让我特别想问："真的别无选择了吗？"

我没有答案。有些人光活着就很难了，却还要做出这样的选择，对此我不能理解。我尝试着去理解，但还是理解不了。

2019 年 8 月，我无意间看到一则新闻：命途多舛的上海患癌姑娘还是走了……一打开新闻就看到《人间世》第一季第九集的主人公，那位患了胰腺印戒细胞癌的孕妇张丽君。回忆汹涌而至，之前看这一集的时候，我们还聊起病房里曾经有一位跟张丽君相似的患者，不同的是这位患者得的是卵巢癌，相同的是她们都怀孕了，而且铁了心要把孩子生下来。

自己能不能活下去已经变得不重要，即使自己还有大把时光，即使家人都反对，她也要坚持把孩子生下来。好像她来到世间的最终任务就是把孩子生下来。

这种带着癌症怀孕的情况本来就很少见，恶性程度这么高的癌症更是少之又少。就算我们做遍了所有的练习题，也很难胸有成竹地面对人生这道难题。作为医护人员，我们反复告诉大家——生育不是以牺牲自己的生命为前提的，然而很多人还是把生育看成比天高的事情。

对于一些患有疾病而不适合生育的人来讲，坚持生育真的意味着她们跟孩子是"生死之交"。

你很难想象，一位妈妈看着自己头上不停不歇地在走的倒计时钟，却仍然饱含深情地面对镜头，录下孩子18岁之前所有生日的祝福语，为此她还穿上了红色的呢子大衣。为了掩盖因为化疗而日益显现的头皮，她还刻意整理了头发。

说实话，这样的妈妈看起来都特别像，其消瘦的面孔上都嵌着一双倔强的眼睛，那双眼睛时而光彩夺目，时而黯淡无光。

看着她们在人生的最后一刻，因为身边多了个小宝贝而露出的笑容，你很难讲这值不值得，或许这就是母爱。也许是我太冷血了吧，有句话总是憋在我心里：这个孩子不要不行吗？

是，我知道，如果这次不生，她们很有可能就再也没机会生了。可是一旦错过治疗时机，她们可能就再也没有回头的机会了。也许你会觉得老六的价值观不对，但我真的觉得，比起孩子，还是自己更重要。也许这就是我和太太还没打算要孩子的原因吧，我们都无法接受孩子的地位高于自己。

前几天刚好不忙，就把第二季的《人间世》看了，其中第二集讲了三个生孩子的病例。也就是这一集把我搞哭了。我哭并不是因为患者有多惨，也不是因为医生有多辛苦，而是因为我想不通她们为什么要去承受这些本可以避免的风险。我分明是被气哭的！

第一个病例是三胎高危产妇，她已经生了两个女儿，觉得必须生个儿子，这样人生才算完整。她完全不在意自己的凶险型前置胎盘。这种情况分分钟会导致大出血，甚至可能会致命。

毫不夸张地说，就是现在的产科病房里，也有一半以上的孕妇是奔着生儿子来的。是的，在这些家庭看来，生出儿子才算生育史的终结，否则她们将一直生下去。有时候我不得不提醒她们：命更重要。

很难想象这位产妇的两个女儿将来会不会有一样的命运，我不敢想，因为那个答案太扎心。我遇到的患者中有追着让我看B超检查结果猜孩子性别的，有偷偷去香港查孩子性别之后再联系医院引产的，也有四处打听能保证生男孩儿的私立医院并准备做试管婴儿的。

有些人光活着就很累了，却还要为了某种世俗的约定而上下求索。

第二个病例是一位患有先天性心脏病和肺动脉高压的孕妇。光看这两种疾病的名字，你恐怕不太能理解。简单来说，这两种疾病都是那种挤一趟地铁都可能导致猝死的疾病。她却怀孕了，而且她要生下这个孩子的态度特别坚定。她认为生了孩子，人生才圆满。

镜头里的她眼神坚毅到让人不忍戳穿，话语之间透露出她那看淡生死的态度，但她又因为马上要手术了而害怕到哽咽。说实话，我一方面生她的气，一方面生她家人的气，我没有从那些家人无可奈何的脸上看到拼尽全力的劝阻意图。如果真的不想让她生孩子，方法有的是，而他们就这样怀着侥幸心理，觉得医生一定可以创造奇迹。

而她背后的力量却也只是一句：生了孩子，人生才完整。

也许是我见得太多了，我说句实话吧，那些觉得只有生了孩子人生才完整的人，就算真的生了孩子，其人生也完整不了。

有些人光活着就很累了，却还要为了所谓的人生完整而努力。

她们真的别无选择吗？

她们真的别无选择。

通常，我是拒绝看医疗剧或纪录片的，因为心累。

过去我总觉得医疗剧无非是在医院里拍的爱情故事，正经的医疗镜头没几个，特没劲。后来导演们也意识到了这个问题，在剧里加了不少医学知识。但糟糕的是，这种剧情漏洞百出，还不如搞对象的剧情呢！

至于纪录片，我也不太喜欢，毕竟好不容易有了休息的时间，一打开片子，先听到的不是急救车的声音，就是心电监护仪的声音。虽然这在我之前的工作中天天见，但我心里总还是会跟着紧张。说实话，我还是更喜欢边看手术视频边吃饭，至少其中没有那么多跌宕起伏的情节。

不过，我还是推荐你去看看《人间世》。有时候道理你都懂，你却依然过不好这一生，或许只有它们真实地在你眼前展开，你才能找到自己人生的目标。

我们是在评选世界上最伟大的妈妈吗

我收到一位产后3~4天的新手妈妈的私信。她说自己产后这几天都没有奶，就想问问这个世界上是不是存在像她这样没有奶的情况。因为身边的人都在说她没有奶的情况，这让她很焦虑。她怀疑自己是不是哪里做错了，并纠结要不要花钱找催乳师……

看到这封私信后，我犹豫了很久。

因为这个问题特别难回答，稍微有点儿不注意，就有可能伤害到别人，所以我不敢轻易围绕这个话题说什么……但不知道为啥，看到这封私信，我就忍不住想起之前在临床上遇到的一位产妇。

那位产妇的情况更加复杂，家属坚持要求她顺产。产妇刚开始顺产，我们就发现胎心率在往下降，于是赶紧给她做了剖宫产术。术中看到羊水Ⅲ度污染，孩子因为吸入胎粪直接被送至NICU。术后产妇则一直高热，需要用药治疗。可想而知，这个时候母乳喂养成了大问题。

一方面，产妇跟孩子几乎没啥接触，仅可以通过手机看家属从 NICU 发来的视频，导致乳汁分泌量较少；另一方面，在高热的状态下，产妇身体消耗的能量很大，再加上用药本身也会影响乳汁分泌……作为管床医师，我们发现产妇非常焦虑。她每天都在担心孩子的情况，并认为自己躺在病床上什么都不能做。

值夜班时，她是我们的重点交班对象，我们就怕她的体温在半夜突然升上去。情况好的时候，她会跟我们聊几句。

"医生，您说我还能算当妈的吗？"

"怎么不算呢？能怀上孩子，也能生下来，这已经很了不起了！"

"唉，我觉得我不配当妈，到现在孩子都没喝上我一口奶……"

"虽然都说母乳是最好的，但我们确实得接受有的人就是会因为未知的情况而没办法进行母乳喂养的事实，而且不能因此就说自己不配当妈妈。"

"家里人都担心我没奶，以后要怎么喂孩子啊……唉，我着急啊，家里人说等我好了就立马请催乳师。"

"目前我们的重点是让您尽快好起来，至于之后的事情，等好了之后顺其自然就行，别强求。"

"医生，您说我找了催乳师之后，能不能给孩子顺利喂上奶呢？"

"这不好说，催乳师这个行业多少有些混乱，存在很多不规范或错误的做法。具体我也不清楚，所以不确定。"

"唉……行吧，医生，拜托您帮我看看孩子那边的情况，我担心家里人不敢跟我说实话。"

"放心，晚上交班的时候我去 NICU 看了，数据啥的还算稳定，您踏踏实实治疗，赶快好起来，也是给孩子当榜样！"

"好，谢谢医生。"

……

仔细想想，我们确实都知道母乳喂养好，就连卖配方奶粉的也一定会在其广告的某个角落里写着"母乳是最好的"。但见了很多情况之后，我确实会有疑问：产妇经历各种磨难、考验和对比是为了评选出最伟大的妈妈吗？每位妈妈只要竭尽所能在合理规范的前提下把孩子照顾好就足够了吗？这些事情都有默认的标准框架吗，必须人人都做到吗？

我提供不了答案。进行母乳喂养的妈妈会面临各种各样的问题，如涨奶、排奶、阵痛、炎症，还有因喂夜奶被剥夺睡眠等问题。没办法进行母乳喂养的妈妈也会因面临各种源自自己内心和外界的怀疑及质问，而变得越来越敏感……她们都很难！

所以，这个话题很难聊，仿佛要从都在经历磨难的人中选出最惨的人，再授予其"伟大"的称号……说实话，我们都是普通人，可以不伟大，能做好当然很好，但做不好也是正常的。

希望我们每个人都可以放弃没有意义的横向比较，不妨着眼于自己的纵向变化，关心自己今天是不是比昨天恢复得更好，在意自己今天是不是比昨天更快乐。

仔细想想，妈妈可以带给孩子的除了母乳，还有其他很多很多，确实不必太在意母乳这一个方面的评价。比起这个，给孩子一个身心健康、乐观自在的妈妈和温馨舒适的家庭环境或许更重要。想想我们从小到大遇到的那些问题，能有几个是由当初母乳不好造成的啊。

原谅我没办法给出确切的答案，但我希望大家明白，母乳喂养这件事情不只涉及生理问题，还涉及心理、伴侣、家庭以及社会层面的问题。

　　恕我能力有限，只能分享这些，仅供参考……哦，对了，我前面写的那位产妇和孩子后来都顺利出院了，只不过我们再没聊过母乳喂养的问题。

35岁以上的产妇就是『高龄产妇』吗

我在写这本书的时候，一直在犹豫是不是还有必要讲"高龄产妇"的内容。尤其是在查阅了各种资料之后，我发现了一个很值得思考的问题：我们在讨论"高龄产妇"的时候，到底是在讨论哪类产妇？

有时候我们会发现，在日常沟通中很容易用一个词来囊括很多内容，结果导致这个词的意思变得不再那么精确。就拿"高龄产妇"来讲，咱们国家认为35岁以上的产妇就是高龄产妇，但是其他国家和地区可能并不这么认为。

所以，从这个角度来讲，以划线的方式区分高龄与否本身就具有很强的地域差异，而且个体之间还存在各种差异。与此同时，随着时间的推移和社会的变化，这条线还是否符合实际情况会变得不那么确定。

比如在古代，很多人甚至都不一定能活到35岁，所以当时更不可能以35岁为线来划分人群。

再比如现在，很多人可能到35岁才开始考虑结婚和生育的问题，有的人可能完全都不考虑这些，所以在未来，35岁的界限可能会变得没有意义。

回过头来，我们在讨论"高龄产妇"的时候，到底在讨论哪类产妇？

从各种资料和研究结果来看，"高龄产妇"实际上指的是那些具有身体基础素质较差、各脏器机能较弱、运动习惯较差、饮食不均衡、生育风险较大等一系列特点的产妇。

那么问题来了，这些特点是35岁以上人才有的吗？

不是，低于35岁的人中也确实存在有这些特点的人，虽然其比例相对较小，但确实存在。

同理，高于35岁的人中也有相当比例的人保持着良好的身体状态，而且有些35岁的人在某些方面的状态甚至可能比25岁的人还要好。

有人会说随着产妇年龄的增长，胎儿发生染色体异常的风险会逐渐增加。可是仔细想想，我们可以将胎儿发生染色体异常的原因单纯归结为产妇年龄的问题吗？胎儿染色体异常是不是也跟伴侣的身体状况以及精子质量有一定关系呢？导致染色体异常的因素有很多，我们不能简单地将其归纳总结为产妇的年龄。

当然，我说这些也不是为了让大家相互比较，而是想说，我们默默接受了"高龄产妇"这个词，可能是因为它符合"高龄产妇"在我们心中的刻板印象。但一旦聚焦到具体的某个人，我们就会发现，这种说法并不精准，而且很容易衍生出更多的麻烦。

此外，有时候一旦接受自己是"高龄产妇"这个标签，就很容易陷入皮格马利翁效应中，就像一个人只要认定自己是"患者"，这个人就会经常觉得自己哪儿哪儿都不舒服。

也许我们可以对其有更加准确的表述，如"高危产妇""身体基础素质较差的产妇"，或直接说出那些实际指代的信息，而不是简单地拿一个标签来囊括。

哦，对了，这只是我在整理内容时产生的个人感受，不足以撼动巨大的惯性，目前整个业界还是会继续沿用"高龄产妇"这个词……甚至有时候为了方便交流，我也会继续沿用这种说法，但我们要始终记住这个词背后真正指代的意思，它不只是指年龄。

之所以把这部分内容放在本书的最后一章，是希望让大家看到，在本书出版之前，我还一直在思考这当中的很多内容……即使在本书出版之后，我也会时常回过头来看看这些内容。

因为对我而言，本书只能代表我现在这个阶段的认知和感悟。随着时间的推移，我的认知和感悟必然会发生改变，而我始终让自己处在改变和接纳改变的状态中。

希望你也是。

她们说

虽然怀孕和带娃从来都不易，但是小孩的天真无邪、执着倔强，还有对父母毫无保留的爱，同样也丰富了我的人生，我不后悔生孩子。

——庄 s，宝宝 4 岁

真的不是宝宝一出生你就会很爱他，不要自责。爱是慢慢建立起来的，在这三个多月的相处期间，虽然我也爱宝宝，但我还是更爱我的猫。

——芝麻，宝宝快 4 个月了

自己的选择自己认，让自己舒服的选择就是对自己和娃都好的选择；有些事似小马过河，对别人有效的方法不一定对自己和娃有效；多读书、多学习知识，可以避开许多育儿坑，即使踩过坑也没关系，育儿须做长线准备，从长期来看，许多小选择其实没那么重要。一定要好好珍惜和孩子在一起的时光！孩子长得太快了，我还没喜欢够呢！

——若言，宝宝 6 岁

身份的转换带给我更多的思考机会，思考的深度和广度在之前的岁月里是从来没有达到过的。与他人的生命产生如此强烈的联系，总能令我感动。当然，焦虑也呈指数级增长。

——生了两个孩子也想做少女，大宝4岁，二宝3个月

生育意味着有生命的延续，世界里多了一个跟我血脉相连的人，意味着我需要承担起做母亲的责任，意味着我体会到了作为一个母亲的所有喜怒哀乐，让我知道人间值得。

——Vicky，宝宝8岁

"生育"二字要分开来说，"生"是凤凰涅槃，浴火重生；"育"是超越本我，再次成长。

——乐特臭儿，宝宝15岁

生育不是一个简单的过程，不只是积极的准备、耐心的等待，甚至痛苦的生产，而是一份责任，希望每个宝贝都能遇到有爱的家长，能够被很好地爱护，开心快乐地做他自己。希望每个准妈妈、孕妈妈、新手妈妈都有一个好的心态，同时也能被温柔对待，得到很多的爱，不被世俗绑架。

——我们勇者需要拯救笨蛋，宝宝7个月

致　谢

　　谨以此书向"第十一诊室"的小伙伴以及所有支持我的人致敬，感谢大家的支持。因为有你们，我才有机会把科普作为事业继续做下去。

　　还要额外感谢我的家人和朋友，尤其是夫人，有她的鼓励，我才可以长时间保持身心健康，才可以持续不断地为自己热爱的事业注入新的能量。

我是六层楼，我爱这个世界。